JN173174

小動物 最新 外科学大系 4

Current Concepts in Textbook of Small Animal Surgery

循環器系 2

■総監修

山根義久 公益財団法人 動物臨床医学研究所 理事長，東京農工大学名誉教授

■本巻担当編集委員

山根義久 公益財団法人 動物臨床医学研究所 理事長，東京農工大学名誉教授

■編集委員

高瀬勝晤 北里大学名誉教授

中間實徳 東亜大学医療学部特任教授，山口大学名誉教授

武藤　眞 ヤマザキ学園大学動物看護学部教授

山村穗積 フェニックス企画株式会社グループ統括社長

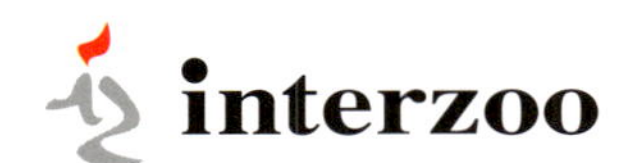

刊行にあたり

近年，動物も高齢化社会を迎え，その結果多くの疾病の発生増加がみられている。

また，最近の獣医学領域における医療技術，とくに診断能力の向上は著しく，多くの疾患が正確に診断される時代を迎えている。

そのような背景のもと，動物医療においてもより高度な医療が要求されるようになってきた。また同時に，医療現場における責任も格段に増大しつつある。一方，我々が日常の診療の中で必要とする情報は，質量ともに急増しているのが実情である。しかし，そのような多くの情報の洪水の中で的を絞り　それらの知識，技術を自分のものとして身につけることは，逆になかなか難しい状況にある。

とくに，医療の中でも外科領域においては，直接スタッフの知識，技術レベルが予後を左右することになるため重要となる。

今回，最新外科学大系として刊行する図説を中心とした本シリーズは，全外科学領域を網羅するものであり，手術手技は当然のこと乍ら，疾患の発生機序から病態，治療に至るまで簡潔に説明してあり，外科的疾患を理解するには打ってつけの獣医学書のひとつといえる。

外科学領域においても他分野同様に，近年その内容は大きく変化してきている。具体的には，可能な限り速い手術がベストとされていた時代から，麻酔学の進歩により手術に少し時間がかかっても，よりSteadyでAccurateな手術が要求されるようになってきており，その内容も非常に多岐にわたっている。

また外科手術の方向においても，外科学の多くを占めていた切除の外科から置換の外科へ，さらに近年では免疫療法，再生医療やインターベンション療法へと進展しつつある。このことは，より患者負担の軽減，治癒の促進，さらに治癒率の向上をもたらしている。

そのような獣医療の現状の中で，本シリーズにおいても可能な限り最新情報の内容を心がけたつもりである。

併せて，イラスト，表，カラー写真を豊富に掲載し，より理解しやすいスタイルにした。

本書は学生は勿論のこと，研修医，大学院生，臨床医さらに他分野の獣医師にとっても，最新知識，技術の習得さらに確認のためには格好の獣医学書であると信じるものである。

2004年11月

総監修　山根義久

編集委員一同

序　文

小動物最新外科学大系シリーズの中で，最初に発刊されたのが「循環器系１」の巻であった。そのときより，すでに10年以上が経過した。その後，引き続き続編の「循環器系２」の出版計画があったが，諸般の事情により，このように発刊が遅くなってしまった。誠に遺憾に思うところである。

我が国の獣医学関連の出版界において，外科学について取り上げ，その分野の多くを網羅した外科学大系シリーズを刊行することは，国内では初の試みであった。本シリーズは，多くの執筆陣をはじめ，編集委員の方々のご理解とご協力により，これまでにおよそ１年に１巻の割合で合計10巻を刊行することができた。本シリーズにおいて，あと残る分野は「呼吸器系」，「整形外科２」，「眼科」の３巻のみとなり，これまで以上にピッチをあげて作業の終了を目指す所存である。

今回の「循環器系２」は，第１章の先天性心疾患と，第２章の後天性（獲得性）心疾患によって構成し，各章に関して主要な疾患を取り上げ，その病態から治療および予後に至るまでを，実際にその疾患を数多く経験された先生方に執筆を依頼した。内容は可能な限りカラーの写真やイラストを駆使し，初心者でも理解しやすいように配慮した。

第１章の先天性心疾患では，短絡を有する心疾患と短絡を有さない心疾患，さらに複合心奇形について詳細に解説し，第２章の後天性（獲得性）心疾患では，その多くを占める僧帽弁閉鎖不全症をはじめとして，犬心臓糸状虫症，心タンポナーデ，心臓血管腫瘍，不整脈について取り上げた。後天性心疾患の多くは，今後犬や猫が高齢化を迎えるに従って発症の増加が予想される疾患であり，診断や治療において今後ますますその重要性が増すものと思われる。

本書が読者の多くの方々に少しでもお役に立てることを期待する。

2015年7月

山根義久

（本巻担当編集委員）

目　次

第１章　先天性心疾患

山根義久／島村俊介／秋山　緑／松本英樹／才田祐人
星　克一郎／清水美希／田中　綾／小林正行／髙島一昭

Contents

Contents

Contents

第1章

先天性心疾患

1. 短絡を有する心疾患
Heart Diseases with Cardiac Shunt

1. 心房中隔欠損症
Atrial Septal Defect

山根　義久
Yoshihisa YAMANE

本症は，心房中隔の部位に様々な大きさの欠損孔を有する疾患である。欠損孔の発生する部位により，いくつかのタイプに分類されている。一般的には，心房中隔欠損症といえば，心房中隔の二次孔欠損をさす。

1．分類と病理
Classification and Pathology

心房中隔欠損は，欠損孔が卵円窩の部位を中心とする二次孔欠損型（中心部欠損：secundum defect type）[図1-1]，一次孔欠損型（persistent ostium prinum type），静脈洞型（sinus venousus type）に分類される。さらに，静脈洞型は後大静脈付近が欠損している下位欠損型と前大静脈付近が欠損している上位欠損型，そして冠状静脈洞欠損型に分類される [図1-2]。

心房中隔欠損は，右肺静脈の右心房あるいは前大静脈への還流異常を伴うことがある。この部分肺静脈還流異常（partial anomalous pulmonary venous return：PAPVR）は，静脈洞型心房中隔欠損症（上位欠損型）に多発する [図1-2，図1-3]。

2．病因と病態生理
Etiology and Pathophysiology

1）発生

心臓は，胎生期の初期には１本の管（房室管）として収縮を繰り返す機能を有しているが，まず心房壁の後上方に一次中隔（septum prinum）の原基である突起が発生する。これは徐々に下方の房室管（atrioventricular canal）へ向かって成長する。その頃になると房室管に心内膜床（endocardial cushion）が現れる。次いで房室管が横に拡大するとともに，この部位の腹側と背側より細胞増殖が起こり，両者は癒合して心内膜床を形成し，管であった房室口を二分する。この心内膜床は，心房中隔

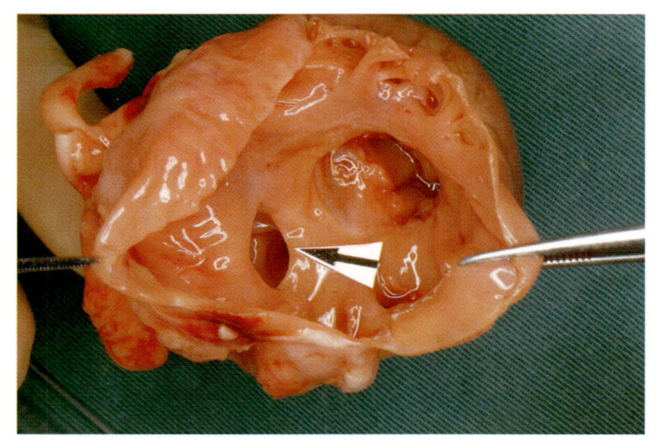

図1-1　二次孔欠損型の心房中隔欠損を呈した心臓の剖検所見
日本猫，雌，１歳。幼少時より不活発で，咳はかなり前からしていた。２～３カ月前より腹囲が大きくなってきた（腹水）。本症は三尖弁下に心室中隔欠損も合併していた。矢印は大きな心房中隔欠損部位。

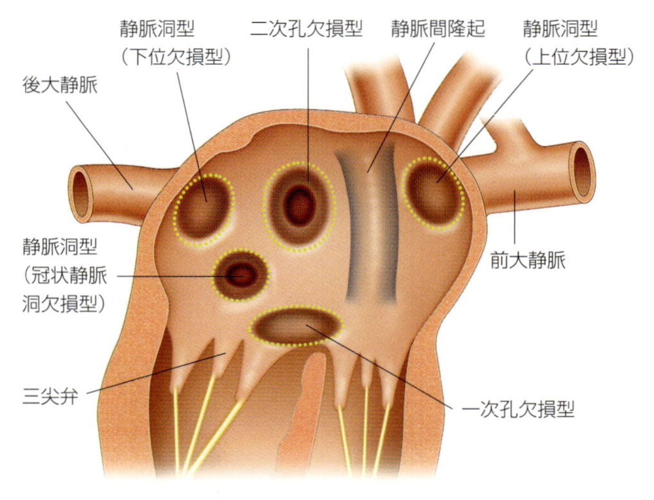

図1-2　心房中隔欠損の病型

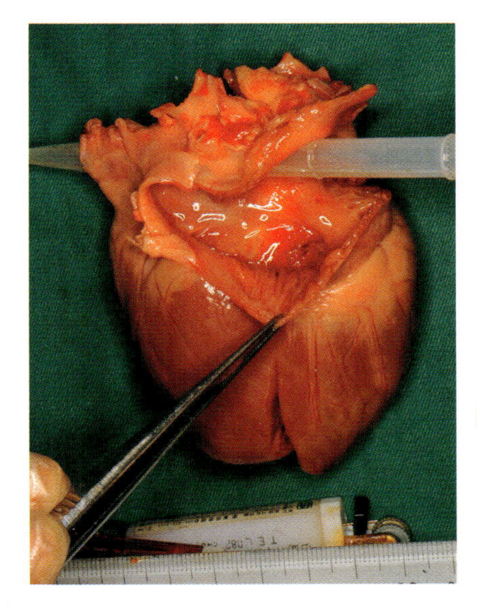

図1-3　部分肺静脈還流異常を伴う心房中隔欠損（静脈洞型）を呈した心臓の剖検所見
雑種犬，雌，5歳，体重5.0 kg。症例は突然叫鳴し，後躯麻痺を呈し，起立困難となる。剖検の結果，フィラリア虫体による後大動脈塞栓症と判明。さらにその原因が静脈洞型（上位欠損型）の心房中隔欠損症であり，部分肺静脈還流異常を伴っていた。ゾンデは，上位欠損より右肺静脈に挿入してある。

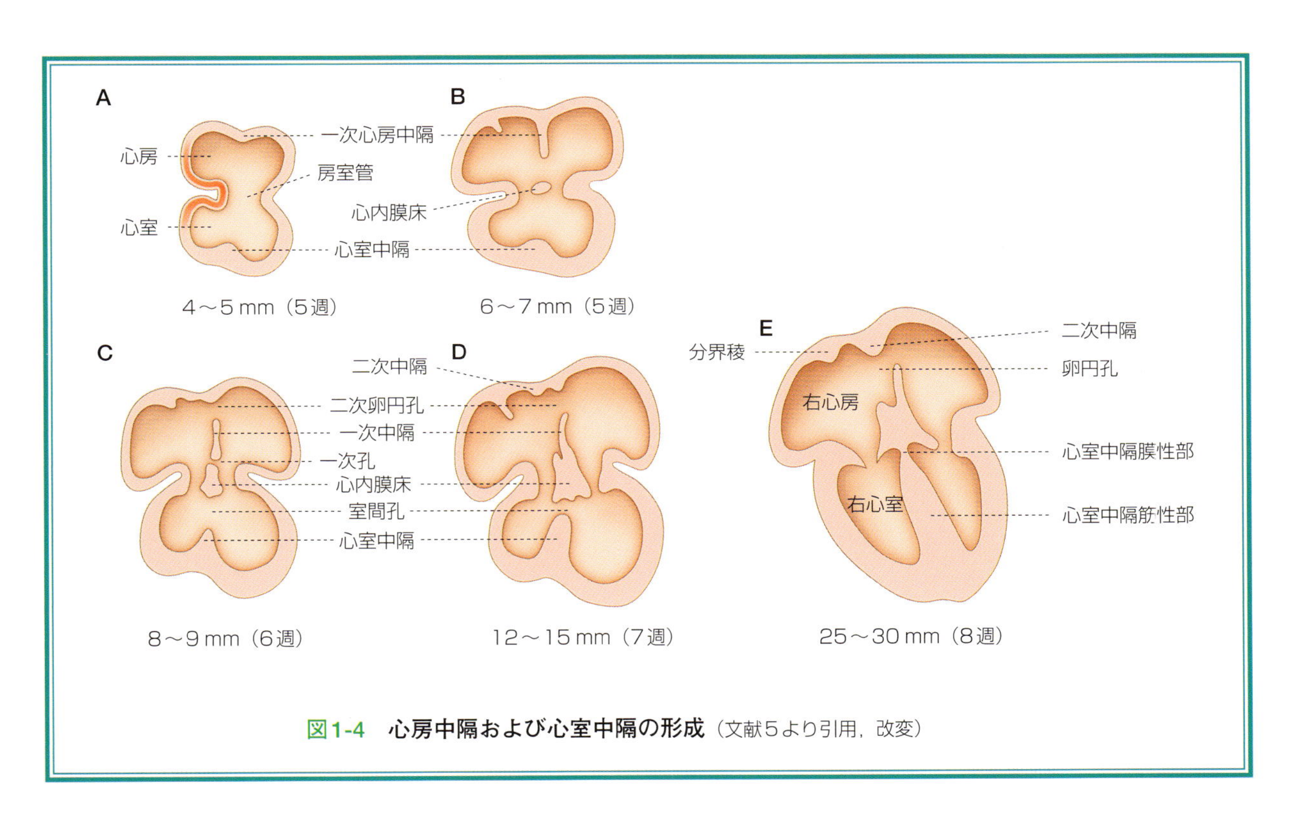

図1-4　心房中隔および心室中隔の形成（文献5より引用，改変）

と心室中隔が互いに合致する所であり，また三尖弁と僧帽弁（両房室弁）が形成される部位でもある。心内膜床が癒合する頃には一次中隔も成長し，心房は二分されることになるが，心内膜床の直上部の一次孔（ostium prinum）のみが残存する。次いで，一次中隔の一部分が吸収されて，新たな欠損孔が生じ，二次孔（ostium secundum）となる。さらに，一次中隔が下部にある心内膜床と癒着し，一次孔の先は閉鎖される。次いで一次中隔の右側に二次中隔（septum secundum）となる新しい突起が生じ，一次中隔と並行して後大静脈開口部に向かって発育を続けるが，中途で発育が停止するので卵円孔（foramen ovale）が残ることになる。その結果，一次中隔は右心房から左心房への一方通行の弁状として作用し，胎子循環が維持されることとなる［**図1-4**］。心房中隔欠損症は，ヒトでは比較的多くみられるが，犬や猫ではその発生は少ないとされている。著者らの犬猫の循環器疾患1,521例の調査では，先天性心疾患の中での心房中隔欠損症の占める率は12%であり，動脈管開存症の28%の1/2以下であった[6]。

2）胎子期の循環

図1-4で分かるように，一次中隔が心内膜床と癒合し

ないと一次孔欠損型となる。また，二次中隔が発育しないと二次孔欠損型となる。二次中隔の発育が不十分であれば卵円孔開存（patent foramen ovale）となる。犬でもヒトでもこの卵円孔開存は正常犬（ヒト）でも結構有しているが，左心房圧が右心房圧より若干高く，弁状構造のため，機能的には左右短絡は閉鎖状態となる。よって，卵円孔開存は特別な異常とは認識されていない。むしろ胎子期の早期に卵円孔が閉鎖すれば，左心系への血液流入が減少し，左心系の発育不全の原因となる[4]。

3）病態生理

乳児期の心房中隔欠損症は自然閉鎖することがある。そのメカニズムは，心臓の発育に伴う心房圧の変化，心房中隔の偏位の消失，欠損孔の変形，二次中隔の発育，心房中隔における瘤形成などが示唆されている。とくに短絡血流量の少ない症例では，加齢とともに徐々に閉鎖することが多く，さらに心エコー図上，左心房面積が正常の大きさで，かつ心房中隔クランプを認める症例には，自然閉鎖が多く確認される[2]。

一般的には，生後，左心房圧は右心房圧より数mmHg高いため，短絡血流は左心房より右心房へ向かう。しかし，短絡血流が多くても，右心系は伸展性が強く，肺血流量が多くても肺高血圧を示すことは少ないとされている。

心房中隔欠損に伴って，僧帽弁逸脱が認められることがあるが，それは短絡に伴う左心室へ立体的形態異常が原因と考えられており，心房中隔欠損症の閉鎖手術が実施されると，僧帽弁逸脱は減少するか消滅する。

4）合併心奇形

本症は，ヒトでは先天性心疾患の中でも発生頻度の高いものの一つとされている。ヒトではKeithらの10.6%[3]，Gasulらの7.6%[1]という報告がある。著者らの犬猫の調査では，前述のとおり12%であり，ヒトと動物もそれほど大差はない。

しかし，本症はほかの心疾患と合併することが多い。先天性心疾患の中では，とりわけ心内圧の上昇に関連する肺動脈弁狭窄症が筆頭である[5]。

3．臨床所見
Clinical Findings

本症の多くは，無症状で経過することがほとんどである。時にワクチン接種時などの聴診により心雑音を指摘され，精密検査で診断されることが多い。欠損孔が大きく，左－右短絡で肺血流量が多いときには，努力性呼吸を呈したり，呼吸器系などの感染症を合併することもある。

一般的にはチアノーゼは認められないが，激しい運動時や，欠損孔が大きく病態が重いものは確認されることがある。稀にスリルを触知することもある。無症状症例でも，加齢とともに運動時呼吸困難などを発現する。

4．各種検査所見
Laboratory Findings

1）聴診と心音図検査

胸骨左縁，第2～3肋間で収縮期駆出性心雑音を聴取する。この雑音は，左右短絡血流量の増大に伴う機能的右心室流出路狭窄によるものであり，短絡血流量が多いほど心雑音も強い。

また，持続的な肺血流量の増加により，Ⅱ音の固定性分裂も特徴的な所見の一つである［図1-5］。

2）心電図検査

本症では不整脈を示すことはほとんどなく，洞調律であり，電気軸は正常から右心系負荷型の軽度（中程度）の右軸偏位を示す。時には不完全右脚ブロックを示すことがある。

3）胸部X線検査

心拡大の程度は，肺体血流量比（Qp/Qs）に比例して

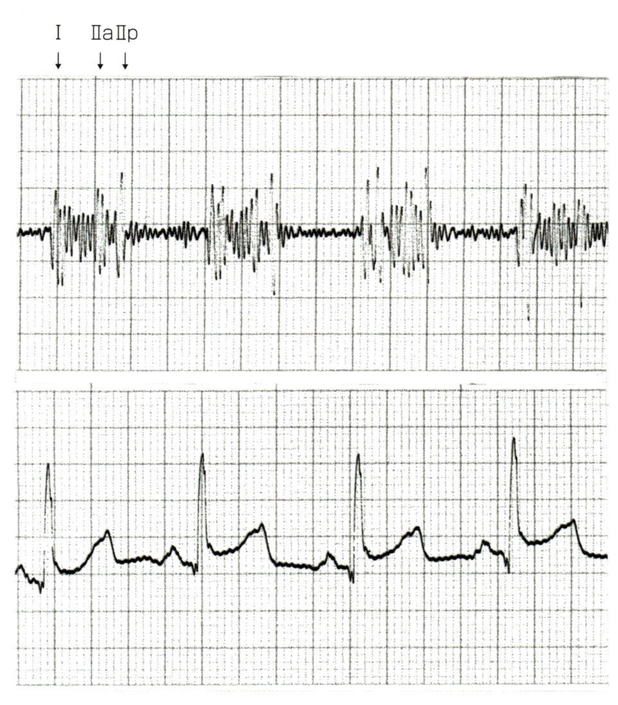

図1-5　**大きい二次孔欠損を呈した犬の術前の心音図および心電図**
ブルドッグ，雌，2歳，体重7.6 kg。心音図でⅡ音の分裂が，心電図でSTの上昇が明確に確認される。

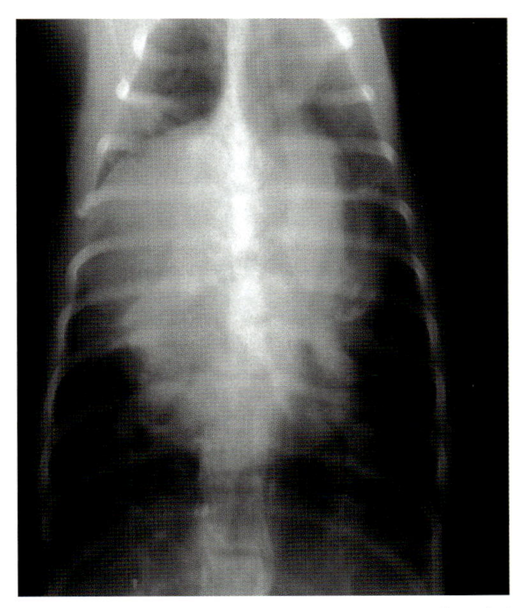

図1-6　一次孔欠損と二次孔欠損の両方の心房中隔欠損を有している猫の胸部X線背腹像
シャム猫，6歳。心胸郭比も著明に増大しているが，肺動脈陰影も極度に拡大し，増強している。

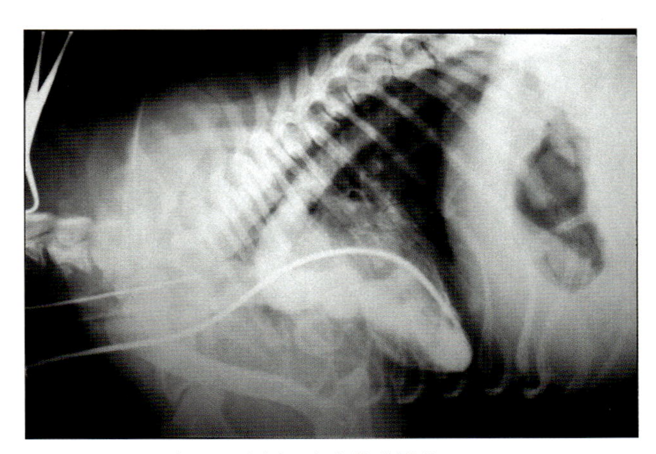

図1-7　図1-5と同一症例の心血管造影像
頸静脈から挿入したカテーテルが右心房→左心房→左心室へ進み，左心系が造影されている。

表1-1　心房中隔欠損を呈した犬における心臓カテーテル検査（図1-5と同一症例）

部位	圧（mmHg）（平均）	酸素飽和度（%）	酸素分圧（torr）
前大静脈		96.1*	93.2*
右心房	2/−2	99.4*	211.3*
右心室	56/−10（13）	98.8*	150.6*
肺動脈	18/5（8）	87.9	55.3
肺動脈楔入圧	3/−3		
左心室	106/−14（34）	96.1	87.8
大動脈	97/74（84）	96.4	90.1

* 酸素飽和度，酸素分圧は酸素吸入下

拡大することが多いが，いずれにしても本症では心拡大は軽度～中程度である。よって，心胸郭比（cardiothoracic ratio）もそれほど増大しない。しかし，肺血管陰影は短絡血流量に比例して増強する［図1-6］。

4）心エコー図検査

心エコー図検査所見では，まず右心房・右心室の拡大が確認されるが，断層心エコー図上で心房中隔欠損が常に確認されるわけではない。しかし，心房中隔は極めて薄く，プローブの切る方向によっては正常でも一見心房中隔が欠損しているように見えることがあるため，細心の注意が必要である。欠損孔と思われる部分にサンプルボリュームを設定し，ドプラシグナルを記録すると，収縮期と拡張期にピークをもった左右短絡が確認できる。

5）心臓カテーテル検査

心臓カテーテル検査では，同時に三つの検査が一連の操作で可能となる。具体的には，各部位の心血管内圧，血液ガス，さらに心血管造影検査である。カテーテル挿入部位としては，一般的には大腿動静脈が用いられるが，時には頸動静脈の場合もある。後者の場合は，動脈側の操作時に空気塞栓が生じないように，細心の注意が必要である。

まず，血液ガスの測定では，心房中隔欠損症が存在する場合は，血液酸素飽和度が前後大静脈より右心房内の方が高値を示す［表1-1］。

圧測定においては，右心室圧，肺動脈圧は，ほとんど正常ないしは軽度上昇を示すにすぎない。左右短絡量の多い場合は，相対的右心室流出路狭窄のために，右心室圧と肺動脈圧間に較差を生じることがある。また，比較的欠損孔が大きい場合には，カテーテルは容易に右心房から左心房，さらに左心室まで挿入することが可能である［図1-7］。

心血管造影は，心房中隔欠損症単独の場合は必要不可欠ではないが，本症は合併奇形を伴うことが多いため，術前診断としては有用である。

5．治　療
Treatment

本症の外科的治療は，確定診断が可能ならば若齢時に実施した方がより安全である。しかし，自然閉鎖が生じることがあるので，定期的に様子観察を続け，閉鎖の徴候がみられない場合で，かつ肺高血圧がなく，肺体血流量比（Qp/Qs）が2.0以上のときに手術適応とする。肺高血圧が進行し，肺血管抵抗が高くなると，逆にQp/Qsは減少する。

本症の治療としては，軽度な心房中隔欠損症の場合は，様子観察として積極的な外科的治療は必要としない。しかし，臨床症状が発現した症例や，手術症例の前後には，病態に適した内科的治療を必要とする。一般的にはジギタリス（ジゴキシン）を主体とした強心利尿処置を行う。

本症に対する外科的治療法は従来より，右心房圧が低いことを利用し，拍動下で盲目的な手術法が試みられてきたが，現在では人工心肺装置使用のもと，開心直視下に欠損孔を直接縫合閉鎖する方法［図1-8］，とくにパッチを用いて閉鎖する方法［図1-9，図1-10］が主流をなしている。

心臓へのアプローチは，右心房切開が比較的容易である胸骨正中切開法か，右側胸壁切開法を用いる。右側胸壁切開の場合は，左側横臥位とし，胸壁の下側にタオルなどを丸めて挿入し，心臓を挙上しやすくしておく。そうすることにより，開胸下で心膜テントを作製したり，心臓へのアプローチや胸腔内操作が容易となる。その場合の開胸部位は右側第４肋間であるが，切開創が狭く手術操作がやりにくい犬種の場合は，隣の肋骨を切離することもある。

胸骨正中切開では，やや手術侵襲は大きくなるかもしれないが，胸腔内操作は格段に行いやすく，両側の胸腔内も観察することができる［図1-10A］。

二次孔欠損型（中心部欠損型）では，欠損孔の辺縁組織が比較的しっかりしており，かつ欠損孔が長楕円形が多いので，3-0または4-0ポリプロピレン針付き縫合糸で，欠損の下端より連続マットレス縫合と単純連続縫合の二層縫合にて閉鎖する。下位欠損や二次孔欠損（中心部欠損）でも比較的欠損孔が大きい場合には，パッチ縫合閉鎖の適用となる［図1-10B，図1-10C］。

6．予　後
Prognosis

自然予後としては，本症の多くのものは無症状で推移することが一般的である。しかし，心房中隔欠損で欠損孔が比較的大きく，短絡血流量の多い症例では，加齢とともに症状を発するようになる。ヒトの報告では，30歳以上になると次第に症状が進行し，心房細動やうっ血性心不全を併発することがある。動物における本症の手術成績はまとめられていないが，ヒトにおける手術成績は極めて良好であり，死亡例は極めて少ない。著者らの本症単独例でも死亡例はなく，比較的安全な手術といえる。

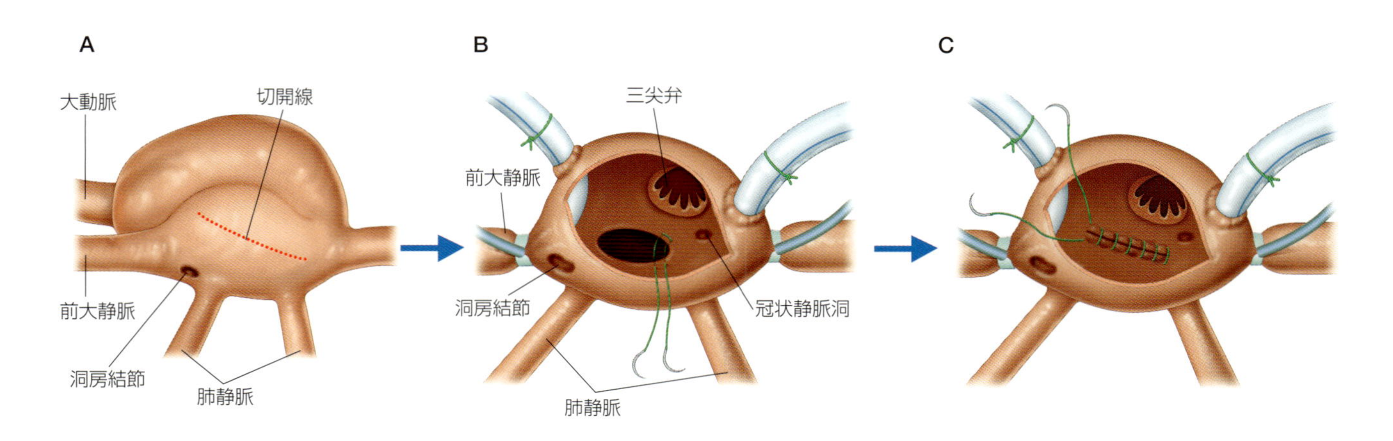

図1-8　二次孔欠損型（中心部欠損）を直接縫合閉鎖する方法（文献5より引用，改変）
A：切開線は，欠損のタイプと欠損孔の大きさにもよるが，最初に小切開を加え，必要に応じて拡大する。B：欠損孔は１カ所とは限らないので，十分に観察する。C：欠損孔を直接縫合閉鎖する。

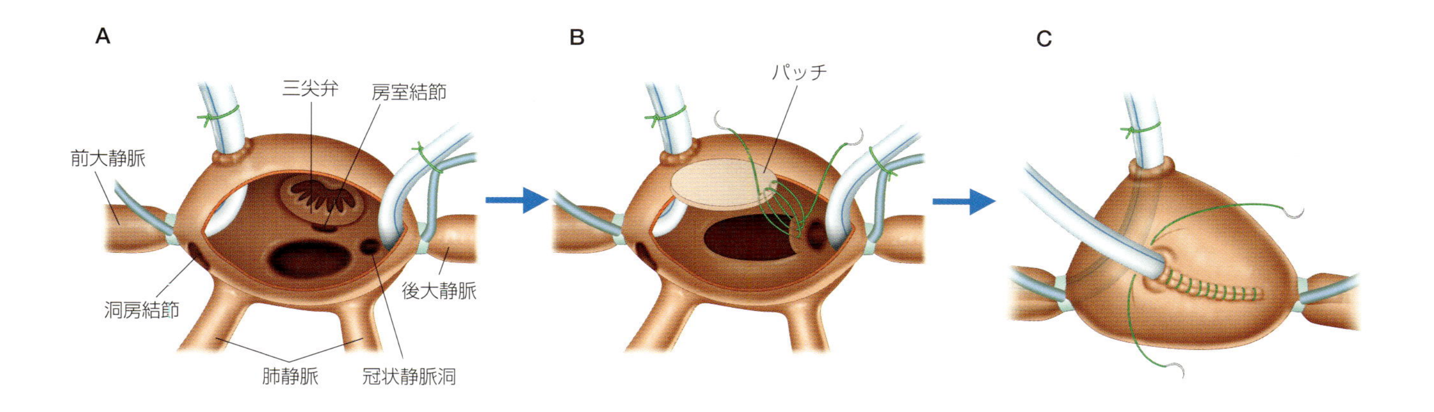

図1-9　静脈洞型（下位欠損）をパッチを用いて閉鎖する方法（文献5より引用，改変）

A：後大静脈内に脱血カテーテルを挿入する部位まで右心房を切開する。B：欠損孔の大きさに適合したパッチを欠損部の下端と後大静脈移行部に両端針付き縫合針で縫合閉鎖する。C：右心房壁の縫合が最後の一針になったところで血行遮断テープを解除し，脱血カテーテルを抜去すると同時に右心房内の空気も除去し，最後の縫合閉鎖を行う。

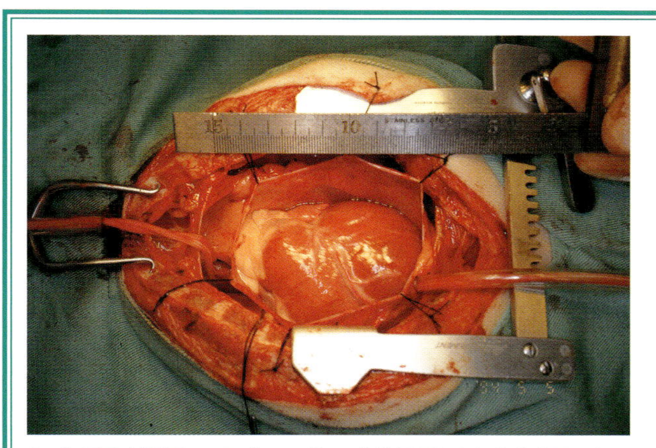

A　胸骨正中切開にてアプローチし，体外循環により心停止下においた。

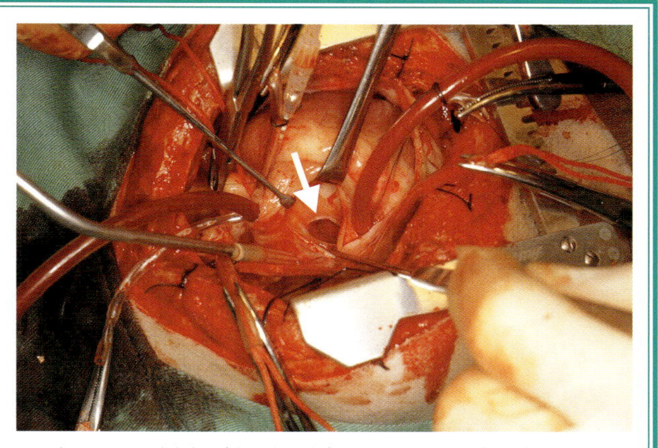

B　大きい二次孔欠損（中心部欠損）が確認できる（矢印）。

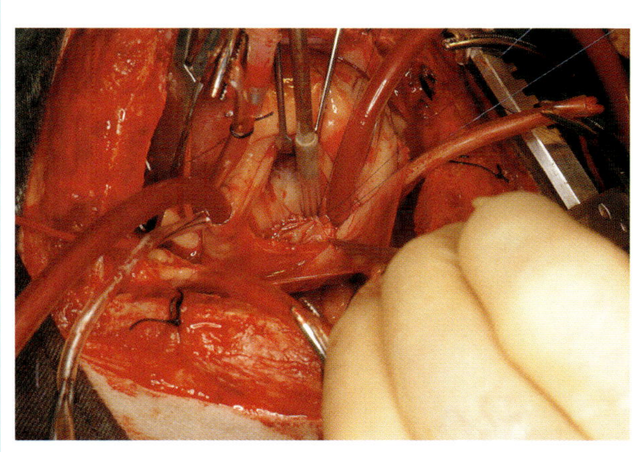

C　二次孔欠損であるが，欠損孔がかなり大きいため，特殊処理をした同種心膜片をパッチグラフトとして用いて縫合閉鎖した。

図1-10　図1-5と同一症例の術中写真

◆参考文献

1) Gasul, B. M., et al. (1966) : Heart Diseases in Children; Diagnosis and Treatment, Lippincott, Philadelphia
2) Ghisla, R. P., et al. (1985) : Spontaneous closure of isolated secundum atrial septal defects in infants. An echocardiographic study. *Am Heart J.*, 109:1327.
3) Keith, J. D., et al. (1967) : Heart Diseases in Infancy and Childhood, 2nd ed., Mogmillan, New York.
4) Lev, M., et al. (1963) : Premature narrowing or clossure of the foramen ovale. *Am Heart J.*, 65:638.
5) 岡部英男，古瀬 彰 (1991)：Ⅱ．心房中隔欠損症．心臓の外科Ⅲ，新外科学大系，中山書店，東京．
6) 安武寿美子，高島一昭，山根義久 (2005)：犬猫の循環器疾患1,521例の発生状況に対する調査．動物臨床医学，14(4):123-131.

2. 心室中隔欠損症

Ventricular Septal Defect

島村　俊介
Shunsuke SHIMAMURA

心室中隔欠損症は，心室中隔に孔があいている先天性心奇形である。本疾患は，単独での報告が多くみられるが，動脈管開存症などのほかの先天性心奇形との合併もみられている。全先天性心疾患に占める心室中隔欠損症の発生率は，犬において7％，猫において15％とされる[28]。別の調査では，犬の先天性心疾患1,000頭において心室中隔欠損症の発生率は，四番目に多い9.8％であり，1989～1993年に英国の獣医科大学で行われた調査では，好発犬種として，レークランド・テリア，ウエスト・ハイランド・ホワイト・テリア，イングリッシュ・スプリンガー・スパニエルなどが挙げられている[7]。著者の経験では，ミニチュア・ダックスフンドやポメラニアンに多くみられるようである。性別による発生頻度の差異はみられていない。心室中隔欠損の原因は不明であるが，イングリッシュ・スプリンガー・スパニエルにおいては，家族性である可能性が示唆されている[2,8]。

1．分　類
Classification

心室中隔は，漏斗部中隔，膜性部中隔，肉柱部筋性部中隔，流入部筋性部中隔の四つに区分される［図1-11］。漏斗部中隔は，室上稜の上部にある平滑な領域である。膜性部中隔は，左心室側においては大動脈弁直下，右心室側においては三尖弁と肺動脈弁の間に位置する。膜性部中隔は，房室心内膜床と円錐隆起中隔の能動的成長によって心室中隔形成過程において最後に形成される成分であり，犬猫において最も多く報告されている欠損部位で，著者らも最も多く経験する欠損部位である。肉柱部筋性部中隔は，心尖部寄りで肉柱構造が発達しており，流入部筋性部中隔は，三尖弁口から乳頭筋までの平滑な領域を指す。

心室中隔欠損の解剖学と部位分類に関しては，動物とヒトの間で心臓の形態に大きな相違がないことから，ヒ

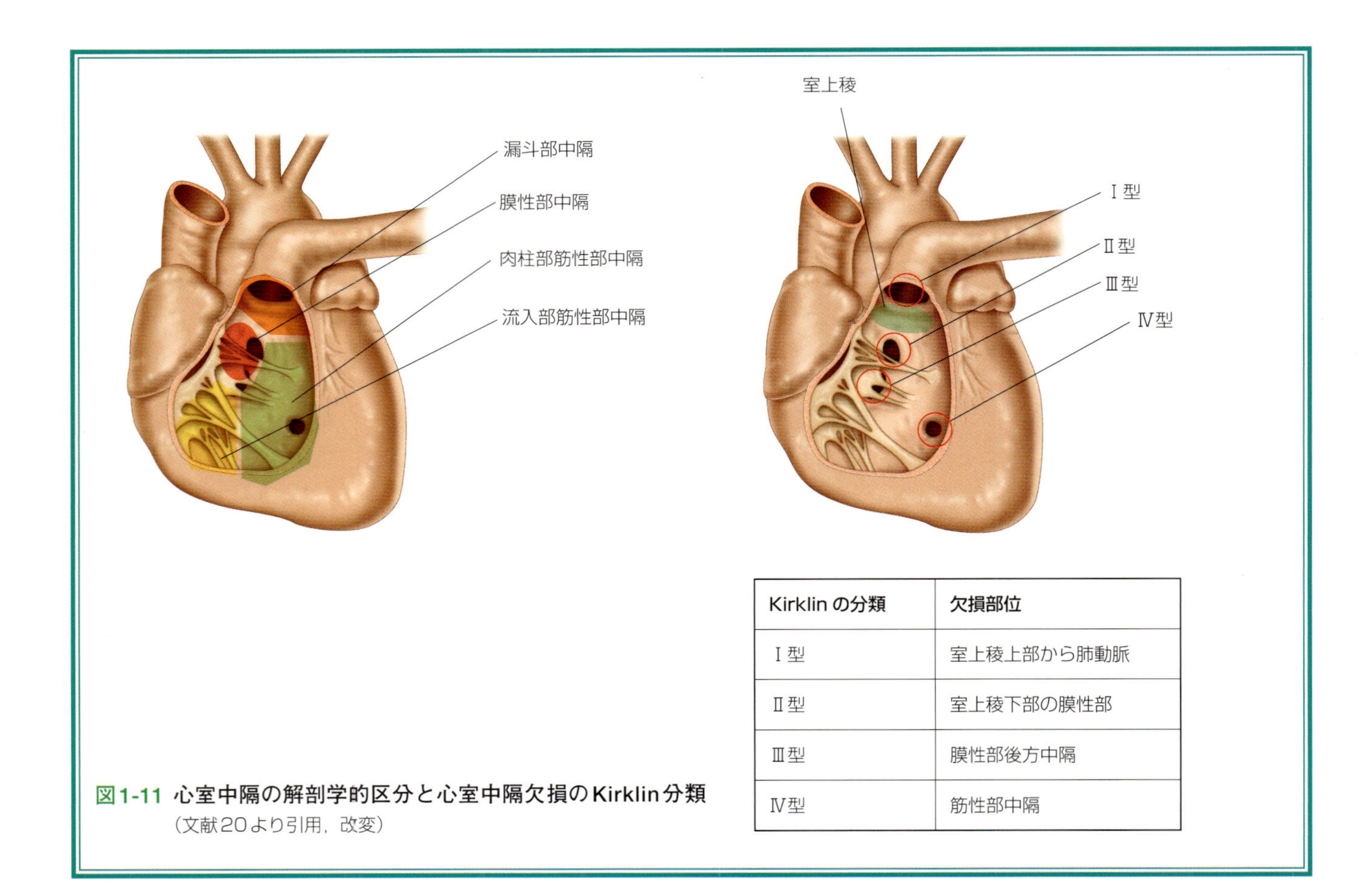

Kirklin の分類	欠損部位
Ⅰ型	室上稜上部から肺動脈
Ⅱ型	室上稜下部の膜性部
Ⅲ型	膜性部後方中隔
Ⅳ型	筋性部中隔

図1-11 心室中隔の解剖学的区分と心室中隔欠損のKirklin分類
（文献20より引用，改変）

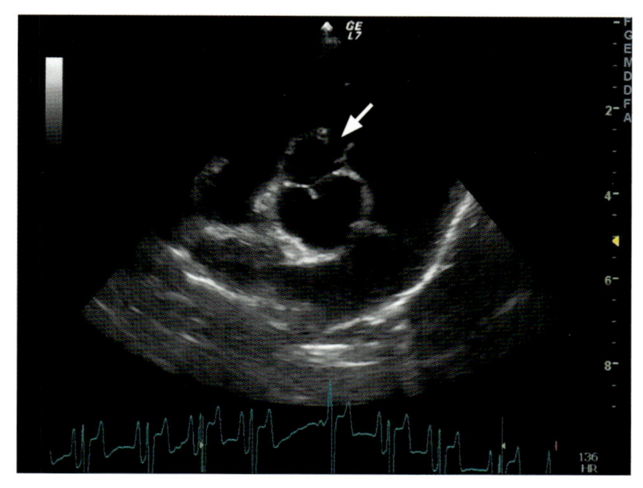

図1-12 心室中隔欠損症に合併した膜性部中隔瘤を呈した症例の心エコー図（Bモード短軸像）
雑種犬，雌，2歳，体重9.5 kg。中隔瘤の一部が欠損し，左心側より右心室に血液が流入している（矢印）。

トにおける分類法が用いられている。ヒトにおいては，発生学的なGoor and Lilleheiの分類をはじめ[15]，外科的観点からのSoto分類など様々な分類法がある[30]。我が国の獣医学領域ではKirklin分類がよく用いられている[20]［**図1-11**］。本分類は，右心室側における欠損孔の位置に基づいて分類するものであり，Ⅰ型は右心室流出路の室上稜より上方に欠損孔が存在する。円錐部欠損や室上稜部欠損が含まれるこのタイプは，欠損孔が大動脈弁輪と近接するため，大動脈弁輪の支持が脆弱化，あるいは欠損孔への弁の逸脱が生じ，大動脈閉鎖不全を合併することがある[10, 12, 21, 26]。Ⅱ型は，右心室流出路の室上稜より後下方に欠損孔がみられる。小動物においてはこのタイプの欠損が最もよくみられ，膜性部欠損とも呼ばれる。Ⅲ型は，右心室流出路の三尖弁中隔尖より下方の膜性部中隔に欠損孔がある。心内膜床の発育障害により生じた共通房室口型欠損であり，三尖弁中隔尖の奥に隠れて，確認が困難なタイプである。Ⅳ型は，右心室流出路の筋性部で心尖部近くに欠損孔がみられる。ヒトと同様に犬や猫でも稀なタイプである。欠損孔の形状は，ほぼ円形に近いことが多いが，楕円形あるいはスリット状のこともある。また，膜性部中隔瘤を形成するものもある［**図1-12**］。中隔瘤は，穿孔のあるものとないものがあるが，大きくなると三尖弁逆流，大動脈弁逆流，右心室流出路障害などの症状を生じるとされる[27, 33]。動物においても心内膜炎との関連性を示唆する報告がみられる[22]。著者らは，左心室側に形成された中隔瘤によって欠損孔が閉鎖された症例を経験している[24]。

2. 病態生理
Pathophysiology

心室中隔欠損症の病態は，欠損孔のサイズおよび肺血管抵抗の相対比に依存する。区分けは様々であるが，小欠損，中欠損，大欠損の三つに分けることが多い。心室中隔欠損症では，胎生期には肺血管抵抗が高く，体血管抵抗と同様であるため，両心室間で欠損孔を介した短絡が起こることはないが，生後に肺血管抵抗が徐々に低下すると，欠損孔を介した左－右短絡が生じることになる。欠損孔が小さい場合（肺体血流量比Qp：Qs＜1.2：1），血液が欠損孔を通る抵抗が大動脈や肺動脈へ流れる抵抗よりも大きくなる。そのため，短絡量は単純に欠損孔の大きさに依存するため，欠損孔が大きくなるほど短絡量は多くなる。つまり，欠損孔の大きさが短絡量の制限要因となるが，左心房および左心室における容量負荷はほとんどない。中欠損（肺体血流量比 Qp：Qs＝1.2～2.3：1）では，肺血流量が増加する結果，左心房への血液還流量が増加して左心房の拡大が起こる。最初のうちは，左心への血液還流量増加は左心室の1回拍出量増加，つまり容量負荷心肥大によりまかなわれる。これらに対して，欠損孔が大きく，そこを通過する血流に対する抵抗が小さい場合（肺体血流量比 Qp：Qs＞2.3：1，あるいは欠損孔＞大動脈弁口），短絡量は肺/体血管抵抗比に依存することになる。大きな短絡による還流血液量の増大は，左心室拡張期圧の上昇や左心室の収縮不全を引き起こし，心不全を呈することになる。また，肺動脈では短絡血流による容量増大に伴う血圧の上昇がみられる。この肺高血圧状態が長く続くと，肺血管病変が引き起こされ，肺血管抵抗は増大し，血液の短絡方向が逆転して（逆シャント），低酸素症とチアノーゼを呈するようになる。しかしながら実際のところ，大きな心室中隔欠損に遭遇する

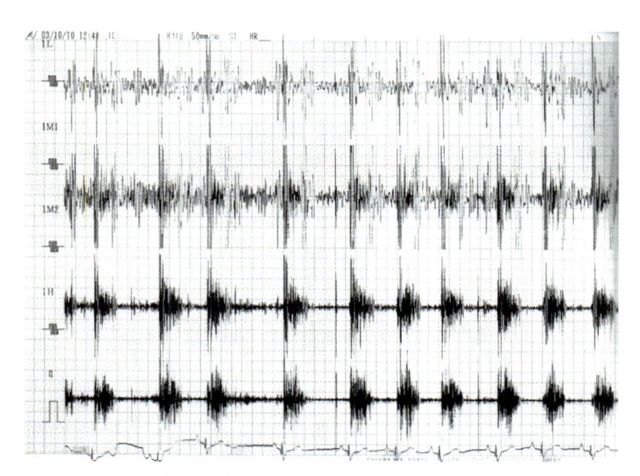

図1-13 心室中隔欠損を呈した症例の心音図
全収縮期雑音が記録されている。

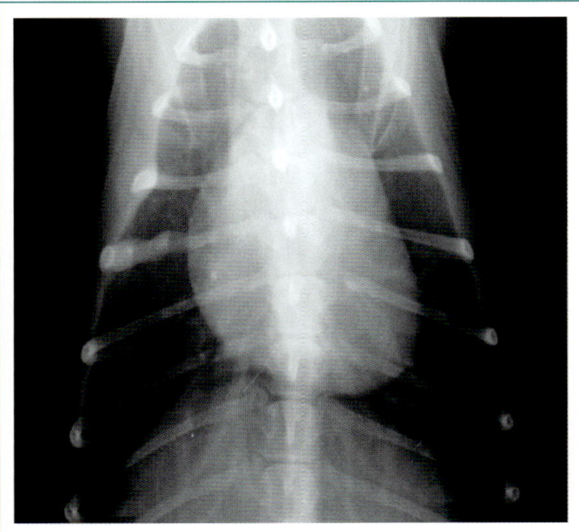

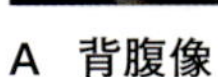

A　背腹像

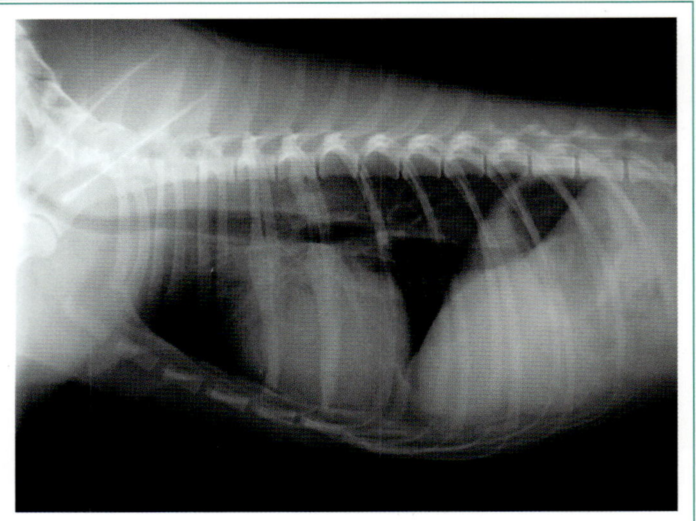

B　側方向像

図1-14 心室中隔欠損（Ⅱ型の膜性部欠損）を呈した犬の胸部X線写真
柴犬，１歳，雌。心臓陰影はやや拡大している。肺血管の走行が明瞭に確認され，肺水腫と短絡による肺血流量の増大が示唆される。

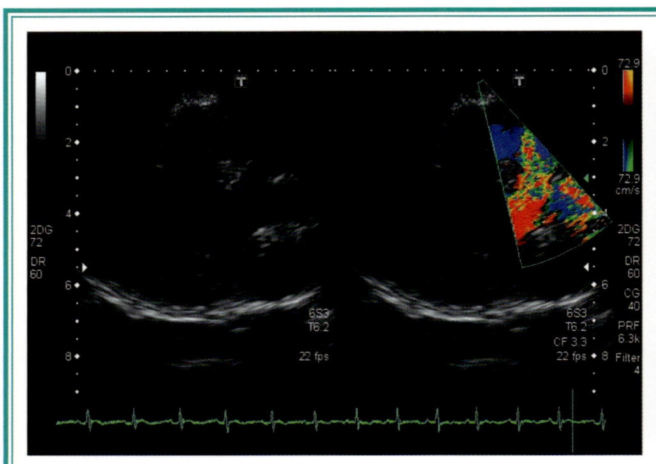

A　カラードプラ
左心室長軸像にて描出。大動脈起始部より右心室へ短絡するモザイク血流が認められる。膜性部中隔瘤も確認できる。

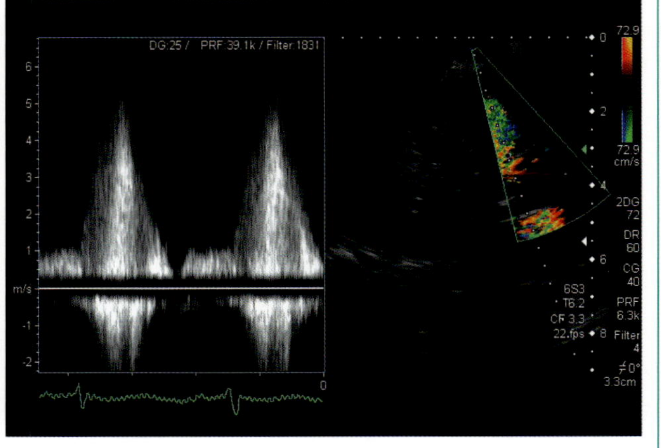

B　連続波ドプラ
短絡血流速度を連続波ドプラにて測定。流速はおよそ６m/sを示し，簡易ベルヌーイ式より左心室－右心室間圧較差がおよそ144 mmHgであることが示唆される。

図1-15 図1-14と同一症例の心エコー図

ことは小動物領域においては稀である。これは，大きな欠損孔をもつ子犬や子猫が生後間もなく左心不全により死亡するためと思われる。

欠損孔は，左心室側においては大動脈弁直下に発生することが多く，時に大動脈弁尖の基部に位置することがある。その結果，大動脈弁の欠損孔への逸脱が生じ，大動脈弁逆流を伴うことがある。

3．臨床所見
Clinical Findings

臨床症状は，欠損孔の大きさと肺高血圧の程度に依存する。小さな欠損孔であれば，多くは無症候である。欠損孔が大きくなると，容量負荷による左心系の心不全症状を示す。肺高血圧を合併し，逆短絡を生じた場合は，

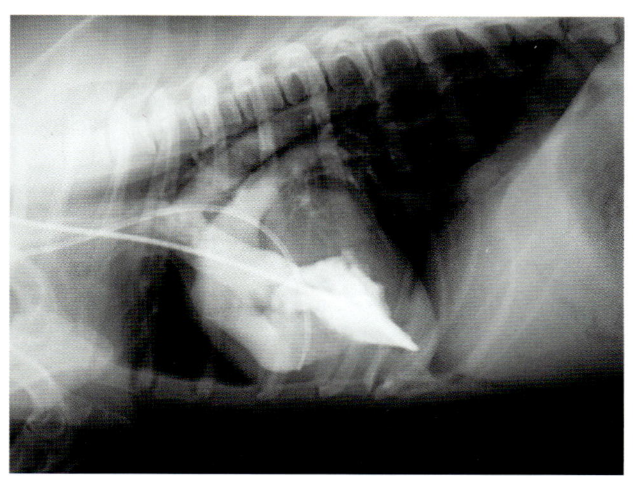

図1-16 心室中隔欠損を呈した犬の左心室造影像
ミニチュア・ダックスフント，雄，13カ月齢。左心室に注入された造影剤は，大動脈へと流出されると同時に，中隔欠損孔を通じて右心室へ流入し，肺動脈も同時に描出されている。肺動脈拡張が認められる。

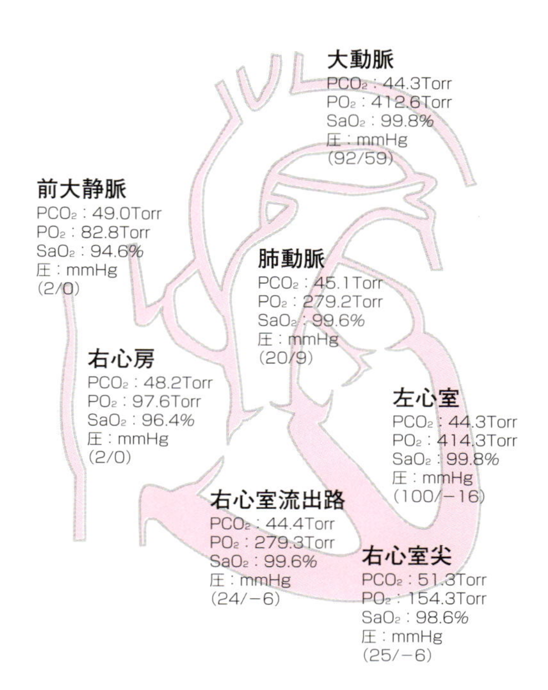

図1-17 図1-14と同一症例の各心腔の血液ガス値および血圧
右心室内酸素分圧は左心室からの血液流入により，右心房よりも高値を示している。また，右心室血圧の亢進はみられていない（酸素吸入下）。

呼吸困難とチアノーゼを呈する。

4．各種検査所見
Laboratory Findings

1）心音図検査
最も多い所見は心雑音で，一般的には左心室より右心腔へ血液が流入するために胸骨右縁にて最強点をもつ全収縮期雑音が聴取される［図1-13］。欠損孔が小さいほど，そこを通過する血液ジェットが強くなるため，雑音は大きくなる。また，拡張期雑音が聴取された場合には，大動脈弁逆流の存在が疑われる。

2）心電図検査
小欠損ではほぼ正常であるが，短絡が大きくなると，左心房負荷や左心室肥大がみられるようになる。さらに，肺高血圧を合併すると右心室肥大が加わり，両心肥大所見がみられる。

3）胸部X線検査
小欠損では，X線所見に変化はみられない。中欠損あるいは大欠損では，短絡血流量に比して，左心房（左心耳）・左心室の拡大や，肺の過循環による肺血管陰影の増強がみられる［図1-14］。また，肺高血圧を合併すると，右心室肥大もみられる。

4）心エコー図検査
断層心エコーでは，欠損孔は左心室長軸像において大動脈弁直下にみられ，欠損孔を通過する血流をカラードプラ法により確認することができる［図1-15A］。欠損孔が小さく，右心室圧が低く維持されているほど，連続波ドプラにより計測される短絡路における血流速度は高い（正常左心室－右心室間圧較差に維持されている場合，簡易ベルヌーイ式により算定される短絡血流速度は4.6～5.8 m/s）［図1-15B］。欠損孔が大きくなると，左心房および左心室内腔の拡大がみられ，短絡血流量増大に伴う肺血圧・右心室圧の上昇の程度により短絡血流速度の低下がみられる。また，肺高血圧を合併したものでは，肺動脈血流速度の低下，圧負荷による右心室壁の肥厚（求心性肥大）や中隔壁の平坦化がみられる。

5）心臓カテーテル検査
本検査は，病態の正確な評価を目的として実施する。とくに，根治手術の適応症の判断と不可逆な肺高血圧の有無を知るためには必要である。造影検査では，左心室内腔に注入された造影剤が，欠損孔を通じて右心室腔内に流入するのが確認できる［図1-16］。もし，症例がアイゼンメンジャー症候群に陥っている場合には，この右心室への流入はみられない。同時に，各心室腔内および肺動脈の血液ガスの測定からも短絡血流量を評価することが可能である［図1-17］。心室中隔欠損においては，

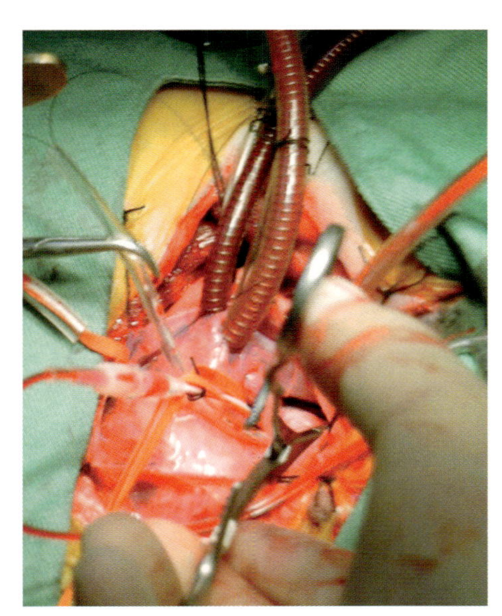

図1-18 人工心肺装置を用いた体外循環下による開心術
開心は右心室切開と右心房切開のいずれかのアプローチによるが，右心房切開の方が術後の開腹が良好である。

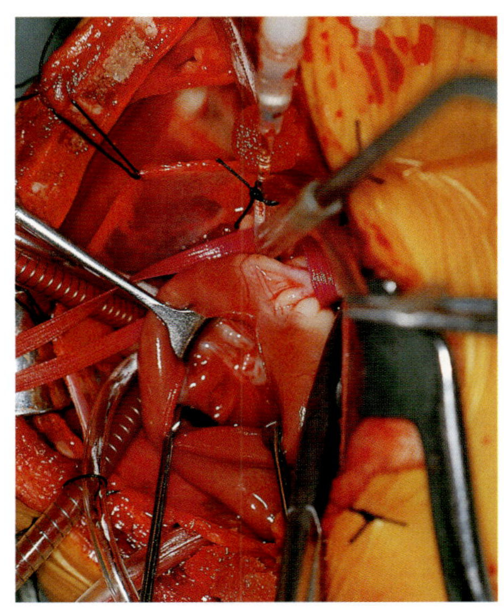

図1-19 心室中隔欠損を呈したミニチュア・ダックスフントにおける欠損孔の閉鎖
心室中隔欠損孔閉鎖のため，右心室流出路を切開した。中程度の欠損孔が確認できる。

左心室から右心室へ血液の短絡が生じているため，右心室腔内には酸素の豊富に含まれる左心系の血液が混入する。**図1-17**に示す症例においても，右心房（97.6 Torr）＜右心室（279.3 Torr）と酸素分圧の逆転が生じており，心室中隔を介した右心室腔内への左心系血流の流入が示唆される。つまり，欠損孔を通過する酸素飽和度の高い血液と静脈血の混合により，右心室ならびに肺動脈で酸素飽和度の上昇をみる。また，アイゼンメンジャー症候群においては，逆シャントによる右心室血液の左心室内流入により，大動脈における酸素飽和度の低下がみられる。

5．治　療
Treatment

1）内科的治療

欠損孔が小さな症例においては，治療はとくに必要ではない場合がある。一方，中欠損あるいは大欠損では，若齢時には無症状であっても，成長とともに心不全を呈するようになる場合があるため，慎重な対応が必要となる。基本的に内科的治療が必要な症状がみられた時点で根治術を考慮すべきであり，長期的な投薬によるコントロールは推奨されない。しかしながら，すでに心不全症状を呈している場合は，周術期の病態改善のための支持療法が必要となる。最も頻発する症状は肺水腫であり，アンジオテンシン変換酵素（ACE）阻害薬による末梢血管拡張作用による後負荷の軽減，ジゴキシンなどの強心薬による心筋収縮力の増強は，これに有効に作用すると考えられる[3, 19, 32]。

2）外科的治療

心室中隔欠損の外科的処置は，1970年にBreznockらにより初めての報告がなされて以来[4]，数多くの手技が提案されてきている。開胸下での外科的手術だけではなく，最近ではカテーテルを用いた非開胸下での根治術が行われている[25]。近年の獣医学領域における心室中隔欠損の根治術としては，人工心肺を用いた心停止下における開心術による欠損孔の閉鎖術が一般的である[4, 17, 25, 28, 36]［**図1-18**］。閉鎖に際しては，欠損孔が小さい場合にはプレジェットを用いて孔を縫縮し，大きな欠損孔に対してはパッチグラフトを用いる［**図1-19**］。安全に，かつ確実な閉鎖を行えるという点において開心術は最も優れた術式であるが，人工心肺という特別な装置と技術を要するという点において，どこの施設でも行えるというわけにいかない。

人工心肺装置を必要としない開心術としては，レシピエントの右心房から脱血した静脈血をドナーの頸静脈に，ドナーの頸動脈をレシピエントの大腿動脈に接続させることで，他個体の心臓を代替循環装置とした交差循環下開心術による欠損孔閉鎖を行った報告もある[18]。必ずしも開心術の設備が必要というわけではないものの，安全性と確実性という点と，動物愛護の観点から，人工心肺装置の使用による開心術に優る方法はない。

過去には，超低体温麻酔を用いた開心術下における欠

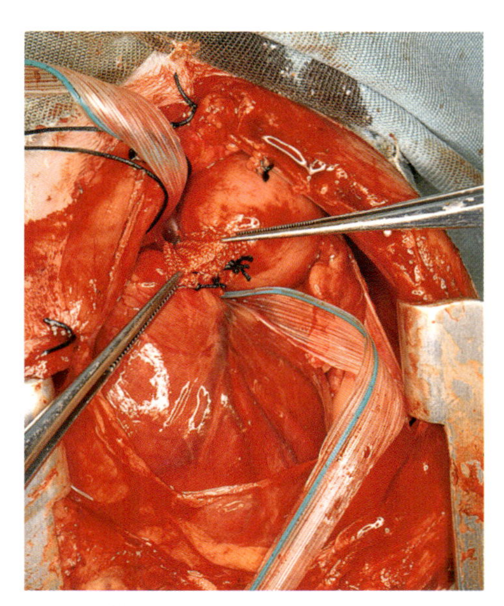

図1-20 肺動脈絞扼術を実施した症例
日本猫，雌，3歳，体重2.6 kg。重度の心室中隔欠損と診断された症例に対し，人工血管を用いて肺動脈絞扼術を実施した。

損孔閉鎖の報告がある[5)]。心臓への流入血流および大動脈を遮断し，右心室流出路を切開後，欠損孔を閉鎖しているが，安全性や難易度，さらに時間的制限など，交差循環と同様な問題を有すると考えられる。

一方で，根治術ではないものの，特別な装置を使用せずに症状の改善が得られる対処法として，肺動脈絞扼術が古くから行われている[13, 31)]。本術式は開胸下において肺動脈をテープにて周回の後，これを絞扼するものである。肺動脈を縮窄することで，人為的に肺動脈狭窄を作出し，右心室圧を亢進させる。結果的に，左心室から右心室へ短絡する血流量は減少し，左心室の容量負荷を軽減できるというものである。報告では，肺動脈の絞扼を直径の約3分の1とし，肺動脈圧の低下，右心室圧の上昇，肺動脈酸素飽和度の低下などを絞扼の基準に定めているが，狭窄が強すぎると右心室圧が左心室圧を上回り，逆短絡を生じ，一方で狭窄が弱いと病態の改善が得られないなど，個々の病態に適した絞扼を作出するのが困難な手技ではある。しかしながら，実施例がいずれも症状を有する大欠損であるにもかかわらず臨床症状は改善し，全7例中5例が術後5年以上生存するなどの効果が報告されている［**図1-20**］。

近年では，カテーテルインターベンションによる欠損孔閉鎖の試みが多数報告されている[9, 14, 25, 26)]。カテーテルインターベンションによる中隔の閉鎖は，初期には医学領域において実験的に作出された犬の中隔欠損モデルを用いて試みられた[1)]。筋性部中隔（Ⅵ型）に孔を作出したモデル犬にAmplatzタイプのデバイスの塞栓を行った検討では，良好な閉鎖が行われ，術後3カ月目にはデバイスの表面が線維組織で完全に被覆されているのが確認されている。膜性部欠損（Ⅱ型）に対しては，ブタの自然発症モデルを用いて行われた[16)]。三尖弁近傍に欠損孔が存在する膜性部欠損では，デバイスの留置に関して十分なスペースが得られず，その不安定性のため三尖弁や僧帽弁逆流などの合併症を認め，膜性部欠損に対するインターベンションの困難さが示唆された。しかし，ヒトでの膜性部欠損では良好な結果がみられることから，心臓の大きさや留置に際しての技術的な側面が関係するのかもしれない。

一方，犬の膜性部欠損に対してコイルデバイスを用いた例では，残存血流遺残のためにコイルを追加留置したほかは，合併症もなく良好に閉鎖が完了している[14, 25)]［**図1-21**］。同様に，流入部欠損において塞栓子としてコイルを用いた臨床例においても，閉鎖が確認されている[26)]。コイルによる欠損孔の閉鎖は，動脈管同様にコイルの突出部による血流障害が，予想される重要な合併症として挙げられている。今後，これらの長期予後に関する報告が待たれるものの，開心術のように特別な施設と技術を要さない本術式の有用性は非常に大きい。

1．麻酔

これまで述べてきたように，心室中隔欠損の病態は多様である。いわゆる小欠損のように，心臓にかかる負荷が小さい場合には，血行動態も安定しており，麻酔に際して別段の処置を要さない一方で，大きい負荷には対応を要することになる。いずれにせよ，正確な病態評価が肝要である。

①術前評価

麻酔計画をたてるには，疾患の病態生理をよく理解し，臨床症状の重症度を見極める必要がある。注意深い病歴聴取と身体所見を得ることが，術前評価の最重要部分である。

②周術期

術前：大欠損，あるいは肺血流過多を有する場合は，早期に根治術が必要となるが，手術に向けての状態の安定化，あるいは初期保存療法として，ジギタリス，利尿薬，抗生物質などの投与が用いられる。麻酔前投与薬が必要であるかどうかは，心室機能障害の程度による。低換気による肺高血圧の増悪に注意する。また，心内短絡が吸入麻酔薬の取り込みを変化させる可能性があるので注意する。

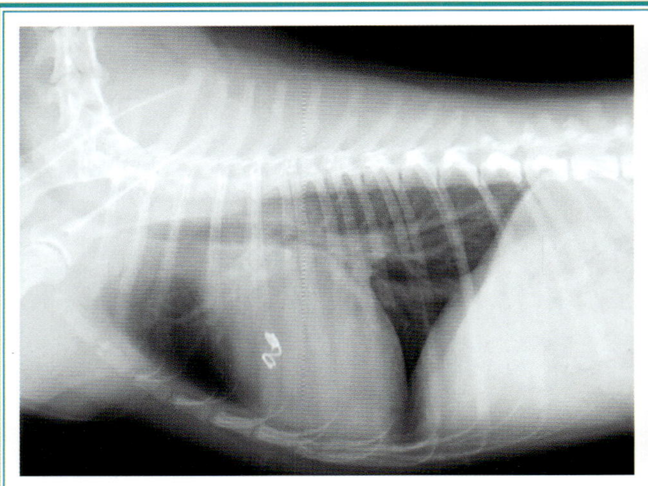

A　胸部X線写真
頸動脈より逆行性に大動脈にカテーテルを挿入後，大動脈弁直下の欠損孔にコイルを留置した。

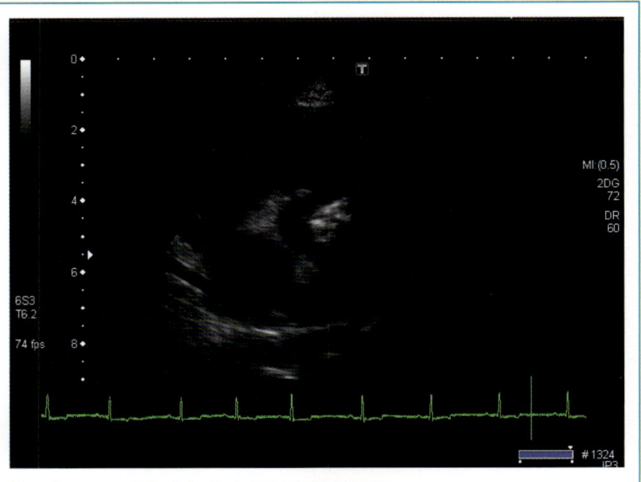

B　心エコー図（右心室流出路短軸像）
大動脈内に突出するように留置されたコイルが認められる。

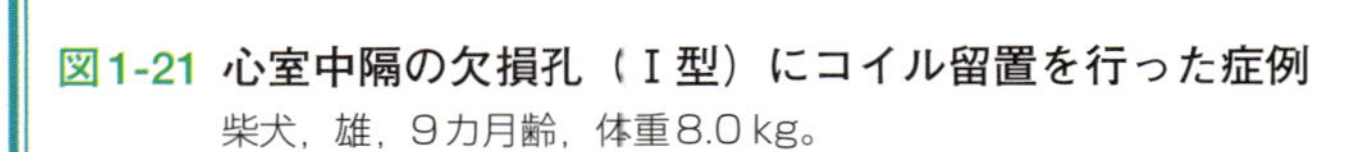

図1-21　心室中隔の欠損孔（Ⅰ型）にコイル留置を行った症例
柴犬，雄，9カ月齢，体重8.0 kg。

術中：麻酔薬の選択は動物の臨床状態による。

術後：欠損孔の閉鎖に伴う血行動態の正常化は，短絡の大きさに依存して心臓にとっては新しい病態をつくり出すことになり，大きな負荷となる。とくに，心停止状態からの回復期においては，新しい血行動態への馴化に慎重を要する。すなわち，覚醒は心臓機能に依存する形で進めるべきである。また，閉鎖後に心ブロックがみられることがある。欠損孔閉鎖に伴う縫合線領域の浮腫により生じるものであるが，多くは数日で消失する。しかし，修復時に伝導系の損傷が起こっていると，永続化することもある。室上稜上部欠損修復時に大動脈弁中隔尖が損傷された場合，大動脈弁機能不全，つまり大動脈逆流が生じ，これに伴う容量負荷にも注意を払う必要がある。

２．体外循環下における欠損孔閉鎖術

常法に従って人工心肺を開始する。通常，大腿動脈送血，右心耳から前大静脈および後大静脈へ脱血カニューレを挿入する。大動脈基部に心筋保護液注入路を設置し，人工心肺による部分循環を開始し，次いで大動脈遮断を行う。欠損孔へのアプローチは右心房切開，あるいは右心室切開にて行う。欠損孔の閉鎖は縫縮，あるいはパッチ閉鎖にて行う。パッチ材質は十分な強度があれば薄くて柔らかいものが好ましく，著者らは牛心膜を第一選択として使用している。

欠損孔の閉鎖にあたっては，より良好な術野を得るためのアプローチ法が重要である。小動物領域で用いられている欠損孔へのアプローチは大きく二つに分けられる。一つは胸骨正中開胸－右心室切開で，もう一つは側肋開胸－右心房切開である［図1-22］。術式の第一選択基準は良好な術野の確保であるが，術式の違いによる単純心室中隔欠損整復術の犬における術中および術後成績の比較検討を実施したところ，右心房切開術の優位性が確認されている[23]。この検討結果から，必ずしも欠損孔が各分類の典型位置にあるわけではないので，欠損孔の位置依存的な選択を優先させるとして，主にⅠ型欠損に対しては右心室流出路切開による経心室アプローチを用い，Ⅱ型およびⅢ型欠損に対しては右心房切開による経心房アプローチを著者らは用いている。

切開創の左右に鞍状鉤をかけて，切開創を展開すると，心室中隔欠損が現れる。左心室からの血液の噴出により右心室腔が満たされ，視認が困難なことがあるが，血液の吸引により欠損孔は明らかになる。次いで，心室中隔欠損の解剖学的関係を確認する。Kirklin Ⅰ型は，上縁が肺動脈弁に接し，左心室側は大動脈弁である。肺動脈弁と大動脈弁をよく確かめ，その間の組織に縫合をかける。縫合による縮窄で弁に変形が生じるようなら，パッチによる閉鎖を選択すべきである。また，縫合の幅も弁の変形を起こさないように小さくする。

Kirklin Ⅱ型およびⅢ型の閉鎖にあたっては，刺激伝導系の障害を起こさないように注意する。洞房結節から出たヒス束は，三尖弁の中隔尖と前尖の移行部近くで，三尖弁の線維輪を貫いて，欠損孔の後下縁を走行する［図

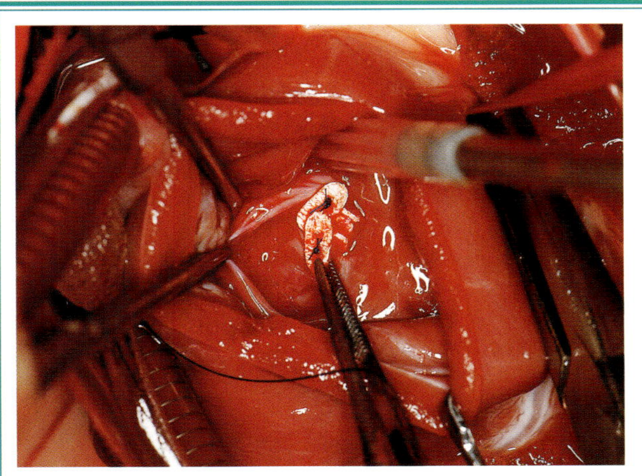

A 経心室アプローチ
柴犬，雌，1歳7カ月，体重10.5kg。右心室流出路切開によりプレジェットを用いて欠損孔を閉鎖している。

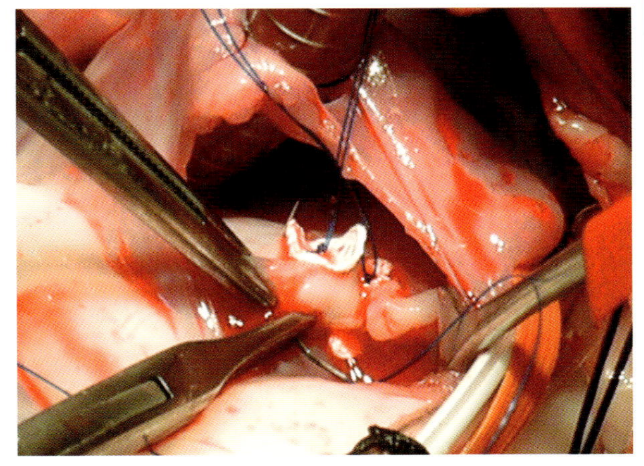

B 経心房アプローチ
柴犬，雄，10カ月齢，体重11.3kg。右心房切開によりプレジェットを用いて欠損孔を閉鎖している。

図1-22 欠損孔閉鎖のためのアプローチ法

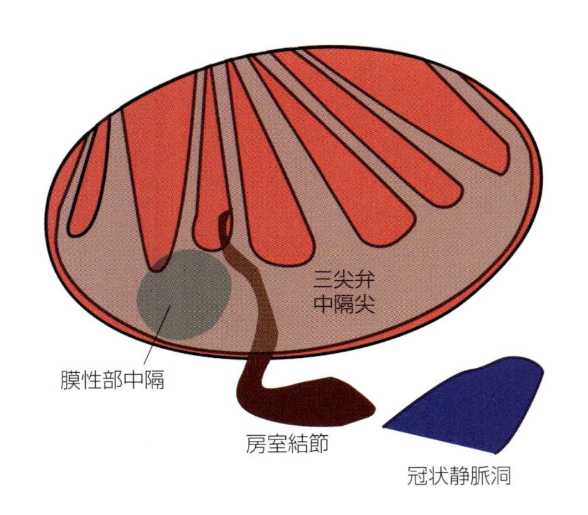

図1-23 中隔の欠損孔と刺激伝導系の位置関係
Ⅱ型およびⅢ型の心室中隔欠損の外科的整復においては，欠損孔とヒス束の位置関係の理解が重要である。

1-23]。縫合により刺激伝導系が直接損傷され，あるいは近傍の縫合による炎症が波及することにより，術後に不整脈を合併することになる［図1-24]。欠損孔と刺激伝導系の位置関係をよく把握して手術を行うことが大切である。

6. 予 後
Prognosis

心室中隔欠損では自然閉鎖が報告されている[24)]。そのため，欠損孔が中程度以下であり，心臓にみられる負荷が軽度であれば，経過を観察すべきである。短絡の消失においては，単純な欠損孔の収縮のほか，三尖弁の癒着，逸脱大動脈弁の癒着などが報告されている[6, 34, 35)]。また，短絡が軽度であれば，自然閉鎖がみられなくとも，無症状のまま長期生存が可能である。しかしながら，流入部欠損において，大動脈弁の逸脱を合併した場合には，進行性大動脈逆流が問題となる。また，短絡が大きい場合には，左心室における容量負荷により，うっ血性心不全に進行する可能性が高く，肺血管における障害がアイゼンメンジャー症候群に進行する要因となる。その他，ヒトにおいては，短絡血流による慢性的な刺激による組織

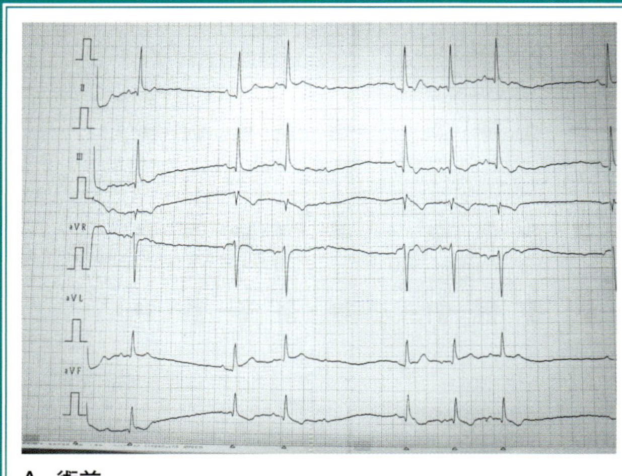

A　術前

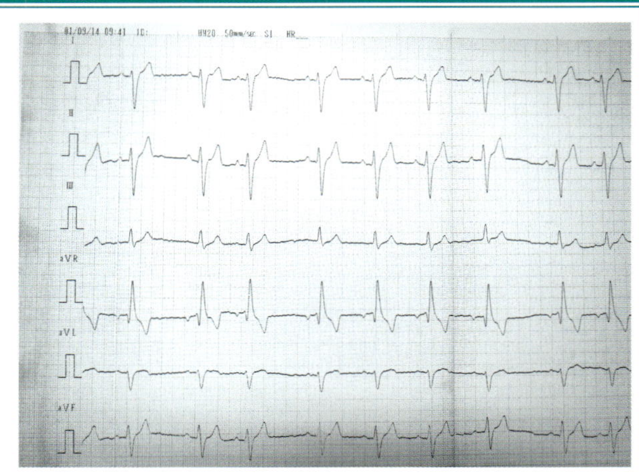

B　術後７カ月

図1-24　体外循環下開心術により心室中隔の欠損孔を縫縮した犬の術前術後の心電図
柴，雌，9カ月齢。手術直後より右脚ブロックと心室性の期外収縮を認めたが，期外収縮は時間の経過とともに頻度を減らし，5日目に消失した。右脚ブロックは術後もみられているが，症例の一般状態は良好に経過している。

の線維化が欠損孔近縁の刺激伝導系を障害し，不整脈を合併した報告もある[11, 29]。

このように，病態の進行に関わる因子は複雑であり，無処置の場合の予後について予測することは困難である。事実，16歳の猫においてみられたうっ血性心不全の原因が膜性部中隔欠損であった例もあり，経過観察を行う場合には注意が必要である。

◆参考文献

1) Amin, Z., Gu, X., Berry, J. M., Bass, J. L., et al. (1999) : New device for closure of muscular ventricular septal defects in a canine model. *Circulation*, 100(3):320-328.

2) Bellah, J. R., Spencer, C. P., Brown, D. J., et al. (1989) : Congenital cranioventral abdominal wall, caudal sternal, diaphragmatic, pericardial, and intracardiac defects in cocker spaniel littermates. *J. Am. Vet. Med. Assoc.*, 194(12):1741-1746.

3) Boucek, M. M., Chang, R. L. (1988) : Effects of captopril on the distribution of left ventricular output with ventricular septal defect. *Pediatr. Res.*, 24(4):499-503.

4) Breznock, E. M., Hilwig, R. W., Vasko, J. S., et al. (1970) : Surgical correction of an interventricular septal defect in the dog. *J. Am. Vet. Med. Assoc.*, 157(10):1343-1353.

5) Breznock, E. M., Vasko, J. S., Hilwig, R. W., et al. (1971) : Surgical correction, using hypothermia, of an interventricular septal defect in the dog. *J. Am. Vet. Med. Assoc.*, 158(8) 1391-1400.

6) Breznock, E. M. (1973) : Spontaneous closure of ventricular septal defects in the dog. *J. Am. Vet. Med. Assoc.*, 162(5):399-403.

7) Buchanan, J. W. (1999) : Prevalence of Cardiovascular Disorders. In: Textbook of Canine and Feline Cardiology, 2nd ed. (Fox, P. R., Sisson, D. D., Moise, N. S. eds.), pp.457-470, Saunders, Philadelphia.

8) Buchanan, J. W. (1992) : Causes and prevalence of cardiovascular disease. In: Current Veterinary Therapy 11. Small Animal Practice (Kirk, R. W., Bonagra, J. D. eds.), p.647, W.B. Saunders, Philadelphia.

9) Bussadori, C., Carminati, M., Domenech, O. (2007) : Transcatheter closure of a perimembranous ventricular septal defect in a dog. *J. Vet. Intern. Med.*, 21(6):1396-1400.

10) Clark, D. R., Anderson, J. G., Paterson, C. (1970) : Imperforate cardiac septal defect in a dog. *J. Am. Vet. Med. Assoc.*, 156(8):1020-1025.

11) Cohle, S. D., Balraj, E., Bell, M. (1999) : Sudden death due to ventricular septal defect. *Pediatr. Dev. Pathol.*, 2(4):327-332.

12) Eyster, G. E., Anderson, L. K., Cords, G. B. (1976) : Aortic regurgitation in the dog. *J. Am. Vet. Med. Assoc.*, 168(2):138-141.

13) Eyster, G. E., Whipple, R. D., Anderson, L. K., Evans, A. T., O'Handley, P. (1977) : Pulmonary artery banding for ventricular septal defect in dogs and cats. *J. Am. Vet. Med. Assoc.*, 170 (4):434-438.

14) Fujii, Y., Fukuda, T., Machida, N., et al. (2004) : Transcatheter closure of congenital ventricular septal defects in 3 dogs with a detachable coil. *J. Vet. Intern. Med.*, 18(6):911-914.

15) Goor, D. A., Lillehei, C. W., Rees, R., et al. (1970) : Isolated ventricular septal defect. Development basis for various types and presentation of classification. *Chest*, 58(5):468-482.

16) Gu, X., Han, Y. M., Titus, J. L., et al. (2000) : Transcatheter closure of membranous ventricular septal defects with a new nitinol prosthesis in a natural swine model. *Catheter. Cardiovasc. Interv.*, 50(4):502-509.

17) 星 克一郎，永島由紀子，平尾秀博，他 (2002)：心室中隔欠損症の開心術後に第Ⅱ度房室ブロックが消失した犬の1治験例．動物臨床医学，11(2):93-97.

18) Hunt, G. B., Pearson, M. R., Bellenger, C. R., et al. (1995) : Ventricular septal defect repair in a small dog using cross-circulation. *Aust. Vet. J.*, 72(10):379-382.

19) Kimball, T. R., Daniels, S. R., Meyer, R. A., et al. (1991) : Effect of digoxin on contractility and symptoms in infants with a large ventricular septal defect. *Am. J. Cardiol.*, 68(13):1377-1382.

20) Kirklin, J. W., Harshbarger, H. G., Donald, D. E., Edwards, J. E. (1957) : Surgical correction of ventricular septal defect: anatomicand technical considerations. *J. Thorac. Surg.*, 33:45-59.

21) Quintavalla, C., Mavropoulou, A., Buratti, E. (2007) : Aortic endocarditis associated with a perforated septal membranous aneurysm in a boxer dog. *J.*

Small Anim. Pract., 48(6):330-334.
22) Rausch, W. P., Keene, B. W. (2003) : Spontaneous resolution of an isolated ventricular septal defect in a dog. *J. Am. Vet. Med. Assoc.*, 223(2):219-220, 197.
23) Shimamura, S., Kutsuna, H., Shimizu, M., et al. (2006) : Comparison of right atrium incision and right ventricular outflow incision for surgical repair of membranous ventricular septal defect using cardiopulmonary bypass in dogs. *Vet. Surg.*, 35(4):382-387.
24) 島村俊介, 高島一昭, 星 克一郎, 他 (2003) : 大動脈弁下部狭窄の線維輪上に認められた嚢状物により心室中隔欠損症の短絡の消失がみられた犬の1例. 動物臨床医学, 12(3):161-165.
25) Shimizu, M., Tanaka, R., Hirao, H., et al. (2005) : Percutaneous transcatheter coil embolization of a ventricular septal defect in a dog. *J. Am. Vet. Med. Assoc.*, 226(1):69-72, 52-53.
26) Shimizu, M., Tanaka, R., Hoshi, K., et al. (2006) : Surgical correction of ventricular septal defect with aortic regurgitation in a dog. *Aust. Vet. J.*, 84(4):117-121.
27) Silverman, N. H., Gerlis, L. M., Ho, S. Y., et al. (1995) : Fibrous obstruction within the left ventricular outflow tract associated with ventricular septal defect: a pathologic study. *J. Am. Coll. Cardiol.*, 25(2):475-481.
28) Sisson, D. D., Thomas, W. P., Bonagura, J. D. (2005) :Congenital heart disease. In: Textbook of Veterinary Internal Medicine: Disease of the Dog and Cat, 5th ed. (Ettinger, S. J. ed.), pp.737-787, Saunders, Philadelphia.
29) Smith, N. M., Ho, S. Y. (1994) : Heart block and sudden death associated with fibrosis of the conduction system at the margin of a ventricular septal defect. *Pediatr. Cardiol.*, 15(3):139-142.
30) Soto, B., Becker, A. E., Moulaert, A. J., et al. (1980) : Classification of ventricular septal defects. *Br. Heart J.*, 43(3):332-343.
31) Summerfield, N. J., Holt, D. E. (2005) : Patent ductus arteriosus ligation and pulmonary artery banding in a kitten. *J. Am. Anim. Hosp. Assoc.*, 41(2):133-136.
32) Synhorst, D. P., Lauer, R. M., Doty, D. B., et al. (1976) : Hemodynamic effects of vasodilator agents in dogs with experimental ventricular septal defects. *Circulation*, 54(3):472-477.
33) Thomas, W. P. (2005) : Echocardiographic diagnosis of congenital membranous ventricular septal aneurysm in the dog and cat. *J. Am. Anim. Hosp. Assoc.*, 41(4):215-220.
34) Varghese, P. J., Izukawa, T., Celermajer, J., et al. (1969) : Aneurysm of the membranous ventricular septum. A method of spontaneous closure of small ventricular septal defect. *Am. J. Cardiol.*, 24(4):531-536.
35) Yilmaz, A. T., Ozal, E., Arslan, M., et al. (1997) : Aneurysm of the membranous septum in adult patients with perimembranous ventricular septal defect. *Eur. J. Cardiothorac. Surg.*, 11(2):307-311.
36) [No authors listed] (1972) : Correction of a ventricular septal defect in a dog. *J. Am. Vet. Med. Assoc.*, 161(5):507-512.

3. 心内膜床欠損症（房室中隔欠損症）

Endcardial Cusion Defect (Atrioventricular Septal Defect)

秋山　緑
Midori AKIYAMA

心内膜床とは，胎生期に心房中隔，心室中隔，左右の房室弁を形成する領域である。その領域に形成不全が起こると，心房中隔欠損や心室中隔欠損，房室弁形成不全などが様々な組み合わせや重症度で発生し，房室弁の逆流や左右短絡血流を生じることとなる[5,6,9]。

心内膜床欠損症は，房室中隔欠損症や房室管奇形と呼ばれることも多い[3]。

小動物における心内膜床欠損症は，猫において多く報告されているが[10,12]，犬では比較的稀である[10,16－18,20]。ヒトではダウン症での発症率が高いとの報告がある。

胎生初期に心臓の原器となる原始心筒が形成され，それが屈曲移動をして心房や心室のもととなる室（房室管）を形成していく。この時点ではまだ四腔は形成されておらず，その後，心内膜床が上下から発生してきて心房中隔と心室中隔となり，その左右に三尖弁と僧帽弁ができ，四腔（右心房，右心室，左心房，左心室）が形成される。

心内膜床欠損症は，なんらかの原因でその上下心内膜床の癒合が障害され，心内膜床が心室方向に下垂して不完全に癒合することで生じる。したがって，心房中隔欠損，心室中隔欠損，房室弁形成不全が起こり，種々の程度の心房－心室間交通が残存する。この場合の心房中隔欠損は房室弁直上の一次孔欠損であり，心室中隔欠損は房室弁直下の欠損である。また，通常の僧帽弁は三尖弁より上（背側）に位置しているが，心内膜床欠損症の場合は，三尖弁と僧帽弁前尖が同レベルに位置し，房室弁は共通弁口を形成する。

1．分類と病理
Classification and Pathology

心内膜床欠損症は，形態的特徴から完全型（comon orifice）と不完全型（separate orifice）に分類されるが，病理学的特徴は同じである［図1-25］。

医学領域では，心内膜床欠損症は次の3点で定義付けされている[2,7,11,21]。

1．基本的に五つの弁で囲まれる共通房室弁輪（common atrioventricular junction）を形成する。
2．心室中隔流入部の欠損のため，流出路が流入路に比べて長い。房室結節とヒス束は後下方に偏位する。
3．大動脈は通常よりも前方に偏位する。

完全型と不完全型の分類は，房室弁の形態でなされている。完全型は，三尖弁と僧帽弁が合体して共通弁口を形成している状態をさす。不完全型は，弁尖の形成不全はあるが（僧帽弁では前尖に亀裂［クレフト］が入ることによる三尖弁化），三尖弁と僧帽弁が独立した弁口部を

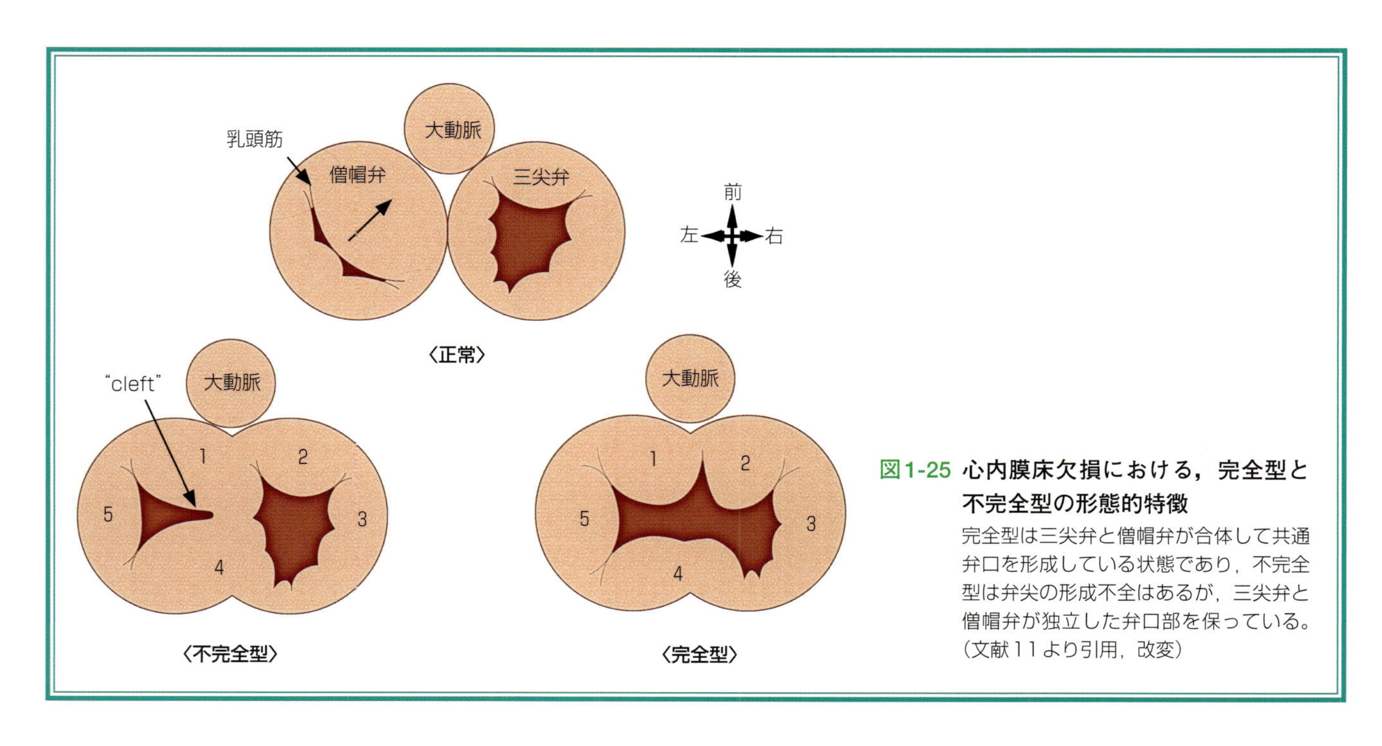

図1-25 心内膜床欠損における，完全型と不完全型の形態的特徴
完全型は三尖弁と僧帽弁が合体して共通弁口を形成している状態であり，不完全型は弁尖の形成不全はあるが，三尖弁と僧帽弁が独立した弁口部を保っている。（文献11より引用，改変）

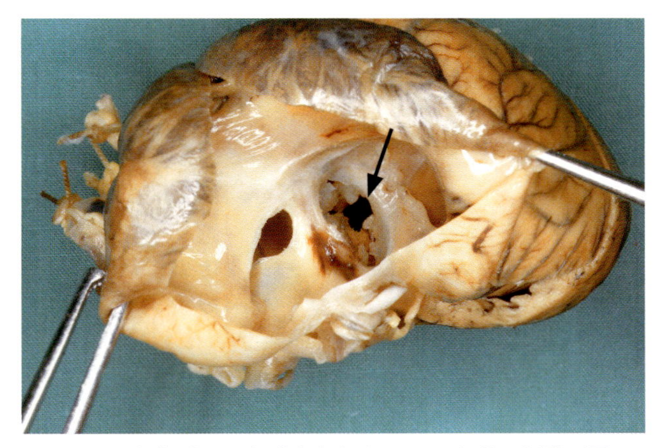

図1-26 **不完全型の心内膜床欠損を呈した心臓の剖検所見**
シャム猫，雌，6歳，体重1.9kg。生後より食欲はあるが，常時努力性呼吸，チアノーゼがあった。両房室弁接合部が心室側に落ち込んでおり，一次孔欠損（矢印）より僧房弁とそのクレフトも確認できる。症例は心房中隔欠損と心室中隔欠損，さらに房室弁形成不全が認められた。

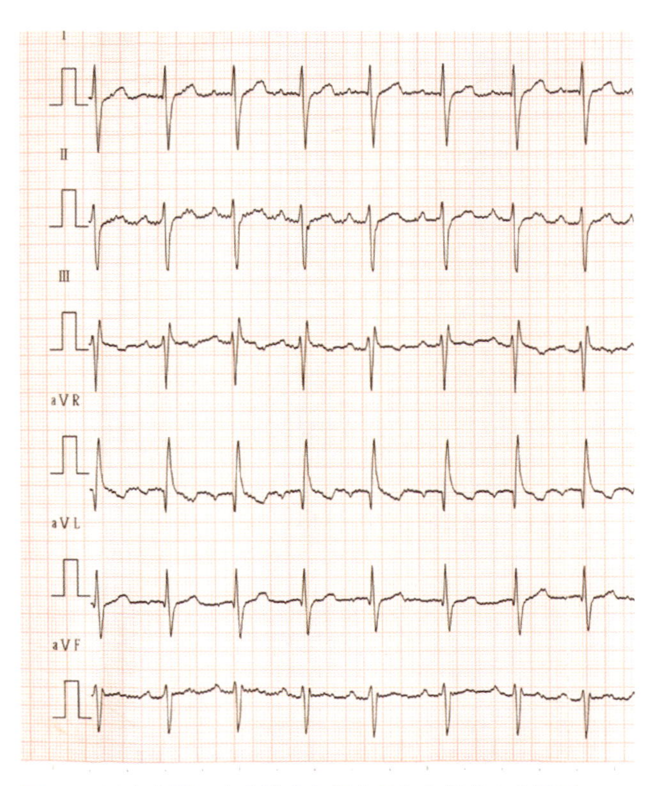

図1-27 **不完全型の心内膜床欠損を呈した柴犬の心電図**
I，II，III，aVF誘導で深いS波が認められ，QRS幅は70msec以上であった。また，平均電気軸は＋140°と右軸偏移を示していた。このことにより，右脚ブロックあるいは右心室拡大が疑われる。

保っている。

また，完全型と不完全型の分類において，房室中隔欠損の位置や組み合わせは関与していない。一般に不完全型は心房中隔欠損（一次孔欠損）のみを伴うことが多く，完全型は一次孔欠損に心室中隔欠損を伴うことが多いが，不完全型に心室中隔欠損を伴う症例も報告されている[1)]［**図1-26**］。

形態的には，心内膜床が心室方向に下垂して癒合するために，左心室流出路は流入路より長く，房室伝導路も下方に著しくずれている。そのため，房室結節は正常よりも心尖部方向に位置し，ヒス束は心室中隔頂上やや左心室側を走った後に左脚と右脚に分かれる。

2．病態生理
Pathophysiology

完全型は，心房中隔欠損および心室中隔欠損からの短絡に加えて，共存する房室弁逆流が加わるため，すべての心腔に容量負荷が加わる。それにより重度の肺高血圧を呈し，肺血管病変が進行する。ついにはアイゼンメンジャー症候群をきたすことが多くなる。また，僧帽弁逆流は通常は進行性であるが，弁の形態により短絡血流となって逃げるため，軽症で耐過する場合がある。

不完全型は，基本的には心房中隔欠損症と同様の病態を呈し，右心室の容量負荷と肺血流量の増加を示す（肺高血圧は稀である）。そして，共存する僧帽弁逆流からの程度に応じて心房位左右短絡は増強される。また，僧帽弁のクレフトからの逆流は進行性であり，左心房圧上昇による肺うっ血を起こすようになる。

3．臨床所見
Clinical Findings

完全型は，早期に心不全症状を呈し，過呼吸，呼吸困難を示し，哺乳困難による新生子期での死亡や，発育不良などを示す。

不完全型で僧帽弁逆流の軽度なものは，心房中隔欠損症と同様に無症状である。そのため，ワクチン接種時に心雑音を聴取されることで発見される場合が多い。いずれは僧帽弁逆流が進行するに伴って心不全症状を呈するようになる。

4．各種検査所見
Laboratory Findings

1）血液検査

通常，異常を示さないが，逆シャントとなった場合に，赤血球数の増加およびヘマトクリット値の上昇を認め，PaO_2の低下が起こる。

2）心音図検査

完全型は，四腔への短絡血流や乱流が発生するため，

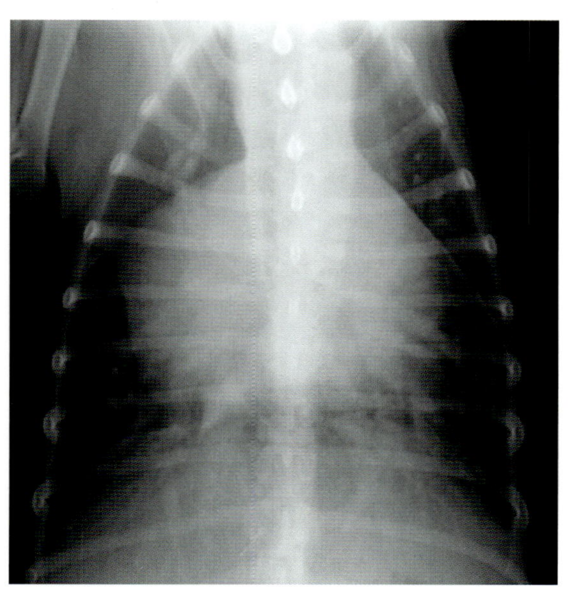

A　背腹像

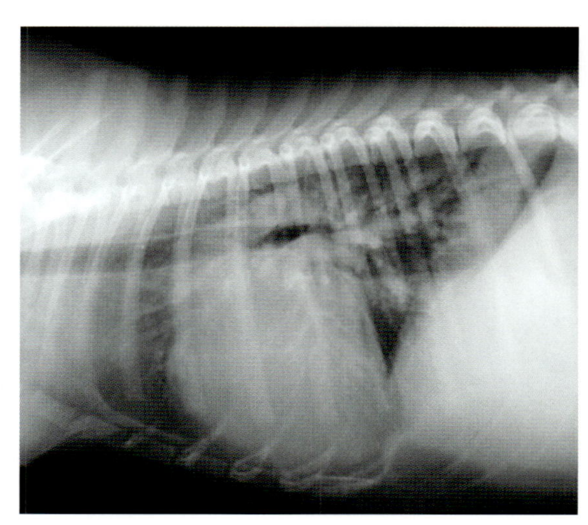

B　側方向像

図1-28　図1-27と同一症例の胸部X線写真
左右の心房および心室の拡大と，肺うっ血が認められる。

聴取される心雑音の特徴は，病期や個体差により様々である。また，全収縮期雑音（または全拡張期雑音）となるか，漸増漸減性心雑音となるかは，短絡孔などの大きさに左右されるため，音質が診断に結びつくことはない。通常は，左右短絡血流や僧帽弁逆流音を全収縮期逆流雑音として聴取することが多い。病期によっては左→右短絡が最大の時期には右側胸壁で聴取されやすく，僧帽弁逆流が優勢の時期には左側で最強となる。乱流などにより拡張期に心雑音の発生する場合もあるが，詳しい発生部位は複雑な血行動態により解釈が難しい。

不完全型で，僧帽弁逆流が中程度以上のものでは，全収縮期逆流雑音として聴取される。一方で，僧帽弁逆流の極めて軽症なものでは，心房中隔欠損孔からの短絡血流が聴取されることになり，漸増漸減性収縮期逆流雑音が聴取される。この場合，心房内圧は心室内圧に比較してかなり低いため，Levine Ⅱ／Ⅵ以上の音量になることは少ない。

3）心電図検査

心内膜床の下垂により，房室結節が心室側に位置する関係上，P-Q間隔の延長，不完全右脚ブロック（右脚の伝導障害ではなく，房室結節以後の伝導路の偏位により，QRS軸が回転し，初期QRSベクトルが右下を向くため）を示す［図1-27］。

完全型では両心拡大所見を示し，不完全型では右心拡大や進行により両心拡大所見を示す。

4）胸部X線検査

完全型は早期から心拡大と肺うっ血所見がある。

不完全型は左→右短絡血流量および房室弁逆流に比例して，心拡大の程度は異なる［図1-28］。

5）心エコー図検査

Mモード法では，四腔断面像での房室弁直上・直下の欠損孔，および三尖弁と僧帽弁が同一レベルに位置していることが確認できる。また，短軸像では僧帽弁の亀裂が認められる。

カラードプラ法では，欠損孔および房室弁からの逆流血流が観察される。短絡方向の観察（逆シャントが起こっていないかなど）も重要である［図1-29］。

パルスドプラ法や連続波ドプラ法で，容量負荷の程度や，肺高血圧症を示唆する所見がないかどうかなどを観察する。

6）心臓カテーテル検査

静脈から挿入したカテーテルは，容易に欠損孔から左心房に入る（欠損孔の大きさによる）。

血液ガス検査では，短絡血流により右心系および肺動

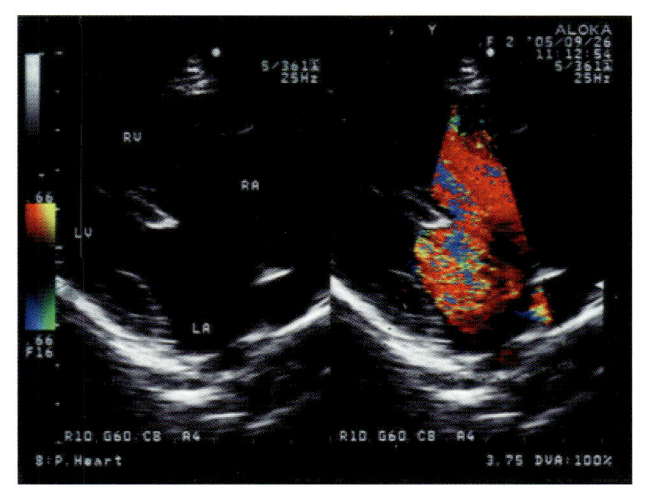

図1-29 図1-27と同一症例の心エコー図
僧帽弁逆流および，房室中隔欠損孔での左心から右心への短絡血流が認められる。

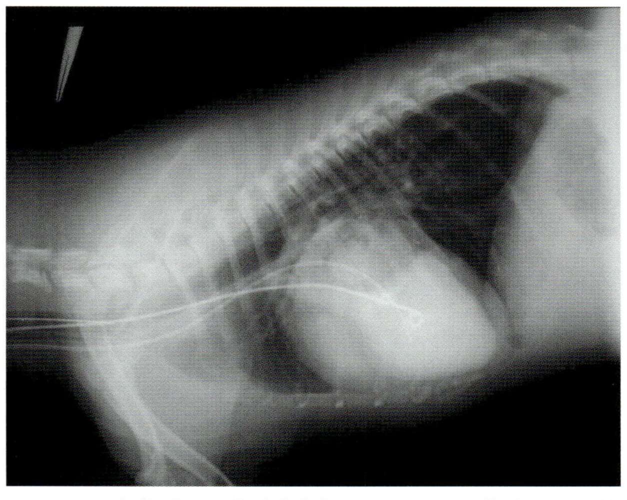

図1-30 不完全型の心内膜床欠損を呈した別の柴犬の心血管造影像
本症例は不完全型であるが，心室中隔欠損も合併しているため，四腔とも造影されている。

脈での酸素分圧の上昇が起こる。

圧測定においては，不完全型では肺高血圧はあっても軽度であるが，完全型では肺高血圧は重度で，肺血圧と体血圧がほぼ等しい。

左心室造影では，僧帽弁の異常付着による流出路延長により，左心室流出路から大動脈にかけて特徴的なgoose-neck-signを示す[8]。また，左→右短絡により，右心室，肺動脈が造影され，僧帽弁逆流により左心房も造影される［図1-30］。

5. 治　療
Treatment

1）内科的治療

不完全型で僧帽弁逆流が軽度な症例では，無症状で耐過する場合があるが，僧帽弁逆流は進行性のため，内科的治療には限界がある[15]。

手術を選択しなかった場合には，容量負荷に対する治療を実施する。アンジオテンシン変換酵素（ACE）阻害薬や強心薬（ジゴキシン，ピモベンダンなど），利尿薬など，病期に応じて選択する。根治術としては，体外循環による開心下での修復術が必要不可欠である。

2）外科的治療

1．麻酔

- 麻酔前投与薬：アトロピン，ブトルファノール，アセプロマジン，ミタゾラムなど
- 抗生物質：適宜
- デキサメサゾン：1 mg/kg，IV
- ヘパリン：100 U/kg，IV（体外循環回路接続前に投与し，接続中はACT＞480秒を維持[13, 19]）
- 導入麻酔：ケタミン，プロポフォールなど
- 維持麻酔（体外循環時以外）：イソフルランなど。100%酸素吸入。気管内挿管による人工呼吸器での麻酔管理
- モニター：SPO_2（舌），CO_2（気管チューブ），観血的血圧測定（大腿動脈，中心静脈），体温（食道温，直腸温），尿量（尿カテーテル），血液検査（血液ガス，血液凝固能，電解質，ヘマトクリット）

2．体外循環下における根治術

①体外循環の準備

以下に一般的な手順について述べる。

1．体外循環装置および回路の準備[22, 23]：プライマー溶液[13]（マンニトール，重炭酸ナトリウム，ヘパリン）で回路を循環させておく。
2．中心静脈カテーテル留置：頸静脈から挿入し，カテーテル先端を中心静脈に入れる。静脈血圧測定に用いる。
3．動脈カテーテル留置：左大腿動脈から挿入し，腹大動脈まで入れる。動脈血圧測定および血液ガスの測定に用いる。
4．送血カテーテル留置：右大腿動脈から挿入する。体外循環回路から血液を体内に戻すのに用いる。
5．開胸：右心房切開でアプローチするため，右第4肋間を切開する。
6．心膜切開および心膜テントを作製する。
7．脱血カテーテル留置：右心房壁から前大静脈と後大

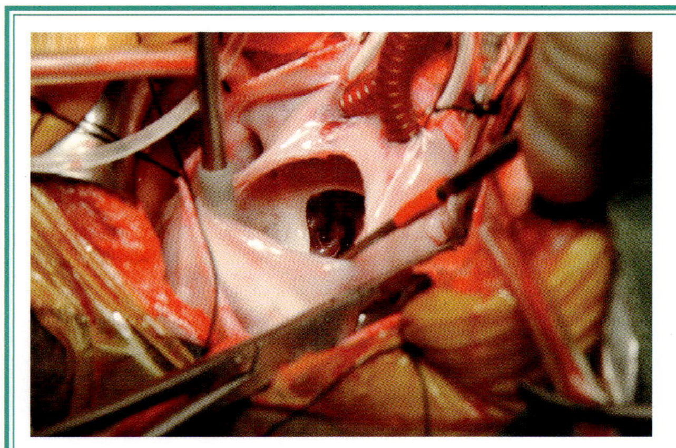

A　心停止下で右心房を切開し，大きい心房中隔欠損とその奥にある僧房弁のクレフトを確認する。

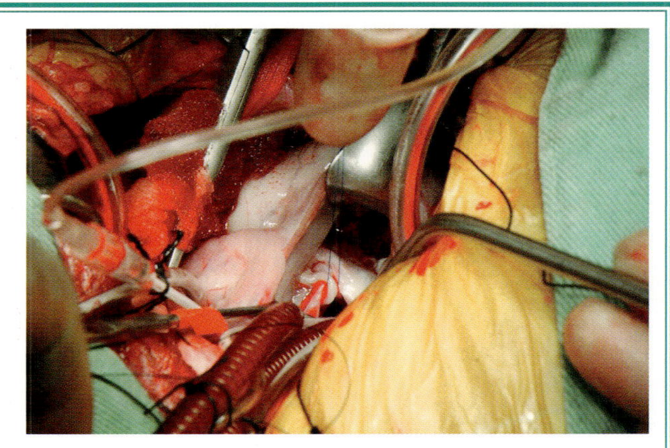

B　僧房弁のクレフトに対し，非吸収系にて単純結節縫合を行う。

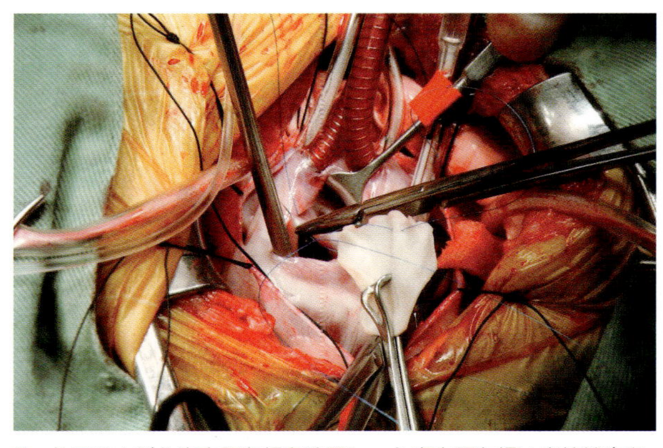

C　心房および心室中隔欠損を確認し，心室中隔欠損は直接縫合を，大欠損の心房中隔欠損の閉鎖にはパッチグラフトを使用する。

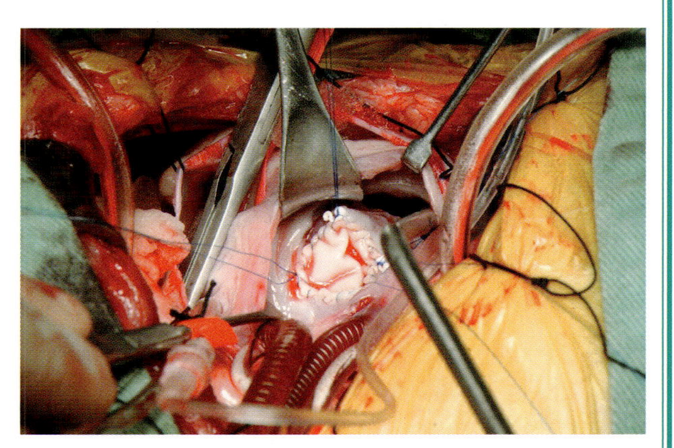

D　心房中隔欠損に対しは，数カ所プレジェットを用いた縫合と連続縫合にて欠損孔を閉鎖する。

図 1-31　不完全型の心内膜床欠損の修復術（図 1-27 と同一症例）

静脈に 2 本のカテーテルを挿入する。

8．大動脈起始部へのカテーテル留置：この部位より心停止液および心筋保護液を注入する。時には右心房内の冠状静脈内に逆行性に注入することもある。

9．回路の準備が整ったら大動脈をクランプし，体外循環に移行する。

②術式（僧帽弁の異常が軽度な場合）

＜不完全型＞

犬や猫における本症の多くは不完全型である。手術は体外循環下で実施する。常法に従って開心術の準備を行い，心停止液を注入して心停止させる。

右心房切開でアプローチする。まずは心房中隔欠損部越しに僧帽弁クレフトの修復を行う［**図 1-31A，B**］。縫合は 5-0，6-0 のモノフィラメント非吸収糸（プロリン）で，単純結節縫合にて行う（場合により心膜を用いたプレジェット縫合が推奨されている）。また，クレフトの縫合を行わない場合もあり，弁の形態に応じる。

次に心房中隔欠損部の閉鎖を行う。心膜またはゴアテクスを用いて，4-0，5-0 のモノフィラメントで，まずは弁の境界線に連続マットレス縫合を行う。続いて，心房中隔へと縫合していく［**図 1-31C，D**］。また，欠損孔が小さい場合はプレジェットを用いた閉鎖法も行われている。

左心室および左心房からエアー抜きをしてから，心房を連続縫合で閉鎖する。心室中隔欠損を合併している場合は同様に閉鎖する。その後は心拍を再開させて，常法に従って体外循環から離脱させ，閉胸する。本症は，複雑な病態をとっているにしては，術後の経過は良好である。

<完全型>

Two-patch-techniqueを実施する[14, 24]（現在は本法が主流）。

右心房を切開する。まずは心室中隔欠損部を右心室側から縫合する。プレジェットを用いた単純マットレス縫合を行い，心室中隔側に心膜またはゴアテックスのパッチを固定する。縫合は5-0, 6-0モノフィラメント（プロリン）を用いる。弁下部の固定はプレジェットを用いずに，次の心房中隔欠損部のパッチを固定するために結紮せずに糸を残しておく。

次に僧帽弁のクレフトの修復を行う。5-0，6-0モノフィラメント（プロリン，エチボンドなど）で単純マットレス縫合を2～3糸行う。この際に心膜パッチを用いる場合もある。

次に心房中隔欠損部の閉鎖を行う。パッチをまず弁輪部中心に連続縫合で固定していく。そして心室中隔欠損部の縫合に用いて，結紮せずに残しておいた糸を心房中隔欠損部のパッチに縫合結紮する。そして心房中隔に連続縫合または単純マットレス縫合を施す。

最後に心房を連続縫合で閉鎖する。

③体外循環からの離脱

1．左心尖から心筋保護液を注入して心臓内の空気を抜去する。
2．大動脈のクランプを除去し，ゆっくり心マッサージをする。自然に拍動が出現しないときには，除細動器で心臓を直接刺激し，心拍を再開させる。また，洞調律を維持するためにドパミンの持続点滴を開始する。
3．心拍の安定を確認してから，徐々に体外循環から離脱させる。このとき還流液による貧血を認めたら，輸血を実施する。
4．各種のカテーテルを心臓より抜去する。

④閉胸

出血のないことを確認し，胸部ドレナージを行い，閉胸する。

⑤術後管理

- 強心薬（ドパミン，ドブタミン，ホスホジエステラーゼ阻害薬など）：必要に応じて，心拍再開直後から循環動態の安定するまで実施する。
- 抗不整脈薬（リドカイン）：体外循環後の心室期外収縮の発生には，リドカインのボーラス投与および持続定量点滴にて投与する。
- 鎮痛薬（ブトルファノール，フェンタニル）：手術当日～数日間，症例の容態に応じて継続投与する。
- 抗生物質：注射投与は術後1週間は実施する。
- 胸腔カテーテル：胸水の減少に応じて抜去する。
- 酸素吸入：一般状態または血液ガスが安定するまで酸素室で飼育する。

⑥術後の内科的治療

- アンジオテンシン変換酵素（ACE）阻害薬：僧帽弁逆流が100%消失することは困難なため，術後も投薬を継続することがある。
- 強心薬：検査所見や症状に応じて投与を検討する。
- 利尿薬：検査所見や症状に応じて投与を検討する。

6．予　後
Prognosis

本症の不完全型の術後の予後は比較的良好である。発症したときはすでに手術適応でない場合が多いため，発見次第，外科的処置を勧めるべきである。

◆参考文献

1) Akiyama, M., Tanaka, R., Maruo, K., et al. (2005) : Surgical correction of partial atrioventricular septal defect with a ventricular defect in a dog. *J. Am. Anim. Hosp. Assoc.*, 41(2):137-143.
2) Anderson, R. H., Baker, E. J., Ho, S. Y., et al. (1991) : The morphology and diagnosis of atrioventricular septal defects. *Cardiol. Yung.*, 1:290-305.
3) Becker, A. E., Anderson, R. H. (1982) : Atrioventricular septal defects: what's in a name? . *J. Thorac. Cardiovasc. Surg.*, 83:461-469.
4) Chitwood, W. R. Jr. (1992) : Retrograde cardioplegia : current methods. *Ann. Thorac. Surg.*, 53:352-355.
5) Fink, B. W. ed. (1985) : Congenital Heart Disease, Year Book Medical Publishers, Chicago.
6) Fox, P. R., Sisson, D., Moise, N. S. eds. (1999) : Textbook of Canine and Feline Cardiology, 2nd ed., W.B. Saunders, Philadelphia.
7) Ho, S. Y., Baker, E. J., Rigby, M. L., et al. (1995) : Atrioventricular septal defect. Color Atlas of Congenital Heart Disease, pp.65-75, Mosby-Wolfe publ., Barcelona.
8) Kirklin, J. W., Barratt-Boxes, R. G. eds. (1993) : Cardiac Surgery, 2nd ed., Churchill Livingstone, New York.
9) Kittlson, M. D., Kienle, R. D. (1998) : Smalle Animal Cardiovascular Medicine, Mosby, St. Louis.
10) Kogure, K., Miyagawa, S., Ando, M., et al. (1984) : AV canal defect in feline species. Congenital Heart Disease: Case and Processes, Futura, Mt Kisco, New York.
11) 黒澤博身, Becker, A. E. (1987) : 房室中隔欠損. 刺激伝導系. 先天性心疾患の外科アトラス, pp.87-96, シュプリンガー・フェアラーク東京, 東京.
12) Liu, S., Ettinger, S. (1968) : Persistent common atrioventricular canal in two cats. *J. Am. Vet. Med. Assoc.*, 153(5):556-562.
13) Martin, J. M., Orton, E. C., Boon, J. A., et al. (2002) : Surgical correction of double-chambered right ventricle in dog. *J. Am. Vet. Med. Assoc.*, 220:770-774.
14) Mavroudis C, Backer, C. L.(1997) : The two-patch technique for complete atrioventricular canal. *Semin. Thorac. Cardiovasc. Surg.*, 9:35-43.
15) McMullan, M. H., McGoon, D. C., Wallace, R. B., et al. (1973) : Surgical

treatment of partial atrioventricular canal. *Arch. Surg.*, 107:705-710.
16) Monnet, E., Orton, E. C., Gaynor. J., et al. (1997) : Diagnosis and surgical repair of partial atrioventricular septal defects in two dogs. *J. Am. Vet. Med. Assoc.*, 211(5):569-572.
17) Nakayama, T., Wakao, Y., Uechi, M., et al. (1994) : A case report of surgical treatment of a dog with atrioventricular septal defect (incomplete form of endocardial cushion defect). *J. Vet. Med. Sci.*, 56(5):981-984.
18) Ohad, D. G., Baruch, S., Perl, S. (2007) : Incompete atrioventricular canal complicated cardiac tamponade and bidirectional shunting in an adult dog. *J. Am. Anim. Hosp. Assoc.*, 43(4):221-226.
19) Orton, E. C., McCracken, T. O eds. (1995) : Small Animal Thoracic Surgery, Williams & Wilkins, Baltimore.
20) Santamarina, G., Espino, L., Vila, M., et al. (2002) : Partial atrioventricular canal defect in dog. *J. Small Anim. Pract.*, 43(1):17-21.
21) Suzuki, K., Ho, S. Y., Anderson R. H., et al. (1998) : Morphometric analysis of atrioventricular septal defect with common valvar orfice. *J. Am. Coll. Cardiol.*, 31:217-223.
22) Takahashi, K., Noishiki, Y., Yaname, Y., et al. (1994) : A new cardiopulmonary bypass system for chronic studies in small dog. *Jpn. J. Artif. Organs.*, 23:291-294.
23) Takahashi, K., Noishiki, Y., Yaname, Y., et al. (1994) : Cardiac surgery in small dogs; our special procedure for chronic study using a new cardiopulmonary bypass system. *Jpn. J. Artif. Organs.*, 23:342-345.
24) Yamono, S., Uechi, M., Tanaka, K., et al. (2011) : Surgical repair of a complete endocardial cushion defect in a dog. *Vet. Surg.*, 40:408-412.

4. ファロー四徴症
Tetralogy of Fallot

山根　義久
Yoshihisa YAMANE

本症は，チアノーゼ性心疾患として代表的な先天性心疾患である。1888年にFallotにより，病理学的な立場から四つの形態異常が報告された[4]。形態異常の四つとは，大きな心室中隔欠損（ventricular septal defect），肺動脈弁狭窄（pulmonary stenosis），右心室肥大（right ventricular hypertrophy），さらに大動脈騎乗（aortic overriding）の四徴であるが，基本的には心室中隔欠損と右心室流出路狭窄による肺動脈弁狭窄である。

本症は，漏斗部中隔（infundibular septum）の前方偏位により，右心室流出路狭窄と大きな心室中隔欠損が生じたものと考えられている[1, 17]。

Taussigは，本症に動脈管開存症を合併した症例が長期生存することを確認し，その病態の類似した手術を考案し，1944年それを実施したのがBlalockであり，その手術をBlalock-Taussig手術と呼称した[2]。

Lilleheiは，1954年に人工心肺装置を用いて本症の開心根治術に初めて成功した[10]。我が国では，1957年に人工心肺装置を用いた体外循環下での手術を曲直部らが報告している[11]。

1．分類と病理
Classification and Pathology

本症での心室中隔欠損は，漏斗部中隔が前方偏位して生じたもので，その欠損孔は大きく，自然縮小はしないとされている。犬でもヒトと同様に，その多くは膜性部欠損であり，右心室流出路狭窄は漏斗部狭窄と肺動脈弁狭窄を伴っていることが多い。極めて稀ではあるが，ファロー四徴症の極型として肺動脈が完全閉鎖しているものもある［図1-32］。また，犬でも猫でも漏斗部狭窄と弁輪の間に形成された第三室（third chamber）を伴うことも多い［図1-33］。

大動脈騎乗については，その程度が極めて軽度なものから100％に近いものまでバラエティーに富んでいる。従来は騎乗が100％であっても，大動脈弁と僧帽弁の間に線維性の連続（aortico-mitral continuity）があればファロー四徴症とされていたが，現在は両大血管右室起始症に関する50％ルールが報告されて以来，本症の場合は騎乗は50％までとする説もある。また，肺動脈が完全に閉

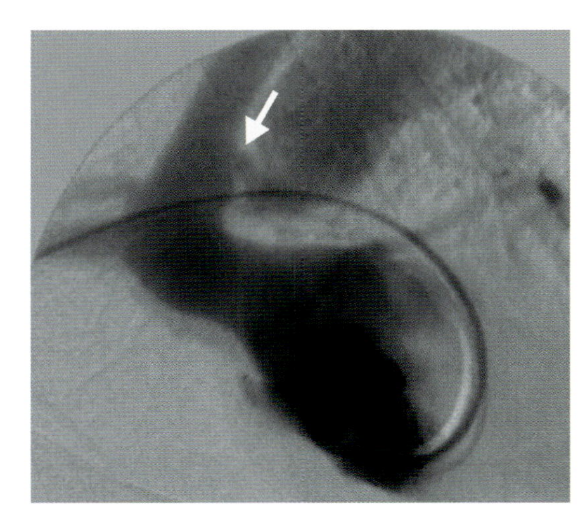

図1-32　犬のファロー四徴症のⅣ型（極型）における心血管造影像
レトリーバー，雌，1歳，体重12.0 kg。呼吸が速く，いつも舌の色が悪い状態で，とくに運動時には顕著であった。心血管造影検査で右心系に挿入したカテーテルは容易に左心系（大動脈）へ進み，心血管造影検査で大動脈騎乗と肺動脈閉鎖，それを補う大動脈－肺動脈短絡が確認される（矢印）（ファロー四徴症の病型分類のⅣ型：極型）。

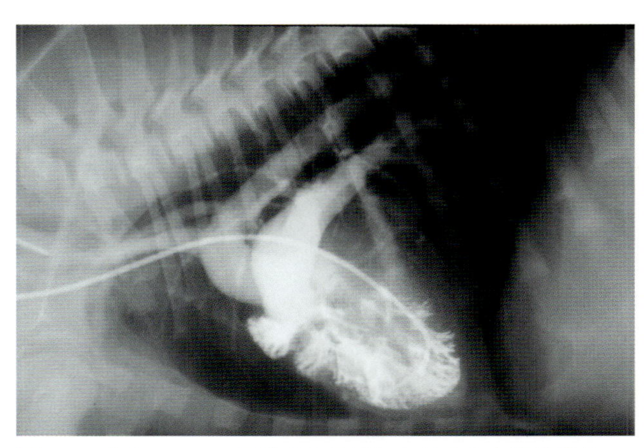

図1-33　犬のファロー四徴症のⅡ型における心血管造影像
アラスカン・マラミュート，雄，3カ月齢，体重7.6 kg。運動不耐性がみられ，いつも舌の色が悪かった（チアノーゼ）。強い心雑音が聴取された。右心系の心血管造影検査では，重度な肺動脈弁狭窄と，大きい心室中隔欠損のため，肺動脈の拡張と右心・左心系の同時造影，さらに第三室の形成もみられる（ファロー四徴症の病型分類のⅡ型）。

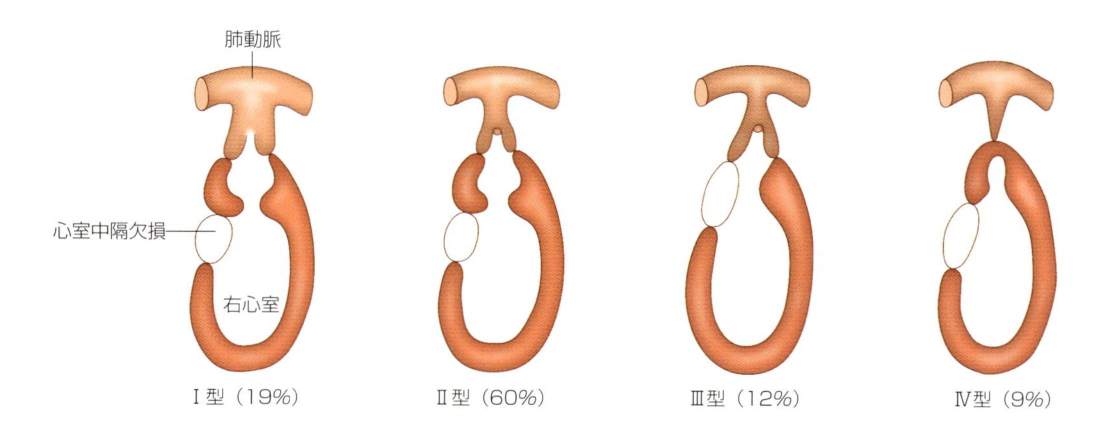

図1-34 ファロー四徴症の病型分類（文献7より引用，改変）
右心室流出路の形態，とくに肺動脈狭窄の有無と心室中隔欠損の位置的関係などにより，ファロー四徴症は四つのタイプに分類される。(IV型は極型ともいい，肺動脈閉鎖がみられる)

鎖したタイプをファロー四徴症の極型と呼称することもあるが，川島らはむしろ偽性総動脈幹（pseudotruncus arteriosus）と呼称することを提唱している。

本症の分類においても，病態や症状の立場からみた分類法も一方法であるが，Kirklinらはそのような病態や症状がいかなる解剖学的な特徴によってもたらされるかを検討し，右心室流出路の形態を中心とした分類を報告し[8]，さらに川島らは1969年に根治手術を行う立場から手術成績も考慮し，右心室流出路の形態，とくに肺動脈弁狭窄の有無と心室中隔欠損の位置的関係，さらに肺動脈末梢の状態からファロー四徴症を五つの型に分類した。しかし，1990年に至り，ファロー四徴症の病型分類としてI～IV型の，より簡素化した四つの型を報告している[7]［図1-34］。

2. 病態生理 Pathophysiology

1）血行動態

本症の血行動態の特徴は，大きな心室中隔欠損のため，左右心室間を短絡している血流には抵抗は加わらない。よって，血流は体循環と肺循環の抵抗に比例して，右心室－左心室間において両方向に流れる。

基本的には大きい心室中隔欠損と肺動脈弁狭窄により，心室レベルにおける大量の右－左短絡と肺血流量の減少が生じることになる。そのバランスは前述のとおり，あくまで体循環と肺循環の抵抗比に依存している。たとえば，右心室から送り出される血流が，肺動脈弁狭窄により体循環抵抗の2倍に増加すると，肺循環血流量と体循環血流量の比は1：2となり，いわゆるQp/Qsは0.5となる。

いずれにしても，肺から還流した少量の動脈血と，体循環により右心房へ還流してきた大量の静脈血が混合し，大動脈へ流出するために，動脈血酸素飽和度は低下することになる。そうなると，この減少した肺血流量を補うために様々な形態の側副血行路が形成されることになる。とくに，ファロー四徴症の極型である肺動脈閉鎖の例ではmajor aortopulmonary collateralartery（MAPCA）などと呼称される血管が発達する。

2）左心室の形態的変化

本症の血行動態からすると，肺循環血流量はかなり減少するので，左心室は肺静脈から還流してきた比較的少量の血液のみを拍出することになる。そのため，右心室に比べて左心室容量は小さい。右心室の方は大きい心室中隔欠損のため左心室に近い圧となり，体動脈圧を維持しようとする。そのため，右心室壁は肥厚して，それが本症の形態的異常の最たるものになる。

3）心筋の変化

本症では，前述したように右心室圧は左心室圧と同等程度に上昇しており，これを維持するために，右心室心筋は急速にその直径を増大させ，心筋肥大をもたらすことになる。加藤は，剖検時および手術時に切除した右心室心筋の径を測定し，生後1年で著明に心筋径は増大し，さらに若干ながら加齢とともに増大すること，さらに心筋細胞そのものの変性もみられるようになることを報告している[5]。

4）チアノーゼの出現

本症では，少量の動脈血に大量の静脈血が混合するた

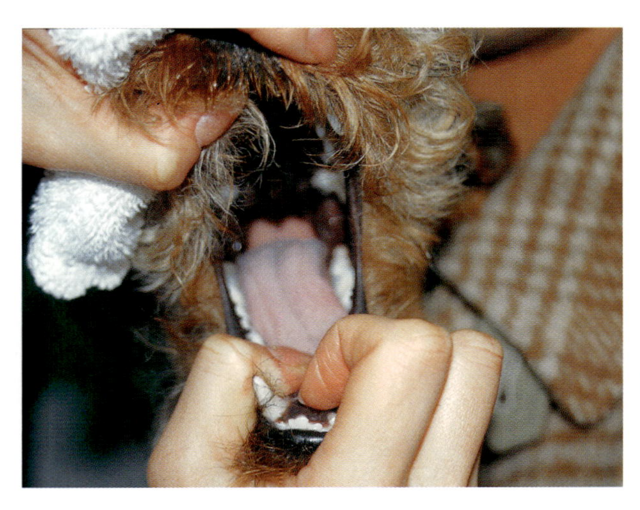

図1-35 ファロー四徴症によりチアノーゼを呈した症例
ウェルシュ・テリア，雄，7カ月齢，体重7.3kg。診察時に，可視粘膜と舌は暗紫色で重度なチアノーゼを呈していた。精密検査によりファロー四徴症と確定診断された。

め，酸素飽和度は減少することを前述したが，とくに運動負荷時には運動筋肉の血管の拡張による体循環抵抗の減少が生じるために，右－左短絡をさらに悪化させることになり，重度なチアノーゼを呈することになる。さらに，収縮性が増大すれば，漏斗部中隔の狭窄・肥厚は重度となり，そのことがさらにチアノーゼを悪化させる[図1-35]。

また，本症では重度の低酸素症のため，続発症として赤血球増多症がみられることもある。この赤血球増多症は，低酸素症により腎臓などの受容体が刺激され，エリスロポエチンが放出されることにより起こるとされている。

3．臨床所見
Clinical Findings

本症の臨床症状は多岐にわたり，病態の程度によってかなり異なる。共通した所見は，程度の差はあるがチアノーゼを呈することである。出生後すべてにチアノーゼがみられるものではないが，加齢・成長とともに徐々に発現してくる。とくに運動時にはチアノーゼがひどくなり，呼吸困難を示すことが多い。重度なものでは運動時呼吸困難を呈し，急激な低酸素血症により失神に至ることもある[3]。また，赤血球増多症の結果として，発作などの神経症状を示すこともある。著者らの犬猫1,521例の心血管疾患の中では，先天性心血管疾患が7％で，そのうちファロー四徴症は6％の発生率であった[18]。

出生時より連続性の雑音を聴取することができる。それは，胎子のときに開存していた動脈管に由来するものであり，動脈管の閉鎖とともに駆出性収縮期雑音を示すことになる。肺動脈閉鎖を伴うものでは，心雑音を聴取できないこともあるが，Ⅳ型で側副血行路の発達したものでは連続性雑音を聴取する。

4．各種検査所見
Laboratory Findings

1）血液検査

多くのファロー四徴症の症例では，動脈血酸素分圧の低下による骨髄の造血機能の亢進がみられ，赤血球数の増加が認められる。多くは700万～800万/mm^3以上の値を示す。

2）心電図検査

右心室肥大（右心室負荷）の所見を呈し，平均電気軸は100～180度の右軸偏位を示すことが多い。

3）胸部X線検査

本症では肺動脈血流量の減少のため，ほとんどの症例で肺血管紋理の狭少化や陰影の低下が著明である。通常，肺動脈幹と左肺動脈によって形成される左第2弓の突出がみられず，むしろこの部分が陥没している。右心系は大きく拡大する。その結果，特徴的な木靴型（coeur en sabot）の所見を呈する［図1-36］。

4）心エコー図検査

心エコー図検査では，大動脈騎乗の程度や心室中隔欠損の部位などを非侵襲的に検査することが可能である[図1-37]。

5）心臓カテーテル検査

心内圧測定では，左心室圧と右心室圧は比較的同程度を示すことが多い。つまり，心室中隔欠損孔が大きいために，左右の圧が一体化した所見がみられる。また，血行動態から，動脈血酸素飽和度は低下している［表1-2］。心血管造影を実施しなくてもファロー四徴症の診断は可

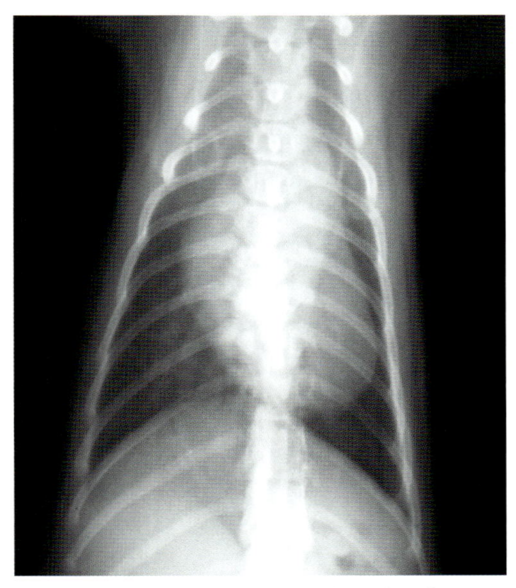

図1-36 ファロー四徴症の日本猫の胸部X線写真
本症に特徴的な木靴型の所見がみられる。

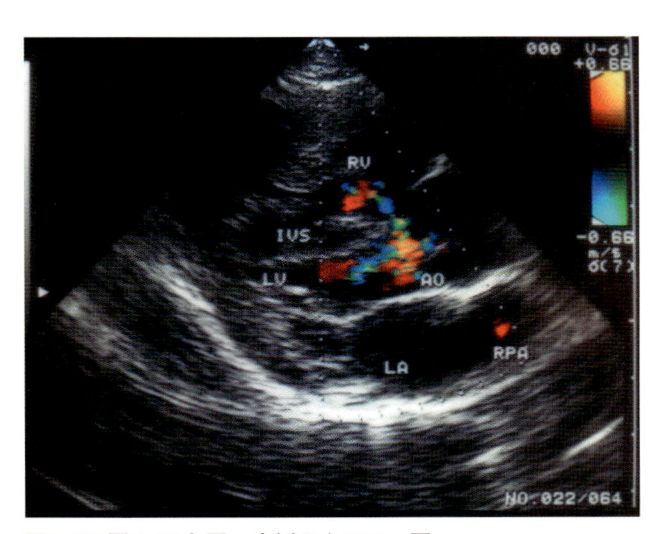

図1-37 図1-33と同一症例の心エコー図
大動脈騎乗と大欠損タイプの心室中隔欠損が確認できる。

表1-2 ファロー四徴症の症例の心臓カテーテル検査

	収縮期圧 / 拡張期圧（mmHg）	酸素飽和度（%）
右心房	4/0	45.9
右心室	107/7	49.9
右心室流出路	99/5	48.7
肺動脈弁直下	35/－2	
肺動脈	10/3	52.5
肺動脈楔入部	6/－2	
左心室	134/－2	88.8
大動脈	70/50	67.5

症例はブル・テリア，雌，3カ月齢，体重6.3kg。右心室圧も高い値を示し，左心室系でもとくに大動脈血の酸素飽和度は低値を示す。

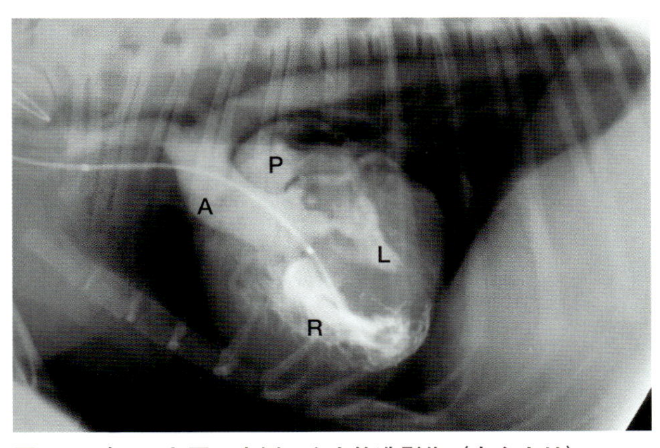

図1-38 表1-2と同一症例の心血管造影像（右心より）
ファロー四徴症のⅢ型（川島分類）。典型的な造影所見が確認される。左心室はかなり低形成。A：大動脈，P：肺動脈，R：右心室，L：左心室

能であるが，心臓カテーテル検査の一つとして，手術適応の決定，手術計画などを検討する際には，貴重な情報を提供してくれる［図1-38］。

5．治　療
Treatment

1）内科的治療

チアノーゼが重度で，時には無酸素発作がみられる症例では，腹圧のかからない犬座姿勢を維持して，軽い鎮静下のもと酸素吸入を実施する。

最近，医学領域ではモルヒネの投与，酸素吸入に加えて，プロプラノロールの投与が一般に広く応用されている。プロプラノロールを経静脈的に投与することにより，右心室流出路心筋の痙攣を寛解し，肺血流量を増大させると，無酸素発作が長期にわたって消失することがある[14]。しかし，内科的治療では当然限界があり，姑息手術あるいは寛解手術，もしくは開心根治術を早期に考慮すべきである。

2）外科的治療

1．姑息手術または寛解手術［図1-39］

これまでにファロー四徴症に対する姑息手術として多くの方法が実施されてきた。この方法は，症状を寛解せ

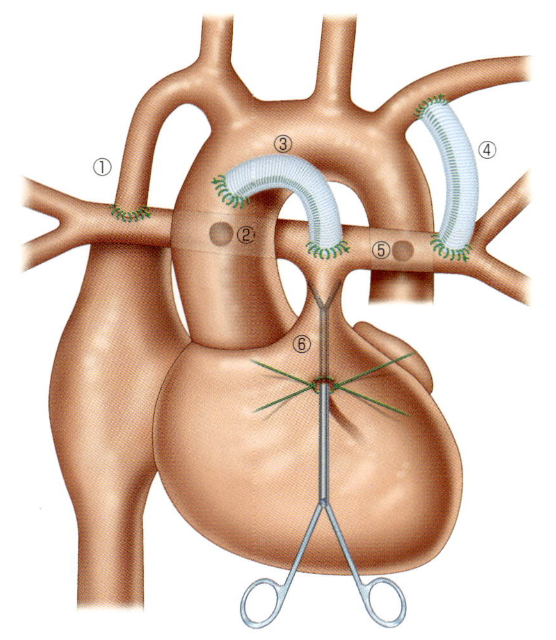

図1-39 各種の姑息手術または寛解手術（文献6より引用，改変）
①Blalock-Taussing手術，②Waterston手術，③人工血管を用いたcentral shunt，④modified Blalock-Taussing手術，⑤Potts手術，⑥Brock手術（右心室の上下の２点に支持糸を掛け，鉗子を挿入して弁口拡大を行う）。なお，この図はヒトの解剖図を示している。

しめることを主目的とするもので，肺動脈弁狭窄の存在により減少した肺血流量を増加させ，これによって少しでも左心房に還流する動脈血流量を増やし，大動脈へ拍出する動脈血の酸素飽和度を上昇させて，チアノーゼなどを軽減させようとするものである。

その後，根治手術が開心下で実施されるようになってからは，根治手術までの症状を寛解させるための一時的な手術法として広く応用されてきた。

獣医学領域では，体重の軽い子犬あるいは猫などにおいては，体外循環装置を用いた開心下での根治術は困難を伴うことが多く，現在でも姑息手術または寛解手術は十分重宝な治療方法となっている。

以下にこれまでの手術方法をまとめた。

＜Blalock-Taussig手術（B-T shunt）＞

前述したように，1944年にBlalockがTaussigの考えを実施した手術法で，体動脈－肺動脈間短絡手術の代表的で，かつ最も古い手術である。

開胸下に鎖骨下動脈を剥離・分離し，結紮切断し，反転して同側の肺動脈に端側吻合する方法である。本手術法の欠点は，術側の鎖骨下動脈を犠牲にするため同側の前肢の血行が減少し，極めて稀ではあるが合併症もみられるということである。少数例ではあるが，著者らの経験の中では合併症は確認されてはいない。ヒトでは最近，鎖骨下動脈を切断することなく，これと肺動脈間に人工血管を用いて体動脈・肺動脈短絡手術を行う方法がmodified Blalock-Taussig shuntとして用いられている。しかし，この方法にも欠点があり，人工血管が発育しないために肺動脈が成長とともに狭少化する心配がある。

＜Potts手術＞

左開胸下に下行大動脈と左肺動脈間に側側吻合により短絡を形成する方法である。しかし，根治手術時に吻合部の処理が困難なこともあって，ほとんど用いられていない。著者らも本法は実施したことがない。

＜Waterston手術＞

右開胸により上行大動脈に部分鉗子をかけて右肺動脈の間に短絡をつくる方法である。手術操作がやりにくい，短絡血流の調節が難しい，根治術の際に問題があるなどの理由で，本法はほとんど行われなくなっている。

＜Brock手術＞

肺動脈弁狭窄症でもよく実施する方法であるが，右心室流出路にタバコ縫合や２点支持糸を掛け，特殊な剪刀や鉗子を挿入して弁性狭窄を解除するか軽減させ，肺血流量を増加させる方法である[15]。超小型犬や生後間もない重症例，さらに猫などでは，著者らは姑息手術の一つとして実施することが多い。手術後の経過は運動不耐性などの改善において良好である。時に再狭窄が生じることがある。

＜バルーン拡張術＞

著者らは，根治術が不可能な症例に対して，姑息手術の一つとして本法を実施している。経静脈的にカテーテルを挿入し，これに付着しているバルーンを拡張させ，

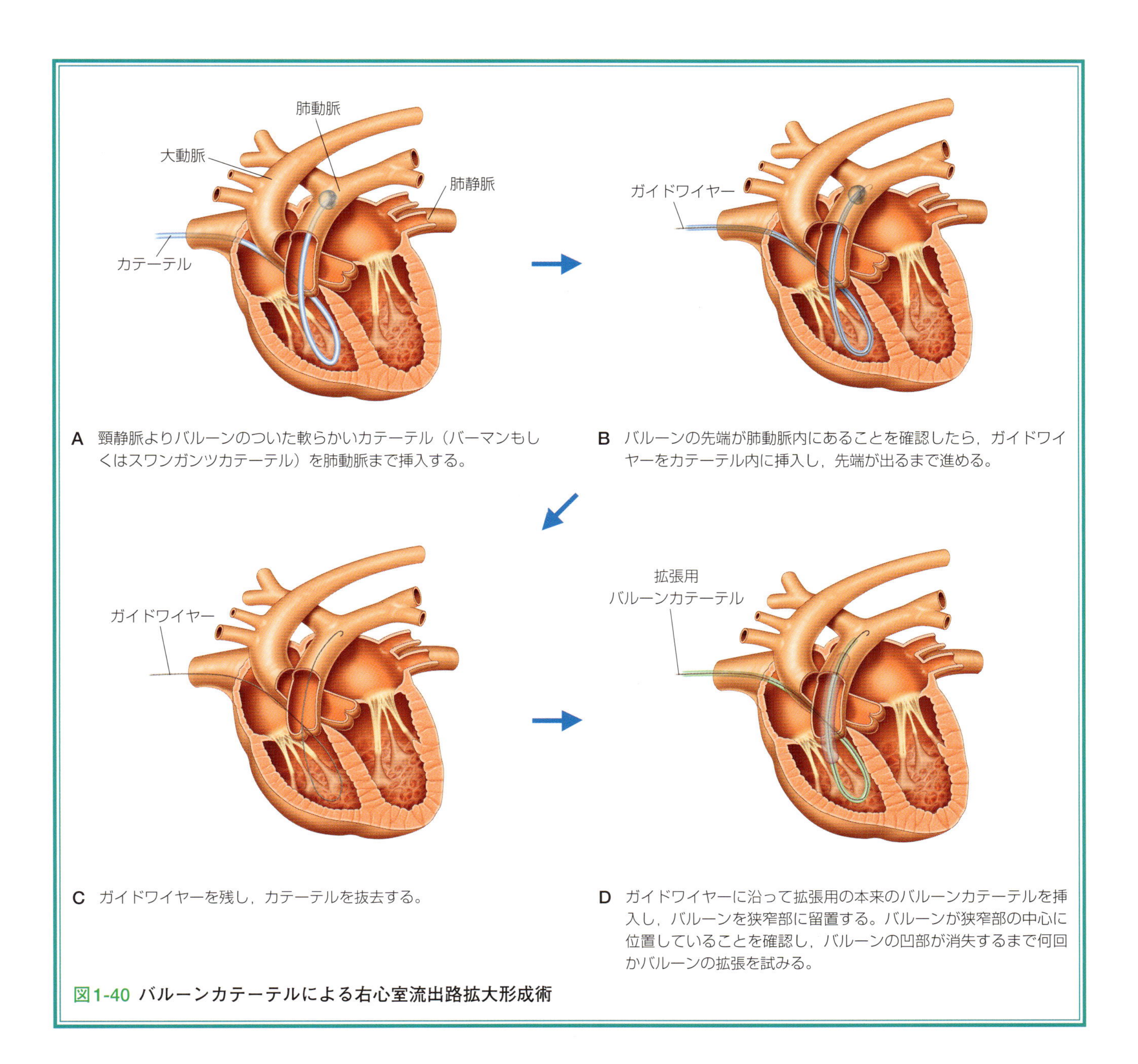

A 頚静脈よりバルーンのついた軟らかいカテーテル（バーマンもしくはスワンガンツカテーテル）を肺動脈まで挿入する。

B バルーンの先端が肺動脈内にあることを確認したら，ガイドワイヤーをカテーテル内に挿入し，先端が出るまで進める。

C ガイドワイヤーを残し，カテーテルを抜去する。

D ガイドワイヤーに沿って拡張用の本来のバルーンカテーテルを挿入し，バルーンを狭窄部に留置する。バルーンが狭窄部の中心に位置していることを確認し，バルーンの凹部が消失するまで何回かバルーンの拡張を試みる。

図1-40 バルーンカテーテルによる右心室流出路拡大形成術

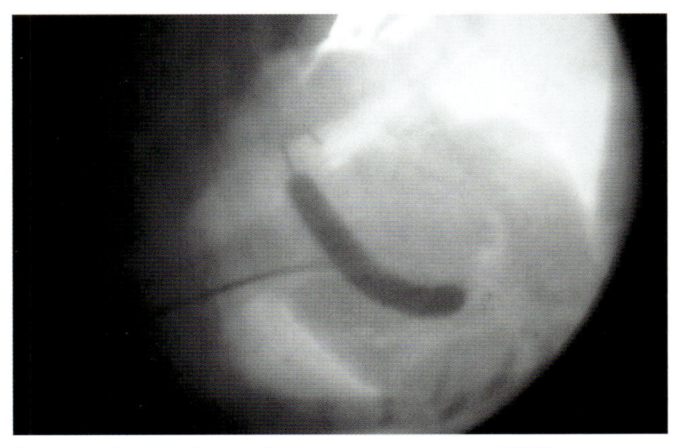

図1-41 表1-2と同一症例におけるバルーン拡張術
初めはバルーンを狭窄部において拡張すると狭窄部にくぼみが確認できる。このバルーン拡張を数秒間ずつバルーンのくぼみがなくなるまで数回行う。注意点はバルーンの拡張時間を長くしないことである。

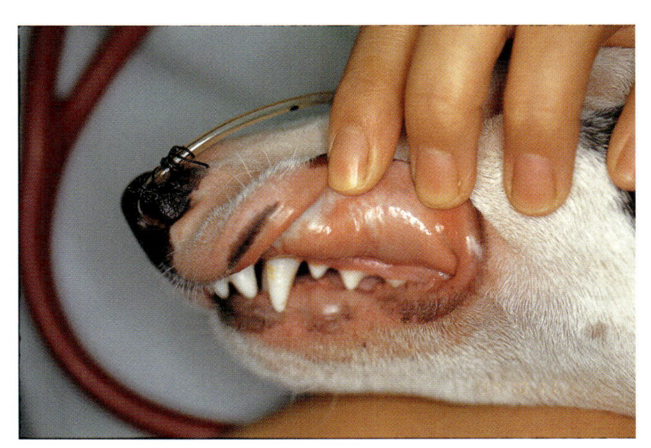

図1-42 表1-2と同一症例における術後の口腔粘膜の観察
バルーン拡張術前の重度なチアノーゼはかなり改善されている。

弁を裂開する方法である。本法の対象動物は小型犬が多いこと，かつ使用するバルーンカテーテルの腰が硬いことから，肺動脈内までカテーテルを挿入するのに著者らはガイドワイヤーの役目をするもう一つのカテーテルを使用する。姑息的なこの方法でも，それなりの効果は期待できる［図1-40～図1-42］。

２．根治手術

＜人工心肺装置による体外循環法＞

ファロー四徴症の根治手術は，胸骨正中切開によるアプローチで［図1-43A］，人工心肺装置を用いた体外循環下で行う。本症はチアノーゼ性心疾患であるため，体外循環を施行する場合には，非チアノーゼ性心疾患の場合とは操作が異なっている。一般的な適正還流量とされている送血量では不足になる。本症では肺血流量を補うために気管支側側副血行路が発達している。そのため送血量を増やすと体末梢を循環する有効な血液量から脱落し，いっそう心腔内への還流量が増加し，手術操作が困難となる。そのため悪循環を避けるためには低体温を併用し，むしろ還流量を少なくして体外循環を施行する。

著者らは，その他に心筋を良好に維持するために心筋保護液を用いたり，さらに局所冷却を応用している［図1-43B］。また，ヒトの体外循環では充填液に血液を用いるが，著者らは開心術当初より溶血などの多くの合併症を予防するため，血液を用いない無血充填で実施している。医学領域でも幼少時の開心術では無血充填が注目されている。

＜基本的根治手術手技＞

ファロー四徴症における心臓への到達法は胸骨正中切開で，心臓の前面に位置する右心室を切開し，肺動脈弁狭窄の解除と心室中隔欠損へのパッチによる縫合閉鎖を行う。また，右心室切開に際しては，右心室の収縮作用をできるだけ損傷しないように，その切開は可能な限り

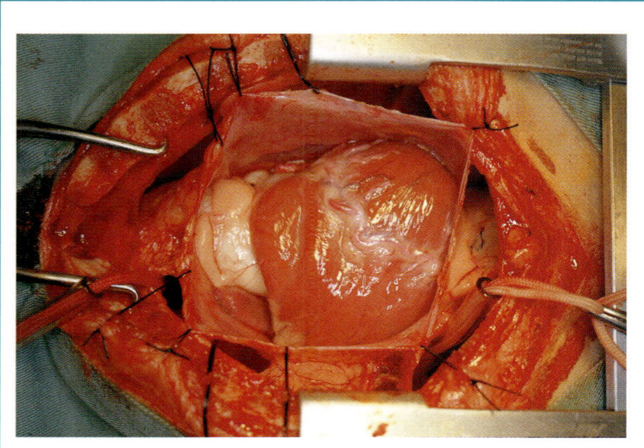

A　胸骨正中切開によるアプローチ法では，いずれの部位にも到達が容易である。（左側が頭側）

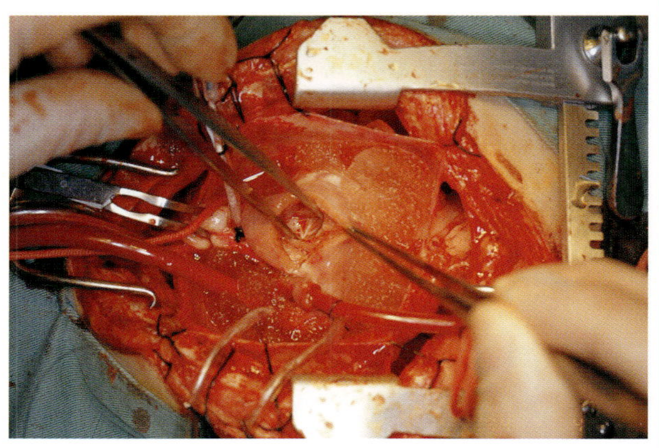

B　肺動脈より右心室流出路を切開し，肺動脈弁狭窄を観察。切開は，心内操作（狭窄物の切除，パッチ閉鎖）が可能な範囲にとどめる。心臓にはアイススラッシュにて局所冷却をしている。

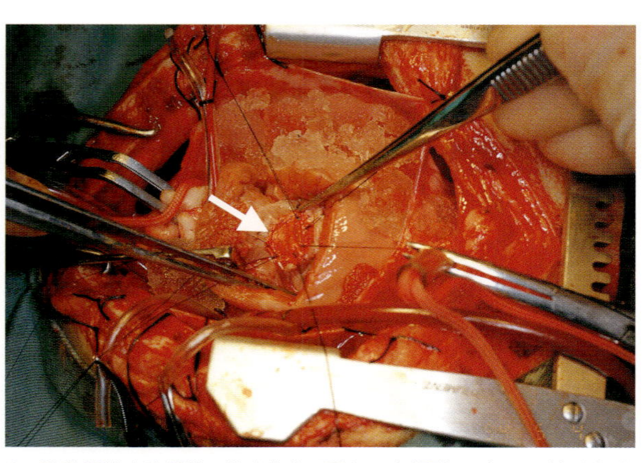

C　肺動脈流出路部分の狭窄物を切除し，欠損孔にパッチ（矢印）を装着して縫合閉鎖している。

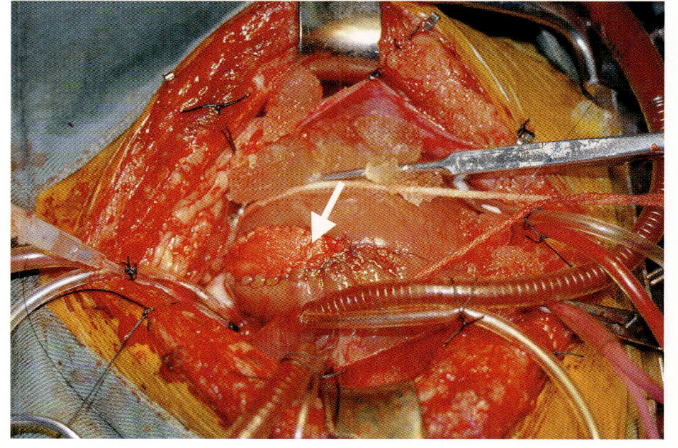

D　最終的にパッチ（矢印）を用いて右心室流出路拡大形成術を実施した。

図1-43 図1-33と同一症例における胸骨正中切開によるアプローチ

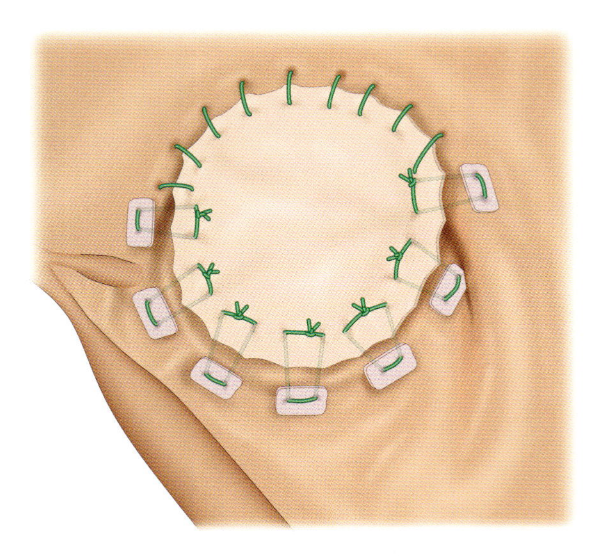

図1-44 ファロー四徴症における心室中隔欠損孔のパッチ閉鎖の方法
パッチ縫合に際しては，肺動脈側の室上稜部での縫合は連続縫合での閉鎖でよいが，下縁は房室結節からの刺激伝導系が心室中隔欠損後下縁の左心室側を走行しているので，その損傷を避けるために，図に示すように針の刺入をできるだけ心室中隔の辺縁から離して，かつ右心室側のみに掛ける方法が推奨される。縫合法は，プレジェットを用いたマットレス縫合が一般的である。

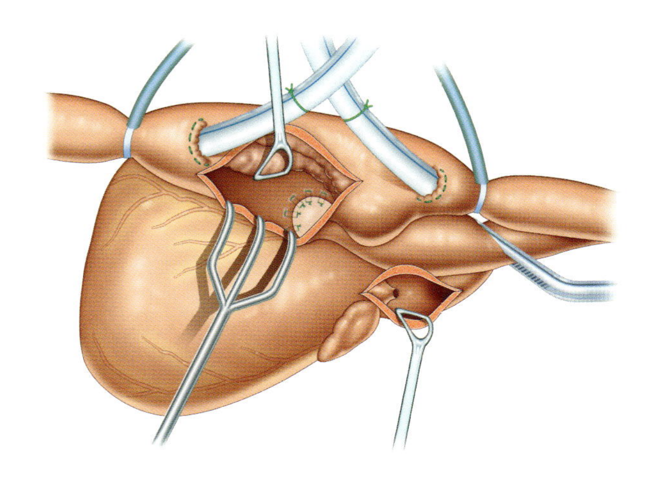

図1-45 経肺動脈経右心房手術（文献6より引用，改変）
右心室切開からのアプローチ法より，経肺動脈経右心房的アプローチ法の方がかなり手術侵襲は低いが，手術操作に困難を伴うことがある。

小さいことが望ましい。切開は，肺動脈弁輪から右心室心尖までの距離の1/3以下の切開が望ましいと報告されている[9]。縦切開か横切開かは，長らく議論されてきたが，現在では，肺動脈弁狭窄に対する弁輪切開やパッチによる右心室流出路拡大形成術を考慮し，肺動脈まで縦切開を加え，可能な限り右心室切開は少なくとどめる方法が推奨されている。我々もこの方法に準じて実施している［図1-43B］。とくに，犬の肺動脈弁輪部の発育は悪いので，パッチによる拡大形成術は必須である。

漏斗部狭窄の切除に関しては，かなり流出路の狭窄がひどかったり，リング状に狭窄物があり第三室を形成しているものでは，著者らは積極的に切除している。

心室中隔欠損部の閉鎖に対しては，刺激伝導系を損傷する危険の少ない部位は連続縫合で実施し，房室結節からの刺激伝導系が心室中隔欠損後下縁の左心室側を走行するのが一般的であるため，この部分のパッチ縫合は，針の刺入をできるだけ心室中隔の辺縁から離し，かつ右心室側のみに掛ける方法が推奨されている［図1-43C，図1-44］。右心室流出路拡大形成術に用いるパッチは，弁付きパッチが推奨されているが，著者らは特殊処理した牛の静脈片（弁付き）を用いている[12, 13]［図1-43D］。

術後，本症では右脚ブロックが発生することがあるが，右脚ブロックそのものは特別な障害にはならないとされている。

<経肺動脈経右心房根治手術>

右心室の切開は，術後の右心室機能に大きな影響を与えるため，可能な限り小さい切開にすべきであるということは前述した。このため，本法は右心室をできるだけ切開しない方法として経右心房的に三尖弁を介して根治手術を行う方法である。さらに経肺動脈より弁切開を行い，右心室流出路拡大形成術を行うものである。

著者らの術後の評価では，経右心室的アプローチより経右心房的アプローチの方が術後の回復と予後の経過が良好であった[16]。ただし，この方法では良好な視野が得られないことが多く，脱血カテーテルの留置に工夫が必要となる［図1-45］。

6．予　後
Prognosis

姑息手術における予後は良好といえる。手術操作も比較的スムーズに進めることが可能であるし，なんといっても拍動下で実施可能である。肺血流量にもよるが，それなりの効果は期待できる。

人工心肺装置を使用しての根治術の成績は，医学領域では右心室切開を極力避ける新しい手術方法を導入して以来，手術死亡率は激減し，1％台に低下している[6]。

本症の根治術で注意が必要なことは，左心低形成の場合の低拍出症候群（low output syndrome）に陥らせないことである。

◆参考文献

1) Becker, A. Z., Connor, M., Anderson, R. H. (1975) : Tetralogy of Fallot; A morphometric and geometric study. *Am. J. Cardiol.*, 35:402.

2) Blalock, A., Taussig, H. B. (1945) : The surgical treatment of malformations of the heart in which there is pulmonary stenosis or pulmonary atresia. *J. Am. Med. Assoc.*, 128:189.

3) Eyster, G. E., Anderson, L. K., Sawyer, D. C. et al. (1976) : Beta adrenergic blockade for management of tetralcgy of Fallot in a dog. *J. Am. Vet. Med. Assoc.*, 169:637.

4) Fallot, A. (1888) : Contribution a l'anatomie Pathologique de la maladie blene (cyanose cardiaque). *Marseille Med*, 25:77-403.

5) 加藤正明 (1976)：ファロー四徴症における右室心筋の病理組織学的研究. 日胸外会誌, 24:1436-1445.

6) 川島康生 (1991)：F.その他の先天異常, 1. Fallot四徴症. 新外科学体系(心臓の外科Ⅲ), pp.273-308, 中山書店, 東京.

7) 川島康生 (1990)：私の歩んだ心臓外科－遠隔成績からみた心臓手術の反省と胸部外科の今後の問題点. 日胸外会誌, 38:777.

8) Kirklin, J. W., Barratt-Boyes, B. G. (1986): Ventricular septal defect and pulmonary stenosis or atresia. Cardiac Surgery, p.704, A Wiley Medical, New York.

9) 黒沢博隼 (1985)：Fallot四徴症における基準化されたpatch infundibulopathyの10年間の遠隔成績. 日外会誌, 86(臨時増刊):135.

10) Lillehei, C. W., Cohen, M., Warden, H. E., et al. (1955) : Direct vision intracardiac surgical correction of the Tetralogy of Fallot, pentalogy of Fallot and pulmonary atresia defects: Report of first ten cases. *Ann. Surg.*, 142:418.

11) 曲直部寿夫, 藤本 淳, 佐藤康正, 他 (1957)：人工心肺応用による直視下心臓内手術. 綜合臨床, 6:12.

12) Matsumoto, H., Sugiyama, S., Shibasaki, A., et al. (2003) : A long term comparison between DenacolREX-313 treated bovine jugular vein graft and ultrafine polyester fiver graft for reconstruction of right ventricular outflow tract in dogs. *J. Vet. Med. Sci.*, 65(3):363-368.

13) Matsumoto, H., Sugiyama, S., Shibasaki, A., et al. (2001) : Experimental study of material for patch graft on right ventricular outflow tract under extracorporeal circulation in dogs-comparison between Denacol® EX-313 treated bovine jugular vein graft and Expanded Polytetrafluoroethylene (EPTFE). *J. Vet. Med. Sci.*, 63(9):961-965.

14) Ponce, F. E., Williams, L. C., Webb, H. M., et al. (1973) : Propranolol palliation of tetralogy of Fallot; Experience with long-term drug treatment in pediatric patients. *Pediatrics*, 52:100.

15) Saida, Y., Tanaka, R., Soda, A., Hayama, T., Yamane, Y. (2007) : Surgical correction of pulmonic stenosis using transventricular pulmonic dilatation valvuloplasty (Brock) in a dog. *J. Vet. Med. Sci.*, 69(4):437-439.

16) Shimamura, S., Kutsuna, H., Shimizu, M., et al. (2006) : Comparison of Right Atrium Incision and Right Ventricular Outflow Incision for Surgical Repair of Membranous Ventricular Septal Defect Using Cardiopulmonary Bypass in Dogs. *Vet. Surg.*, 35:382-387.

17) Van Praagh, R., Van Praagh, S., Nebesar, R. A., et al. (1970) : Tetralogy of Fallot; Underdevelopment of the pulmonary infundibulum and its sequelae. *Am. J. Cardiol.*, 26:25.

18) 安武寿美子, 高島一昭, 山根義久 (2005)：犬猫の循環器疾患－1,521例の発生状況に対する調査. 動物臨床医学, 14(4):123-131.

5. 両大血管右室起始症

Double Outlet Right Ventricle

松本　英樹
Hideki MATSUMOTO

両大血管右室起始症は，大動脈および肺動脈の二つの大血管のうち，一方が右心室から起始して，もう一方も50%以上が右心室に結合する心室－大血管関係を有する心奇形で，さらに半月弁と房室弁間の線維性連絡が欠如する（両側の半月弁と房室弁間の心室漏斗部襞［ventriculo-infundibular fold］の筋性組織が介在する）という二つの条件を満たす疾患と定義されている。通常は心室中隔欠損孔を伴う。両大血管右室起始症の心室中隔欠損孔は，一般的な心室中隔欠損症でみられる欠損孔と発生学的に異なり，心室中隔欠損症では二次的な心室中隔間の孔であるのに対して，両大血管右室起始症の心室中隔欠損は一次的な心室中隔間の孔である。ヒトやウシでは，心室中隔欠損を伴わない両大血管右室起始症も報告されている[6)]。

心房－心室関係が正常位の場合以外に，逆位（錯位）の場合もあり，両大血管右室起始症のバリエーションを大きくしている。

ファロー四徴症との鑑別は，大動脈と僧帽弁の線維性連続の有無であり，両大血管右室起始症は連続がないものと定義されている。

安武らの報告によると，日本における循環器疾患1,521例において，犬の先天性心疾患114例中，両大血管右室起始症の発生は2例（1.75%）であり，猫においては先天性心疾患39症例中1例（2.5%）であった[13)]。さらに，両大血管右室起始症はほかの心疾患より生前診断が難しいと考えられている。

1．分類と病理
Classification and Pathology

両大血管右室起始症は非常に多彩であり，その形態形成でいくつかの説がある。ここではその一つであるVan MieropらのTruncal septumの異常中隔形成（malseptation）説を例に挙げる[10, 11)]。それによると，心臓の発生段階で心基底部である心円錐は右前方から右後方に回転する（medial shift，後方血管騎乗）。medial shiftの程度は半月弁（大動脈弁，肺動脈弁）と房室弁のなす角度で示される。medial shiftが完成することにより

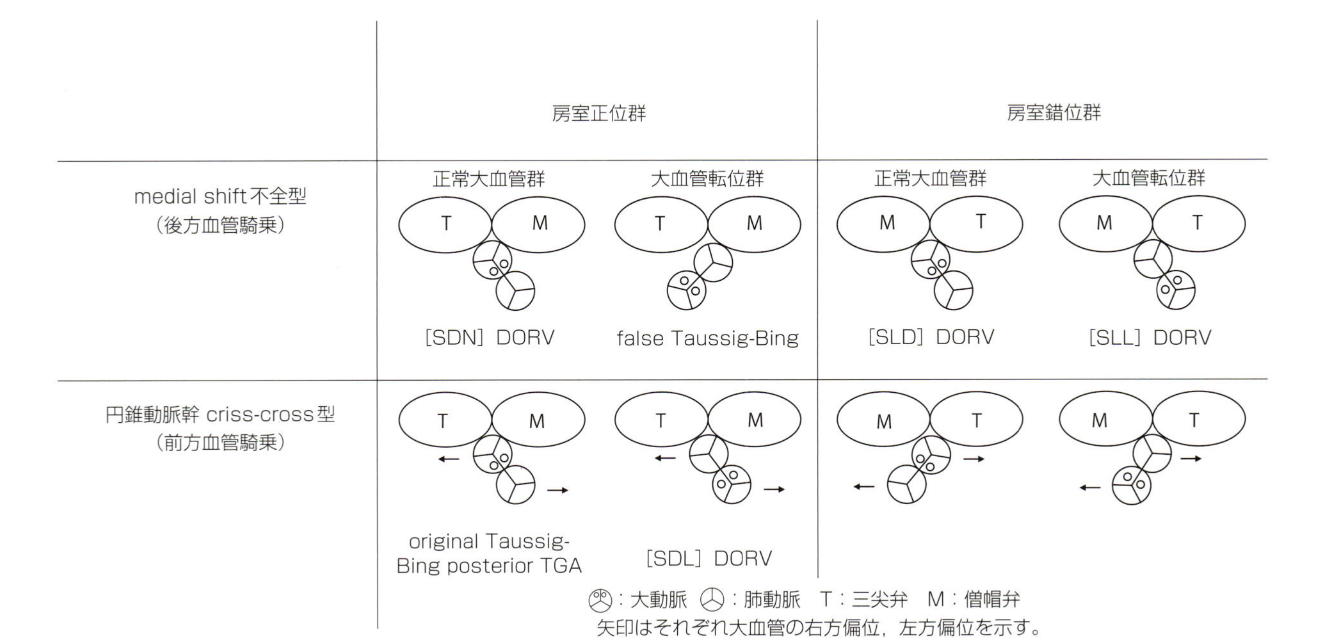

図1-46 両大血管右室起始症の基本病型分類
malseptation説において，心房心室の関係から房室正位群と房室錯位群に分類され，さらに各群は正常なtruncal septum癒合により両大血管がらせん状となる正常大血管群と，truncal septum癒合が90度ずれて両大血管が平行となる大血管転位群に分類される。さらに，それぞれは後方血管騎乗と前方血管騎乗に分けられる。これにより，計8個の両大血管右室起始症の基本病型が決定する。

正常な大血管関係となるが，その完成度により様々な大血管関係が生じることになる。完成度が比較的高い場合は，後方血管の右方偏位と心室中隔への騎乗が生じる。逆に完成度が極端に低い場合は，後方血管の右方偏位に加えて前方血管が左方偏位として心室中隔に騎乗して（円錐動脈幹 criss-cross型；前方血管騎乗），半月弁と房室弁のなす角度が小さくなり，大血管関係は並列（side-by-side）に近づくことになる。このようにして，medial shiftの程度には様々な移行型が認められることから，両大血管右室起始症は複雑な病型を呈する。**図1-46**には，説明の関係上，medial shiftの完成度が比較的高いmedial shift不全型と完成度が極端に低い円錐動脈幹criss-cross型の二つを示し，それぞれにおいて心房心室関係から心房心室正位群（房室正位群）と心房心室錯位群（房室錯位群）の二つに分類し，さらに心室大血管関係から正常大血管（NGA）群と大血管幹と中隔の癒合が90度ずれて両大血管が平行となる大血管転位（TGA）群に分類され，計8個の基本病型と理解されている。

その他，心室中隔欠損孔と大血管の位置関係による分類［**表1-3**］や，肺動脈弁狭窄の有無などを考慮した分類［**表1-4**］などは臨床上有用である。

2. 病態生理
Pathophysiology

両大血管右室起始症の病態は，大血管の騎乗の程度や，心室と大血管の関係，心室中隔欠損の部位と大血管の位置関係，肺動脈弁狭窄の有無や程度，時間（年齢）により，バリエーションは様々である。さらに，ヒトやウシで報告があるような心室中隔欠損を伴わない両大血管右室起始症も念頭におかなければならない。血行動態的には，左右の心室間の短絡のために肺血流量が増加して心不全，肺高血圧を呈する場合と，肺動脈弁狭窄を合併してチアノーゼを呈する場合の二つに大別されるが，形態が症例により異なることから，一般的に説明するのは困難な形態を呈する疾患である。心室中隔欠損を伴わない両大血管右室起始症では，心房中隔欠損または卵円孔開存が左心房に流入した肺循環血の流出路となり，その多くで左心室の低形成が認められている[6]。

3. 臨床所見
Clinical Findings

臨床症状は，肺血流量が増加して心不全，肺高血圧を呈するタイプと，肺動脈弁狭窄を合併してチアノーゼを呈するタイプにより，かなり異なる。肺血流の減少によりチアノーゼ，低酸素血症を呈するタイプの両大血管右室起始症では，ファロー四徴症や大血管転位症，単心室症と同様の臨床所見が得られる。いわゆる，肺動脈弁狭窄の程度により軽度から重度なチアノーゼまでみられる。

過去の犬や猫での臨床報告において，肺動脈弁狭窄を合併するものでは，強い心雑音が認められるが，肺動脈弁狭窄を合併しないものでは心雑音が聴取されていない。呼吸促迫，呼吸困難，チアノーゼ，運動不耐性，失神の症状がみられる。被毛粗剛や発育の低下なども報告されている[1, 7, 12]。

表1-3　心室中隔欠損孔の位置による分類

大動脈弁下型 （subaortic type）	心室中隔欠損孔が大動脈弁下に位置するもので，血行動態的には心室中隔欠損症と同様である［**図1-47A**］。肺動脈弁狭窄を伴った場合はファロー四徴症と同様になるが，僧帽弁と大動脈弁の間に線維性連続がないことによって，ファロー四徴症と鑑別する。
肺動脈弁下型 （subpulmonary type，Taussig-Bing anomaly）	心室中隔欠損孔が肺動脈弁下に位置するもので，通常，Taussig-Bing 奇形といわれる［**図1-47B**］。心内修復が難しい形態である。
両大血管下型 （doubly committed type）	心室中隔欠損孔が大動脈弁および肺動脈弁の下にまたがった場所に位置するもので，漏斗部中隔は欠如するか低形成である［**図1-47C**］。
遠位型 （isolated type）	心室中隔欠損孔が傍流入部膜性部に位置するもので，心室中隔欠損孔が大動脈と肺動脈の両方から離れているもの［**図1-47D**］。

表1-4　肺動脈弁狭窄の有無による分類

Ⅰ型（Eisenmenger type）	肺動脈弁狭窄を伴わないもので，通常は肺高血圧を呈する。
Ⅱ型（Fallot type）	肺動脈弁狭窄を併発するもので，通常はチアノーゼを呈する。

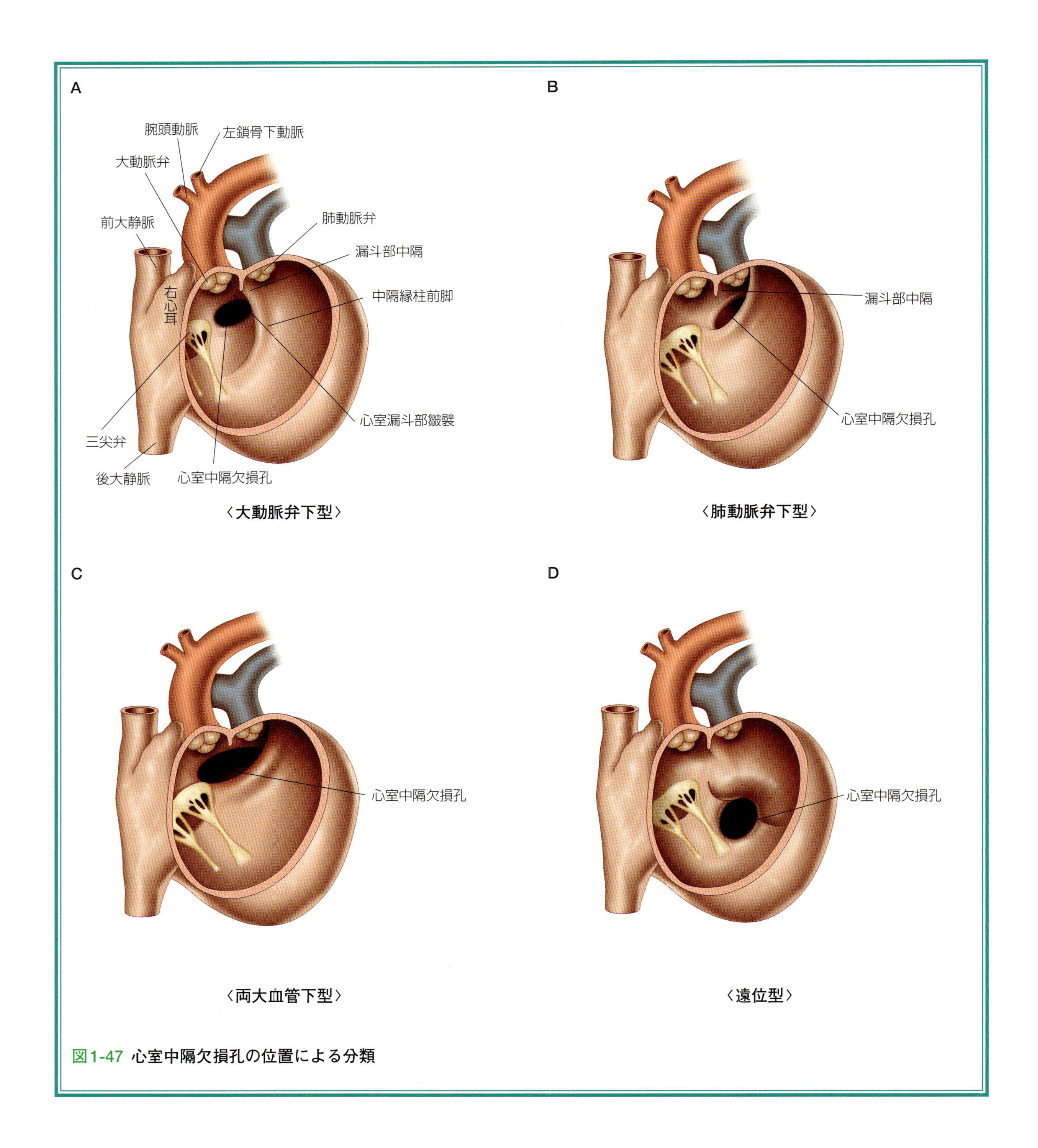

図1-47 心室中隔欠損孔の位置による分類

4．各種検査所見
Laboratory Findings

1）血液検査

肺動脈弁狭窄の合併にかかわらず，低酸素に起因する軽度から重度な赤血球増多症が報告されているが，肺動脈弁狭窄または低形成のあるものの方がその程度は重度のようである。

2）心音図検査

心音図は，肺動脈弁狭窄を合併しているものでは，肺動脈弁狭窄症に起因する収縮期雑音が認められるが，肺動脈弁狭窄の合併のないものでは，右側胸壁から心室中隔欠損孔を通る収縮期逆流雑音が確認されることがあるが，全く心雑音を認めないものも珍しくない[1, 7, 12]。

3）心電図検査と胸部X線検査

心電図は右心室負荷所見を呈する。胸部単純X線検査では，一般的に著しい心拡大はみられないが，軽度以上の右心室拡大が認められる。非選択的心血管造影を実施した症例において，右心室より駆出された造影剤により大動脈と肺動脈が同時に造影され，さらに大動脈弁は明らかに右心側に位置し，加えて著明な大静脈の拡張所見を認めた報告がある[1)]。

4）心エコー図検査

心エコー図検査では，一般的に右心室壁の肥大と心室中隔壁の左室側への圧排がみられる。心室中隔欠損と大動脈騎乗の存在がみられる。肺動脈弁狭窄を併発するものでは，ファロー四徴症とほぼ同様な所見を呈する。肺高血圧を併発するものでは，当然ながら問題になるような肺動脈弁狭窄はない。肺動脈血流ドプラ波形に二峰性変化や加速度の増加などの肺高血圧を示唆する所見がみられる。この場合は，心室中隔欠損症からアイゼンメンジャー化したものとの判断は難しい。

5）心臓カテーテル検査

心臓カテーテル検査は，肺動脈弁狭窄の併発の有無により著しく異なる所見になる。肺動脈弁狭窄を併発しているものでは，右心室圧は左心室圧と同程度になるが，肺動脈圧は正常を示す。心内各部位での酸素飽和度は肺体血流量比にもよるが，左心系では上昇するけれども，心室中隔欠損孔を通して右心系の血液と混合するため，大動脈内の酸素飽和度は左心室より低下するのが一般的である。肺動脈弁狭窄を併発していないものでは，通常，肺動脈圧は右心室圧と同程度に増加して，肺高血圧を呈しているため，肺血管床の増殖性病変の程度にもよるが，肺での正常な酸素化は期待できない。そのため，左心室での酸素飽和度も右心系と大きく変わらないことが多い。これらは，心室中隔欠損孔の部位により病態は異なる。

右心室造影では大動脈と肺動脈が同時に造影されるが，左心室造影では，最も発生頻度が多いと考えられている大動脈弁下型（subaortic type）では，大動脈のみが造影されることが多い［図1-48］。

犬や猫においても，生後数カ月で発見されることが多いため，生前診断は容易でないことが多い。

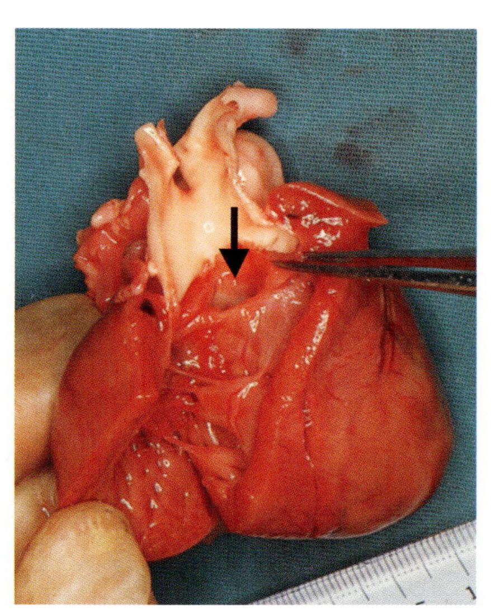

図1-48 両大血管右室起始症を呈した心臓の剖検所見
ミニチュア・ダックスフント，雄，2カ月齢，体重1.6 kg。呼吸促迫やチアノーゼを示していたが死亡。その後，大動脈の下部に大動脈弁下型の大きい心室中隔欠損が確認される（矢印）。大動脈，肺動脈は右心室より起始している。

6）CT検査

両大血管右室起始症は，大血管位置関係や漏斗部中隔の形態が多様な心内構造を呈するため，手術法の選択にあたり，可能な限りの多方面からの術前評価は有益である。心腔内評価は心エコー図検査が有用であるが，超音波が到達しづらい肺や気管支の影響を受ける血管走行や形態評価には，CT検査が有用である[2)]。ヒトでは最低16列以上のMd-CT装置による造影CT検査，造影3DCT検査は，病状を考慮した上で，診断としての検査ではなく，手術を行うための詳細な検査として実施されている[9)]。

5．治　療
Treatment

1）内科的治療

肺循環の異常による酸素交換能の低下はほぼ必発であるため，酸素投与は有益である。とくに肺動脈弁狭窄を併発するものでは，低酸素発作によりさらに肺血管床の収縮を悪化させないため，酸素投与は必要となる。通常，右心室圧が急激に低下する病態，たとえば嘔吐や下痢，それに続く食欲不振，利尿薬の使用などにより，症状が悪化することが予想される。その場合の急性増悪期には酸素投与に加え，短期的に輸液により前負荷をかけながら肺血流を調節する。この傾向は，肺動脈弁狭窄を併発するもので顕著である。肺高血圧を併発しているものでは，プロスタサイクリン製剤や，経口のホスホジエステラーゼV（PDE V）阻害薬であるシルデナフィルなどの肺動脈拡張作用を有する薬物の投与により，症状の改善をみることがある。さらに，ホスホジエステラーゼⅢ阻害作用とカルシウム感受性増強作用を併せもつピモベンダンも，短期的および長期的に病態を改善させる可能性があると考える。

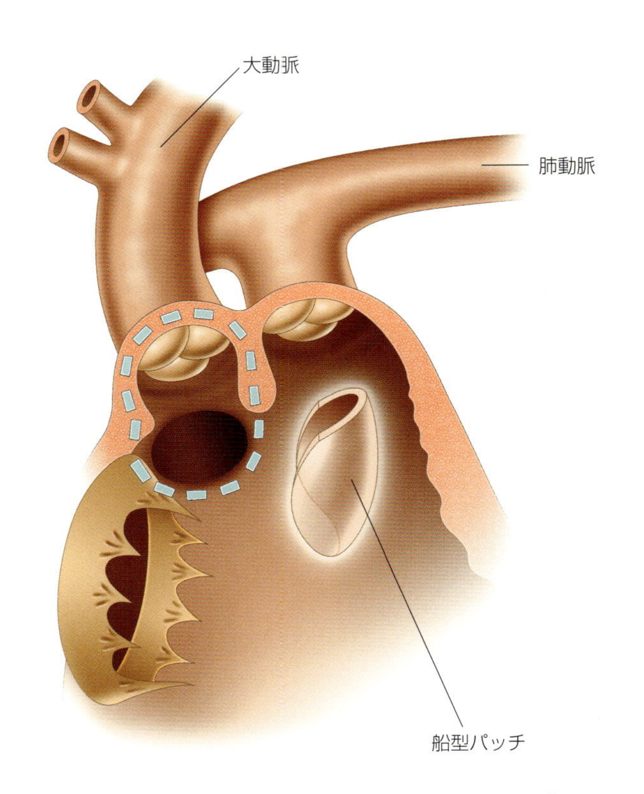

図1-49 大動脈弁下型における船型パッチを用いての修復術

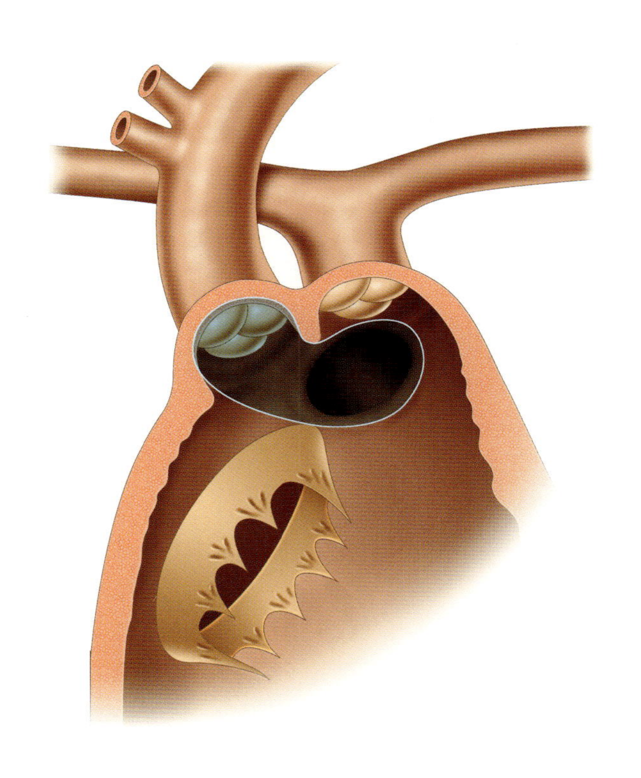

図1-50 肺動脈弁下型における川島手術

2）外科的治療

両大血管右室起始症は，その多様性のために術式の選択に最も悩む疾患群と考えられている。

姑息的な外科的治療としては，肺血流量の増加を併発するものには不可逆的な肺高血圧症になる前に肺動脈絞扼術（肺動脈バンディング手術）を実施して根治術の機会を待つ。肺動脈弁狭窄を合併するものでは体肺動脈短絡術（Blalock-Taussig手術など）により，根治術実施まで当面の肺血流を維持させる。

根治的な外科的治療には，開心術下での心内修復術が必要となる。心室中隔欠損の位置により手術法が異なることから，分類を決定することは手術法を決定する上で重要である。

1．大動脈弁下型（subaortic type）

心室中隔欠損が大動脈弁下（subaortic）に存在するタイプで，漏斗部中隔が心室中隔欠損前縁（中隔縁柱前脚）に挿入している。血行動態的には心室中隔欠損症と同じであり，肺動脈弁狭窄を伴った場合はファロー四徴症と同様の血行動態となる。房室弁の腱索の付着異常を伴うことがあるとされる。手術は，左心室から心室中隔を経由して大動脈弁へ血流を導く心内トンネルを，ePTFE（ゴアテックス）などの人工血管を船型に成形して作製する方法がある［図1-49］。その場合，左心室流出路狭窄を発生させないことが大切である。さらに，心室中隔欠損が小さい場合は心室中隔欠損を前方に拡大する。漏斗部中隔切除が必要な場合もある。肺動脈弁狭窄を併発するので，通常の右心室流出路拡大形成術では十分な効果が期待できないものでは，完全大血管転位症で行われる心室－大血管レベルでのラステリー（Rastelli）手術を選択することがある。ラステリー手術では，心室中隔欠損孔を通して大動脈に血流を導くグラフト（人工血管）を縫着するほかに，右心室－肺動脈間に人工血管による心外導管による再建術を用いるために，感染や心臓に対する圧迫などによる問題も指摘されている。

一般的に，ヒトにおいてこのタイプの手術成績は良好であるが，ファロー四徴症同様に線維化を伴う右心室心筋肥大が長期遠隔期に右心不全や不整脈などの原因になる可能性が高いことから，早期手術が有利と考えられる。

2．肺動脈弁下型（subpulmonary type，Taussig-Bing anomaly）

心室中隔欠損が肺動脈弁下（subpulmonic）に存在するタイプである。大血管の位置関係により，正常大血管型のoriginal Taussig-Bing奇形と，大血管転位型のfalse Taussig-Bing奇形に分類される。漏斗部中隔が左側心室漏斗部襞あるいは心室中隔欠損後縁に挿入しているものはTaussig-Bing奇形と呼ばれ，心内修復が難しい形態

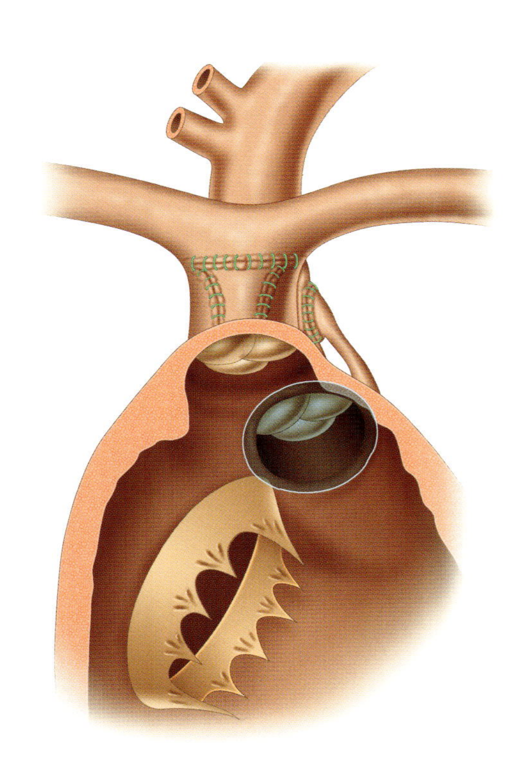

図1-51 **肺動脈弁下型における動脈スイッチ手術（Jatene手術）**
上行大動脈と肺動脈をスイッチする。

とされている。心室中隔欠損は，肺動脈弁下に存在するが大動脈弁にも近接しているために，手術は漏斗部中隔を切除して，心室内後方rerouting手術（川島手術）［**図1-50**］，あるいは肺動脈弁口を含む心室中隔欠損の単純閉鎖と動脈スイッチ手術（Jatene手術）［**図1-51**］のいずれも可能であるが，大動脈弁下狭窄の有無により選択される。漏斗部中隔が右側心室漏斗部襞に挿入する場合はfalse Taussig-Bing奇形に分類され，大血管転位症に準じて，肺動脈弁下に存在する心室中隔欠損の閉鎖と動脈スイッチ手術（Jatene手術）などが適応となる。ヒトにおいて，手術成績は良好とされている。

①動脈スイッチ手術（Jatene手術）

大血管転位症のときと同様に，上行大動脈と肺動脈をスイッチすると同時に冠状動脈の移植を行う方法である［**図1-51**］。

②川島手術

心室中隔欠損から大動脈への心内トンネルを作製する方法である［**図1-50**］。肺動脈と三尖弁の間にトンネルを作製するので，術後に左心室流出路狭窄をきたさないように注意しなければならない。グラフトはePTFE製の人工血管をかまぼこ型にトリミングしたものを使用する。漏斗部中隔は可及的に切除する。

③Patrick-McGoon手術

川島手術と同様，心室中隔欠損から大動脈への心内トンネルを作製する方法である。トンネルを肺動脈弁の外側を通るようなグラフトを作製する方法であるが，流出路狭窄を合併しないようにトンネルを作製するのが難しいため，現在では動脈スイッチ手術を実施することが多い。

3．両大血管下型（doubly committed type）

心室中隔欠損が大動脈弁および肺動脈弁の両弁の下に位置するタイプ（doubly committed）で，大動脈弁下型と肺動脈弁下型の中間に漏斗部中隔が位置するが，漏斗部中隔は低形成または欠如するものである。心室中隔欠損から大動脈への心内トンネルを作製するが，通常は右心室切開が必要となる。パッチはePTFEの人工血管をかまぼこ型に裁断したものを使用し，漏斗部が欠如している場合は肺動脈弁輪部を縫合線に用いる。

4．遠位型（isolated type）

心室中隔欠損が三尖弁中隔尖下や心尖部近傍に位置するタイプ（non-committed VSD）で，心室中隔欠損の上縁が正常大動脈径以上離れている。心室中隔欠損孔が小さい場合には，前上方（大動脈側）に拡大する必要がある。グラフトはePTFEなどの人工血管をかまぼこ型にトリミングしたものを使用する。三尖弁や僧帽弁をまたぐものや，三尖弁の乳頭筋が大動脈弁下にあるもの，多発性の肉柱部心室中隔欠損孔を伴うものでは，左心室－心室中隔欠損孔－大動脈の通路作製は困難であり，右心バイパスの適応となる。

6．予　後
Prognosis

本症の根治術に関する犬や猫の完全な成功例の報告は見当たらない。ヒトと同様，早期に診断できて適切な開心術が実施されれば根治は可能であろう。しかし，ヒトにおいても，手術法やその残存病変や続発症により予後は異なるため一様ではない。Jatene手術のような大動脈転換術やRastelli手術のような心外導管を用いた右心室流出路再建の術後には，導管内の内膜形成や人工弁機能不全，石灰化などによる導管の狭窄や動物の成長による導管の相対的狭窄が挙げられている。また，両大血管右室起始症の特徴であり，左心室流出路狭窄になり得る左心室から大動脈への心内ルートの狭窄は大動脈弁下狭窄と同様であり，この両大血管右室起始症に特徴的な大動脈弁下狭窄はヒトにおいて0～10％に発生し，遠位型

(isolated type）のnoncommitted VSD型では再手術率が高い。

それゆえ，ほかの先天性心疾患同様に，圧較差，三尖弁逆流，左心室肥大，大動脈弁逆流，心室性不整脈に注意して，長期の経時的経過観察が不可欠となる。

◆参考文献

1) 千村収一，入江隆幸，金本 勇 (1991)：猫の両大血管右室起始症の1例．第12回小動物臨床研究会年次大会プロシーディング，pp.320-321.
2) Crean, A. (2007) : Cardiovascular MR and CT in congenital heart disease. *Heart*, 93:1637-1647.
3) Jeraj, K., Ogburn, P. N., Jessen, C. A., et al. (1978) : Double outlet right ventricle in a cat. *J. Am. Vet. Med. Assoc.*, 173:1356-1360.
4) 小柳 仁，黒澤博身 編集 (2002)：心臓血管外科手術のための解剖学，メジカルビュー社，東京.
5) 三石 績 (1995)：心臓外科チームのための基本手術マニュアル，改訂新版，へるす出版，東京.
6) 村上隆之，保田昌宏，萩尾光美，他 (2008)：ウシにおける心室中隔欠損を伴わない両大血管右室起始の形態学．動物の循環器，41:31-36.
7) 西田耕一郎，渡辺俊文，若尾義人，他.(1990)：犬における両大血管右室起始症の1例．循環器疾患100症例 (1), pp.237-240, 小動物臨床研究所.
8) 佐野俊二 (2001)：両大血管右室起始症．今日の循環器疾患治療指針（細田瑳一 総編集), 医学書院，東京.
9) 白石修一，高橋 昌，渡邊マヤ，杉本 愛，土田正規 (2015) : Posterior TGA型両大血管右室起始症に対する動脈スイッチ術（Jatene原法）と心内血流路作成の1例．日本心臓血管外科学会雑誌，44:21-24.
10) Van Mierop, L. H., Alley, R. D., Kausel, H. W., Stranahan, A. (1963) : Pathogenesis of transposition complexes. I. Embryology of the ventricles and great arteries. *Am. J. Cardiol.*, 12:216-225.
11) Van Mierop, L. H., Wiglesworth, F. W. (1963) : Pathogenesis of transposition complexes. II. Anomalies due to faulty transfer of the posterior great artery. *Am. J. Cardiol.*, 12:226-232.
12) 山根義久，佐藤典子，仲庭茂樹，他 (1984)：複合心奇形(両大血管右室起始症)の他に多数の異常を伴った猫の一症例．第5回小動物臨床研究会年次大会プロシーディング，pp.70-71.
13) 安武寿美子，高島一昭，山根義久 (2005)：犬猫の循環器疾患1521例の発生状況に対する調査．動物臨床医学，14:123-131.
14) 循環器病の診断と治療に関するガイドライン (2005-2006年度合同研究班報告), 先天性心疾患術後遠隔期の管理・侵襲的治療に関するガイドライン (Guideline for Management and Re-interventional Therapy in Patients with Congenital Heart Disease Long-term after Initial Repair, JCS2007)

2. 短絡を有さない心疾患

Heart Diseases without Cardiac Shunt

1. 肺動脈弁狭窄症

Pulmonic Stenosis

才田　祐人
Yuto SAIDA

肺動脈弁狭窄症は，右心室流出路から主肺動脈にかけてのどこかに狭窄が認められる先天性心疾患である。狭窄のタイプとしては，弁性，弁上部性および弁下部性が知られている。いずれにおいても，狭窄による駆出障害により右心室圧負荷が生じ，右心室壁の求心性肥大を引き起こす。

肺動脈弁狭窄症は，犬において遭遇する頻度の高い先天性心疾患である。本疾患のリスクが高い犬種として，海外ではイングリッシュ・ブルドッグ，マスティフ，サモエド，ミニチュア・シュナウザー，アメリカン・コッカー・スパニエル，ウエスト・ハイランド・ホワイト・テリアなどが知られている[5]。1987年から1989年の北米獣医大学における犬の先天性心疾患中，本疾患は動脈管開存症（32%）および大動脈弁狭窄症（22%）に次いで三番目に多く（18%）診断されている[5]。右心室流出路から主肺動脈にかけてのいずれかで狭窄が認められ，狭窄の位置によって弁性，弁上部または弁下部に分類される［図1-52］。犬ではおよそ90%が弁性狭窄とされているが[11]，弁性狭窄と，線維性構造物や肥厚した心筋による弁下部狭窄が，しばしば同時にみられる。

1．分類と病理

Classification and Pathology

右心室流出路における先天的な血流障害は，肺動脈弁（弁性），または弁構造の下部（弁下部）あるいは上部（弁上部）にて発生するが，同一個体において複数箇所で狭窄がみられる場合もある。弁性狭窄が認められる症例では，肺動脈弁閉鎖不全を合併していることが通例である[30]。

1）弁性狭窄

弁性狭窄を引き起こす解剖学的要因として，弁交連部

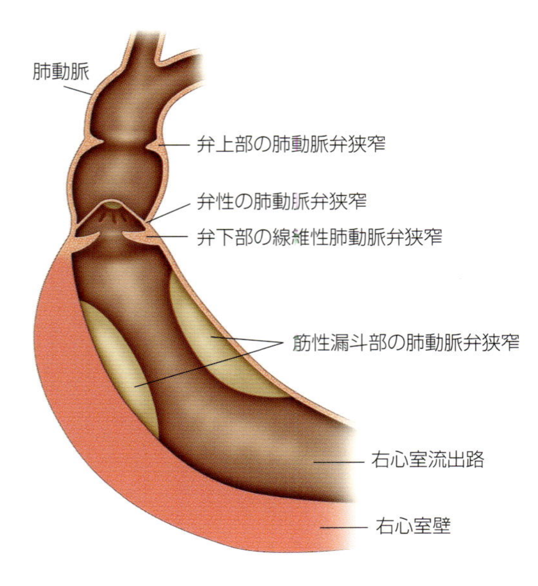

図1-52 肺動脈弁狭窄の分類

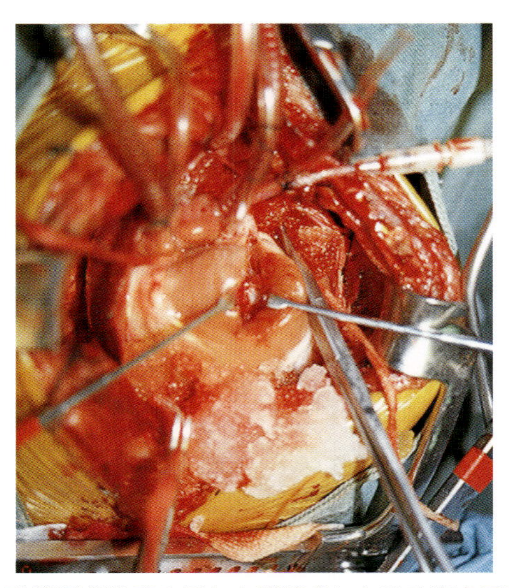

図1-53 肺動脈弁狭窄を呈した雑種犬における術中写真
右心室流出路を切開し，肺動脈弁狭窄を確認した。

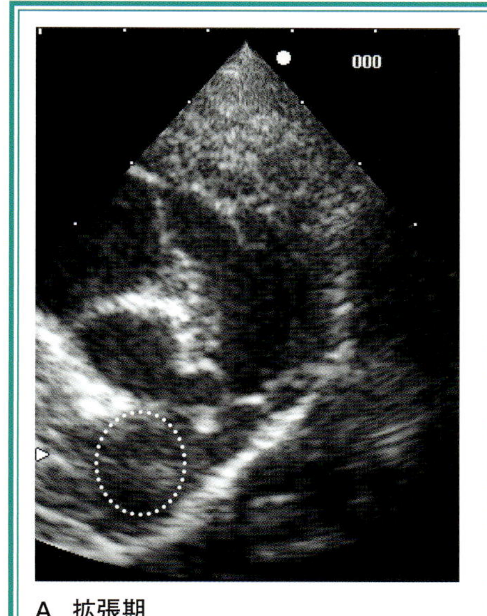

A 拡張期

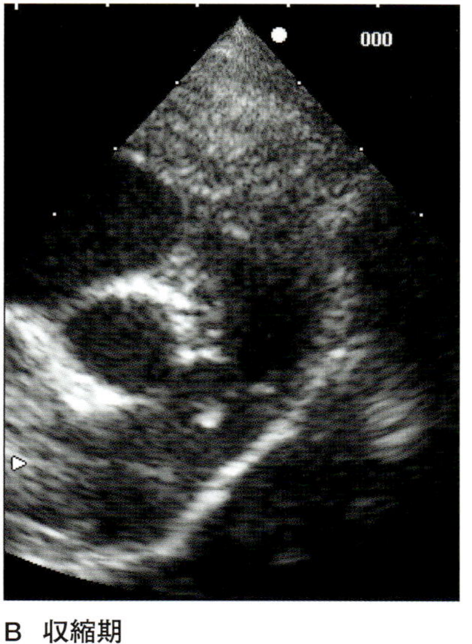

B 収縮期

図1-54 肺動脈弁性狭窄を呈したトイ・プードルにおいて，右傍胸骨より描出した右心室流出路
拡張期（A）および収縮期（B）のいずれにおいても，肺動脈弁尖の癒着および高エコー化がみられた。また，狭窄後部拡張（破線）が認められた。本症例では，肺動脈弁性狭窄のほかに，肺動脈弁閉鎖不全を併発していた。

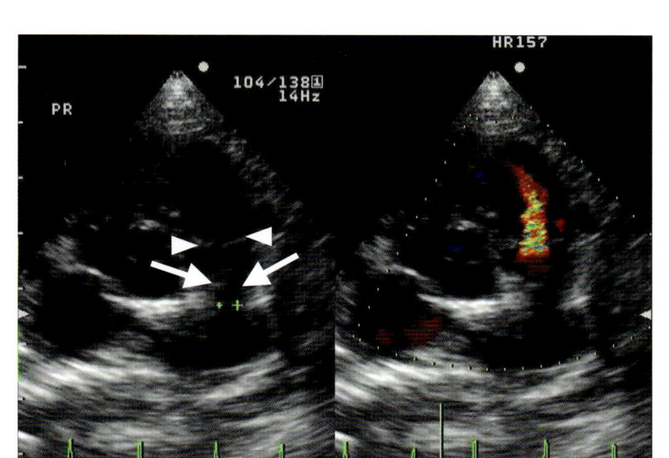

図1-55 肺動脈弁上部狭窄を呈したポメラニアンにおいて，右傍胸骨より描出した右心室流出路
時計2時方向に肺動脈弁（矢頭）がみられるが，やや遠位に主肺動脈の狭窄（3.2 mm）および膜性構造の存在（矢印）が疑われた。拡張期に右心室へ向かう血流がみられ，肺動脈弁閉鎖不全を併発していた。

の癒合と弁輪部の低形成が知られている[13, 27, 28]［図1-53］。弁交連部癒合による肺動脈弁狭窄は，流出路の狭窄を伴い，“鯉口（carp mouth）”と形容されるような肥厚した円錐形またはドーム型の弁に特徴づけられる[6, 27]［図1-54］。一方，肺動脈弁の異形成による狭窄は，肥厚した弁尖や交連部の癒合を有さない弁輪部の低形成から起こる。両者の病理所見は混在していることが一般的であり，厳密に分類することは困難である。Finglandらによれば，肺動脈弁狭窄症のうち，88%は肺動脈弁の形成異常による狭窄であるとしている[11]。

2）弁上部狭窄

弁上部狭窄は，弁性狭窄と比較して圧倒的に少ないが，膜性構造物による狭窄が犬において報告されている[38]［図1-55］。

3）弁下部狭窄

肺動脈弁下部狭窄の犬では，弁基部または弁下部において線維輪が存在することが一般的とされる。しかしながら，肺動脈弁の約1～3 cm下部の右心室漏斗部において線維性筋肉の狭窄がみられることもある[8, 11, 26, 29]。さらに，漏斗部または室上稜の求心性肥大が存在することで，運動やストレスの際に動的狭窄を引き起し，流出路障害を起こすことがある[8, 11, 16]。こうした現象は，心雑音を呈するものの，心臓が形態的および機能的に正常な猫において認められるが，臨床的重要性に関しては不明である[33]。

4）冠状動脈の奇形に伴う弁性および弁下部狭窄

イングリッシュ・ブルドッグやボクサーにおいて，肺動脈の弁性および弁下部狭窄が左冠状動脈の奇形により

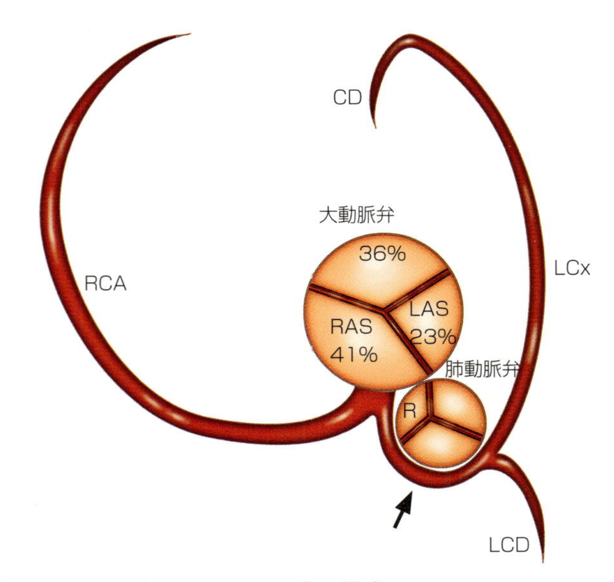

図1-56 左冠状動脈の起始異常の模式図（文献4より引用，改変）
左冠状動脈（矢印）が肺動脈弁基部を圧迫する。肺動脈弁右冠尖および洞（R）は低形成であり，さらに左大動脈洞は萎縮が認められ（23%），冠状動脈口の欠損がみられる。一方，大動脈弁右冠尖および洞（RAS）は左側の2倍近く弁輪円周長が大きい（41%）。冠状動脈左前下行枝（LCD）は異常な左主冠状動脈から分岐し，さらに後下行枝（CD）は左回旋枝（LCx）の末端に認められる。RCAは右冠状動脈を示す。

生じることが知られている[4, 23]。この奇形は，右冠状動脈洞より１本の大きな冠状動脈が起始し，その後，左右の側枝に分岐する。分岐した左側枝は，左前下行枝および左回旋枝に分岐する前に肺動脈弁直下の右心室流出路を取り囲み，圧迫することになる。右冠状動脈の走行に関しては，通常正常である［図1-56］。

5）肺動脈弁狭窄に併発するその他の病変

三尖弁異形成が，犬の肺動脈弁狭窄に併発することがある。三尖弁の異常により逆流を伴う場合，肺動脈弁狭窄が単独で存在する場合に比べて右心不全への進行がより懸念される[25]。

2．病態生理
Pathophysiology

右心室流出路の狭窄により血流に対する抵抗が増大すると，肺への拍出量を維持するため，右心室収縮期圧の増大が起こる。このため，肺動脈弁狭窄症における基本的な病態は，右心室収縮期圧の上昇による右心室圧負荷といえる。肺動脈と右心室間における圧較差は，血流量のほかに狭窄部位の横断面積に依存するため，一般的に肺動脈弁狭窄における重症度の指標として用いられている。通常，収縮期における右心室壁の緊張性増大は，右心室壁の求心性肥大を惹起させるが[26]，右心室内腔の増大を伴いながら右心室壁の肥大を呈する症例に遭遇することもある。胎子や新生子においては，心筋容積の増加は，主として毛細血管の成長に伴う心筋細胞の過形成に由来するとされる[39, 40, 42]。一方，成熟個体では，過形成を伴わず肥大が起こる。過形成または肥大のいずれにしても，右心室心筋のコンプライアンス低下による拡張機能の低下により右心室拡張末期容積の減少が惹起される。しかしながら，心機能が著しく低下した場合を除き，右心室収縮力が増加することで1回拍出量は維持される。

3．臨床所見
Clinical Findings

重度の肺動脈弁狭窄でありながら，無徴候性に経過することは少なくない。本疾患の症状としては，安静時の呼吸促迫，運動時の易疲労，チアノーゼ，失神などが挙げられる。右心不全徴候は，肺動脈弁狭窄単独においてみられることは稀であるが，三尖弁逆流を合併している際には注意が必要である。本疾患では，左前胸部における駆出性収縮期雑音が聴取されるため，重要な手がかりとなり得る。

4．各種検査所見
Laboratory Findings

1）血液検査

血液検査にて，異常が発覚することは稀である。しかしながら，時として右心負荷に伴い，肝酵素値の上昇や，心機能の著しい低下がみられた際には，腎前性腎不全の所見を呈することがある。

2）心音図検査

聴診にて駆出性収縮期雑音が聴取されるが，心音図によって視覚化可能であり，本症に典型的な漸増漸減型の駆出性収縮期雑音として記録される［図1-57］。

3）心電図検査

第Ⅱ誘導におけるQ波，S波の増高，QRS群の増幅などの右心負荷所見および右軸偏位，さらには右脚ブロックが認められることがある[1, 15, 32]［図1-58］。P波は通常，正常であることが多いが，増高している際には右心室圧負荷または三尖弁逆流から生じる右心房拡大が疑われる[18]。

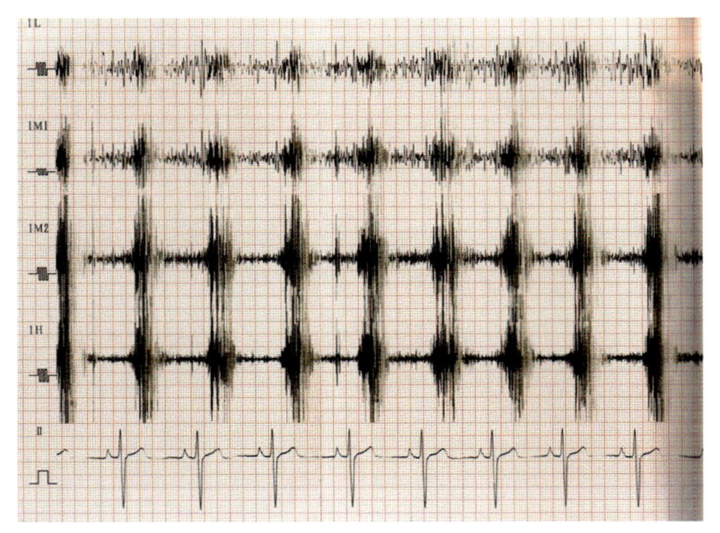

図1-57 肺動脈弁性狭窄を呈したスコティッシュ・テリアにおける心音図
本症例は，左胸壁においてLevineV/VIの収縮期雑音が聴取され，心音図において漸増漸減型を呈する駆出性収縮期雑音が認められた。

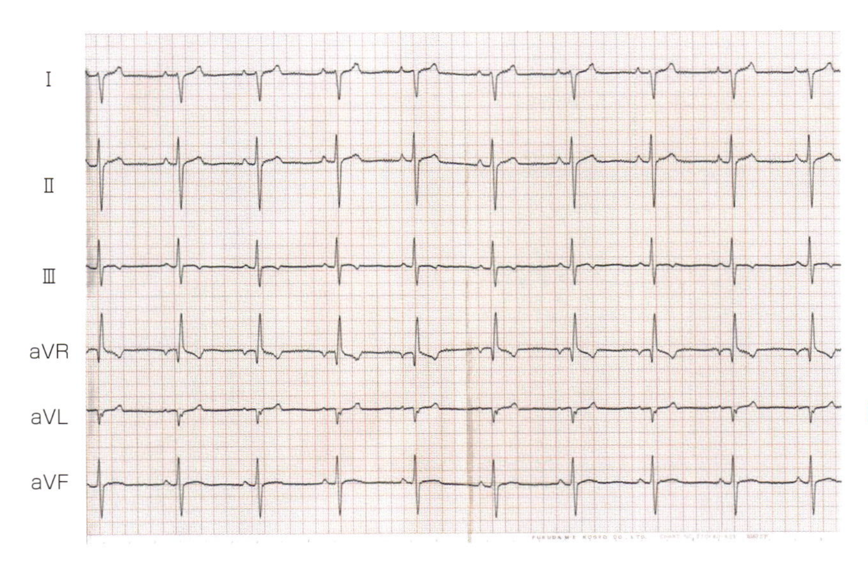

図1-58 図1-57と同一症例における6誘導心電図
平均電気軸は－176°，また第II および第III誘導において深いS波が認められ，顕著な右心負荷が示唆された。

4）胸部X線検査

胸部X線検査は，心エコー図検査に進む前段階として，胸腔内の状況および心臓の概形を把握する上で有用である。肺動脈弁狭窄における一般的な異常所見として，背腹像における右心室拡大および時計1時方向の肺動脈突出（狭窄後部拡張による），側方向像における右心室拡大などがみられる[1, 10)] [**図1-59**]。肺血管に関しては，異常がみられないことが多い。

5）心エコー図検査

心エコー図検査は，小動物における肺動脈弁狭窄を診断する上で非常に有用な方法である。とくに，Bモードと併せてカラードプラを用いることで，確定診断が可能である。

ほかの心疾患と同様，無鎮静下における安静化での情報を得ることが必須である。身体検査，心電図検査，心音図検査および胸部X線検査の所見を踏まえ，本疾患の存在を念頭に入れるが，検査手順として，ほかの心疾患と同様に心臓のスクリーニングを実施する。

まず，右傍胸骨における四腔断面像において，心房中隔を確認することで，右心房拡大の有無，さらに心房中隔欠損の有無について判定する [**図1-60**]。さらに，同一画面において，両房室弁の弁付着部位，形態および閉鎖状況，三尖弁逆流の有無について確認する。もし三尖弁逆流が認められた場合は，後に左傍胸骨からの四腔断面において逆流速度を定量する。次に，左心室流出路を含めた五腔断面にて，心室中隔欠損の有無，右心室内腔，右心室壁の肥大について確認する。さらに，短軸像へ移行し，左心室乳頭筋レベルを描出することで，心室中隔の扁平化を確認する [**図1-61**]。同画像において，右心

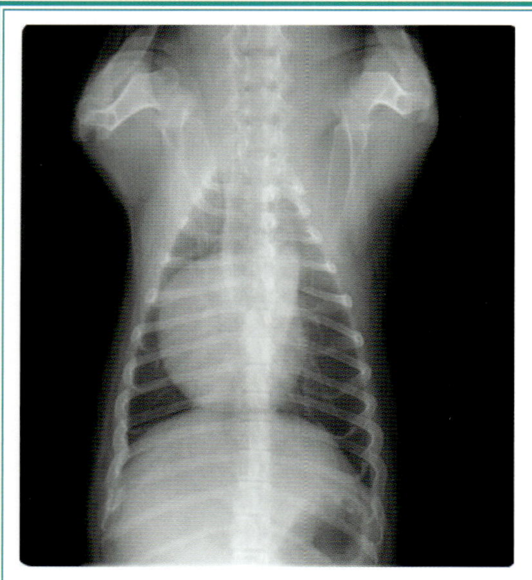

A　背腹像

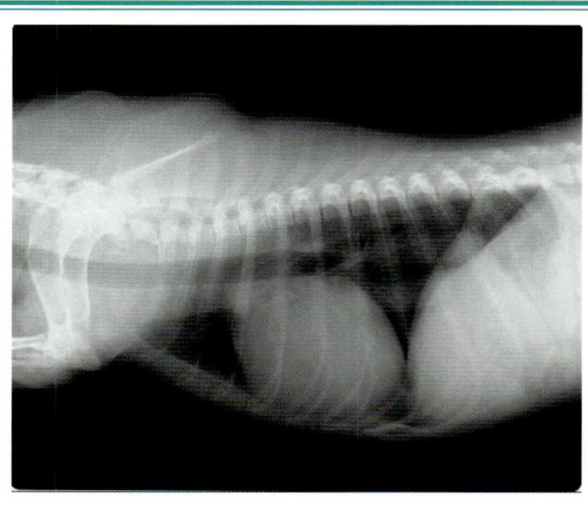

B　右側方向像

図1-59 図1-57と同一症例における胸部X線写真

背腹像（A）において右心室の顕著な拡大および主肺動脈の突出（時計1時方向）が，また右側方向像（B）において右心室の拡大および後大静脈の拡張がみられた。

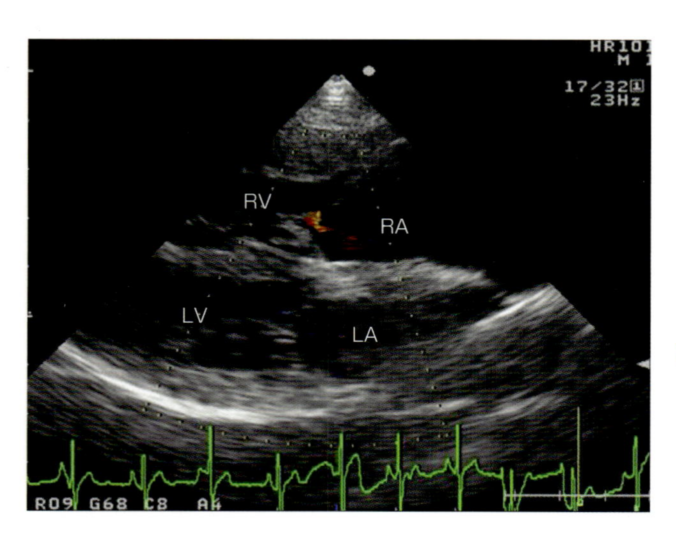

図1-60 図1-57と同一症例における心エコー図（右傍胸骨四腔断面像）

心房中隔および心室中隔がそれぞれ左心房および左心室側に偏位している。なお，本症例において三尖弁逆流およびその他の先天性心疾患の合併はみられなかった。LA：左心房，LV：左心室，RA：右心房，RV：右心室

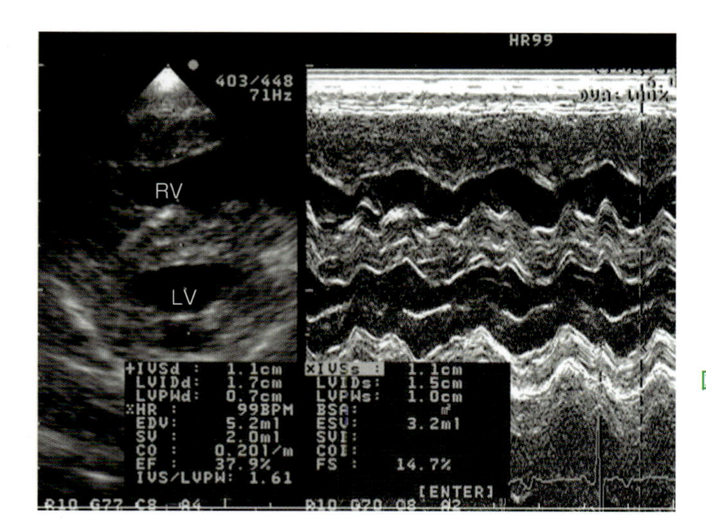

図1-61 図1-57と同一症例における心エコー図（右傍胸骨左心室乳頭筋レベル短軸断面像）

心室中隔の扁平化による右心室圧負荷と，右心室内腔の拡大および右心室壁の肥厚が認められ，さらにMモードでは心室中隔の奇異性運動が確認された。LV：左心室，RV：右心室

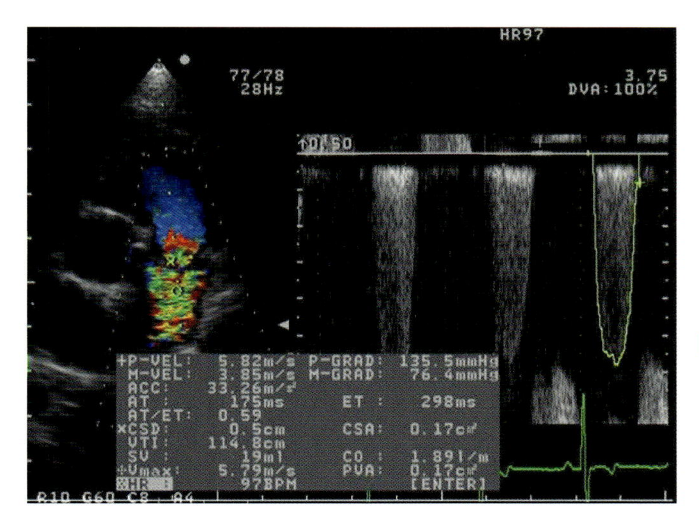

図1-62 図1-57と同一症例における心エコー図（右傍胸骨右心室流出路）
Bモードにおいて肺動脈弁性狭窄が確認され，ドプラモードにおいて血流の評価を実施したところ，主肺動脈内にモザイクパターンが検出された。さらに，肺動脈血流速度は5.85 m/s（圧較差135.5 mmHg）と顕著に上昇していた。

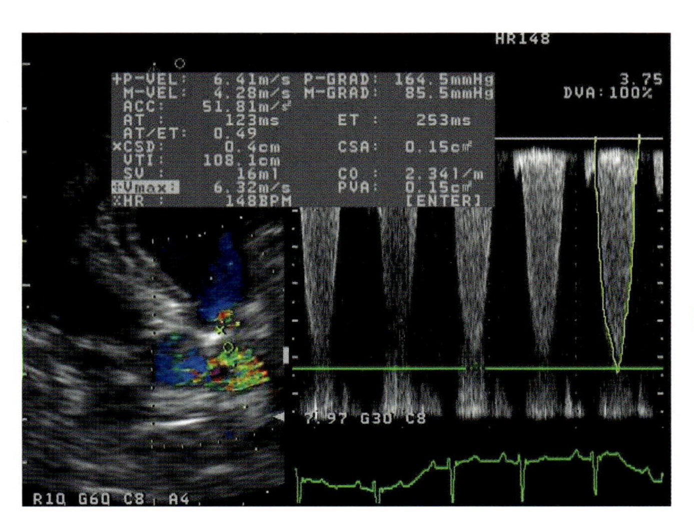

図1-63 肺動脈弁狭窄モデル犬（ビーグル）における心エコー図（左傍胸骨右心室流出路）
右傍胸骨からのアプローチでは主肺動脈内の狭窄部を描出することが困難であったが，左傍胸骨では角度補正を必要とすることなく描出が可能であり，肺動脈血流速度は6.41 m/s（圧較差164.5 mmHg）であった。本モデル犬は，主肺動脈のバンディングにより狭窄部が高エコー化している。

室内に異常な乳頭筋の発達が認められることがある。また，同画像のMモードにおいて，心室中隔と左心室自由壁の各時相におけるずれ（いわゆる心室中隔の奇異性運動）がみられる。心室中隔の扁平化は，右心室収縮期圧が80～100 mmHgを超える症例において通常みられ，右心室圧負荷により右心室収縮期圧が左心室収縮期圧を凌駕することで，結果として心室中隔が左心室側へシフトする現象として捉えることができる[19]。

次に右心室流出路の短軸画像にて，肺動脈弁の形態，さらに肺動脈流速を定量する。肺動脈弁性狭窄では，Bモードにおいて肺動脈弁の高エコー化，弁尖の融合，さらには弁輪の低形成がみられる。肺動脈弁遠位では，狭窄後部拡張が認められることが多い［**図1-54**］。次にカラードプラを用いて肺動脈近位から遠位にかけてのモザイクパターンを観察する。モザイクパターンが最も明瞭に得られる画面で，パルスウェーブドプラのサンプルボリュームを肺動脈弁尖間に置き，血流速度を計測する［**図1-62**］。このとき，測定限界を超える高速血流に対しては連続波ドプラを用いる。心エコー図検査により得られた血流速度は，簡易ベルヌーイ式（$\Delta P = 4V^2$，ΔP＝圧較差［mmHg］，V＝血流速度［m/s］）により，右心室－肺動脈間の圧較差へ変換が可能である。たとえば，肺動脈血流速度が5.0 m/sの場合，圧較差は100 mmHgと算出される。一般的に，肺動脈弁狭窄症の重症度はこの圧較差により分類され，40～50 mmHg未満を軽度，50～80 mmHg未満を中程度，80 mmHg以上を重度としている。肺動脈弁狭窄症のヒトと犬におけるドプラによる推定収縮期圧較差は，同条件下で実施された侵襲的圧測定法とよく相関する[31]。弁性狭窄では，肺動脈弁閉鎖不全を合併していることが多いため，肺動脈弁からやや近位において，拡張期におけるジェット状のモザイクパターンを捉え，同様に肺動脈逆流速度を計測する［**図1-64**］。著者らの知見によれば，肺動脈弁性狭窄を呈した犬では肺動脈圧は正常であるため，肺動脈逆流速度が2.5 m/sを超えることはまずない。

本疾患では，弁性狭窄に弁上部または弁下部狭窄を合併していることも多く，心エコー図検査において注意を要する。Bモードにおいて，三尖弁の遠位から肺動脈弁

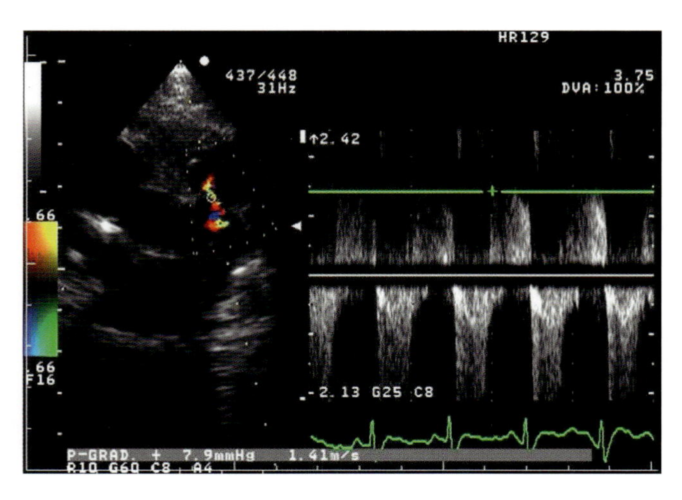

図1-64　図1-57と同一症例における肺動脈逆流速度の測定
肺動脈弁よりやや右心室側にサンプルボリュームを置き，拡張期に主肺動脈から右心室へ向かうジェット流を捉え，その速度を測定する。本症例の肺動脈逆流速度は1.41 m/s（圧較差7.9 mmHg）であった。

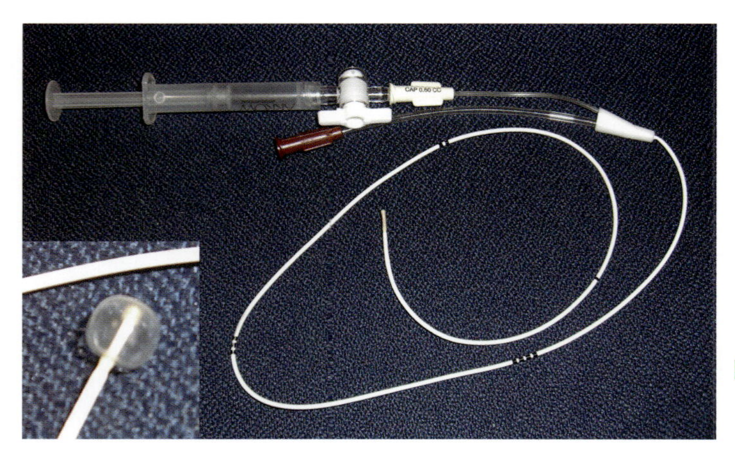

図1-65　バーマンカテーテル（4 Fr.）（Arrow社製）
左下の挿入図は，カテーテル先端のバルーンを膨張させた状態。

の遠位を丹念に観察することで，病変部位が新たに発見されることがある。さらに，パルスウェーブドプラにより，異常と思われる構造物間でサンプルボリュームをゆっくり移動させることで流速変化を観察し，狭窄の存在を確認することができる[24]。右傍胸骨からの右心室流出路において，モザイクパターンの方向とドプラ方向の角度を最小限にすることで，正確な肺動脈血流速度を測定することが可能である。しかしながら，肺動脈遠位部を十分に描出できない症例においては，左傍胸骨からの右心室流出路により評価することが望ましく，とくに弁上部狭窄において有用である［図1-63］。

6）心臓カテーテル検査

ドプラを用いた心エコー図検査と同様に，心臓カテーテル検査においても侵襲的に右心室－肺動脈間収縮期圧較差を測定することができる。

手技および使用する機材は，ほかのカテーテル検査に準ずる。著者は，カテーテル検査のみを目的とする場合，操作性と造影剤の排出性を重視し，先端に小径のバルーンが備わったクローズド・エンドの4～8 Fr.のバーマンカテーテルを好んで使用している［図1-65］。カテーテル挿入に使用する血管は，左右いずれかの頸静脈が通常であるが，何らかの理由で確保が困難であるときは，大腿静脈からアプローチすることも可能である。カテーテルを血管より挿入し，透視下で右心房まで進め，カテーテルに対して若干の回転を加えることで右心室内へ誘導することができる。そのまま進めると心尖部の右心室壁に当たり，以後カテーテルを挿入することが困難になるため，バーマンカテーテルを使用する際は，この時点でバルーンを膨張させる。こうすることで，バルーンは血流方向に対して浮力を得ることになり，速やかに右心室流出路内へ誘導される。注意すべき点は，バルーンが膨張した状態では狭窄した構造物間を通過することができない可能性があるため，バルーンを収縮させて肺動脈弁から肺動脈内へ挿入することである。一方，ガイドワイヤーを用いる場合は，先端にアールを有する多目的カテーテルを使用することができ，バルーン弁口拡大形成術を前提としたカテーテル検査では有用である。その際，まず多目的カテーテルを右心室内へ誘導し［図1-66A］，ガイドワイヤーをカテーテル内へ挿入し，先端を出す[図

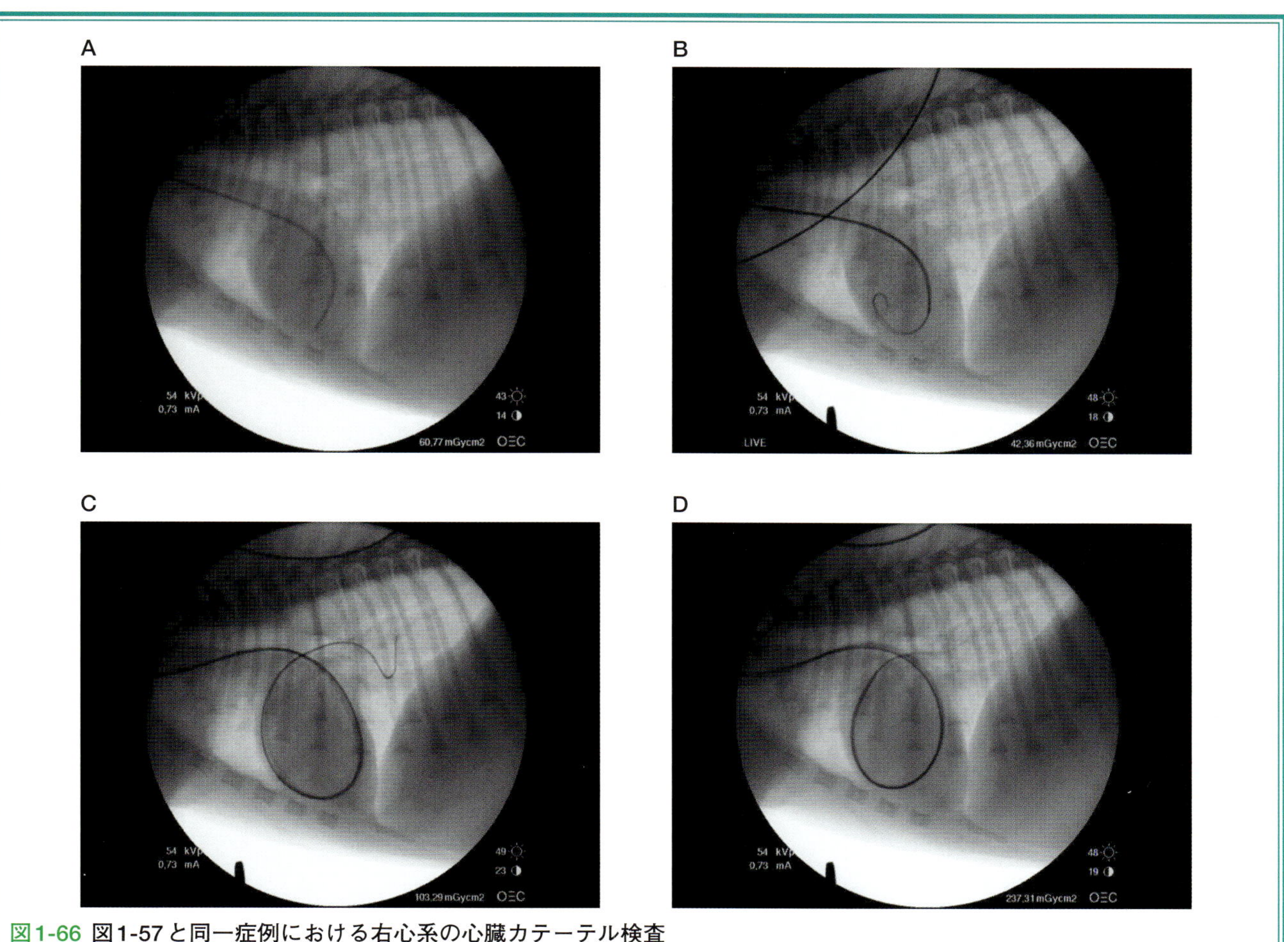

図1-66 図1-57と同一症例における右心系の心臓カテーテル検査
A：頚静脈より右心房を介して右心室へ多目的カテーテルを挿入する。B：多目的カテーテル内へガイドワイヤーを挿入し，右心室流出路へ誘導する。C：ガイドワイヤーを肺動脈へ誘導し，さらに多目的カテーテルを右心室流出路へと追従させる。D：多目的カテーテルを主肺動脈内まで挿入する。

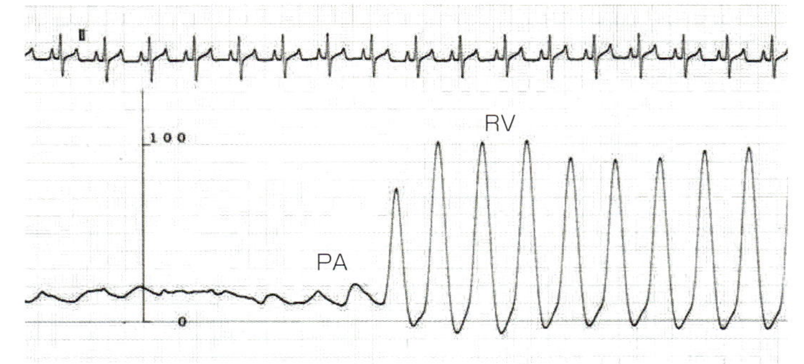

図1-67 肺動脈弁性狭窄を呈したフレンチ・ブルドッグにおける引き抜き圧曲線
肺動脈へ挿入したカテーテルをゆっくり右心室へ引き抜き，血圧の変化をみたところ，収縮期圧の上昇および拡張期圧の減少が認められた。肺動脈および右心室の収縮期圧はそれぞれ19 mmHgおよび98 mmHgであり，観血的に圧較差は79 mmHgであった。PA：肺動脈，RV：右心室

1-66B]。次に多目的カテーテルをガイドワイヤーに沿わせてわずかに送り込み，今度はガイドワイヤーを肺動脈弁を介して肺動脈分岐部より遠位に挿入する［図1-66C］。その後，ガイドワイヤーを追従するごとく多目的カテーテルを肺動脈内へと誘導する［図1-66D］。

カテーテルが肺動脈内に誘導されたならば，次に引き抜き圧曲線の描出を行う。この手技の目的は，肺動脈と右心室の収縮期圧に較差があるか否かを評価することにある。肺動脈弁狭窄症において，通常肺動脈圧は正常であるが，狭窄部を介した肺動脈内（弁上部狭窄）および右心室内（弁性および弁下部狭窄）は，収縮期圧の増加が存在する。このため，透視下において肺動脈から右心室へゆっくりカテーテルを引き抜いてくると，血圧の変化が曲線として現れ，これがいわゆる「引き抜き圧曲線」である［図1-67］。右心室までカテーテルを引き抜き，心尖部に静置して右心室圧波形を記録した後，造影剤の

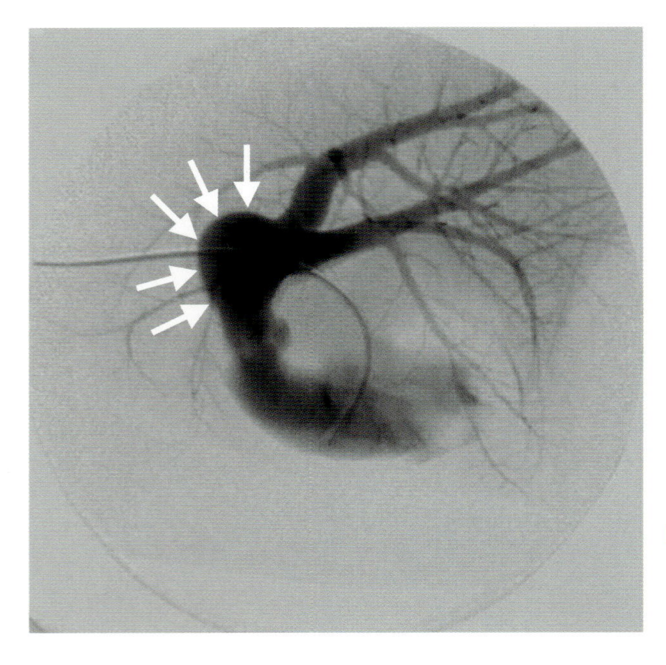

図1-68　図1-57と同一症例における右心造影像
肥厚した肺動脈弁尖による充填欠損像および肺動脈弁輪部の低形成がみられる。さらに，明瞭な腫瘤状の狭窄後部拡張が認められる（矢印）。

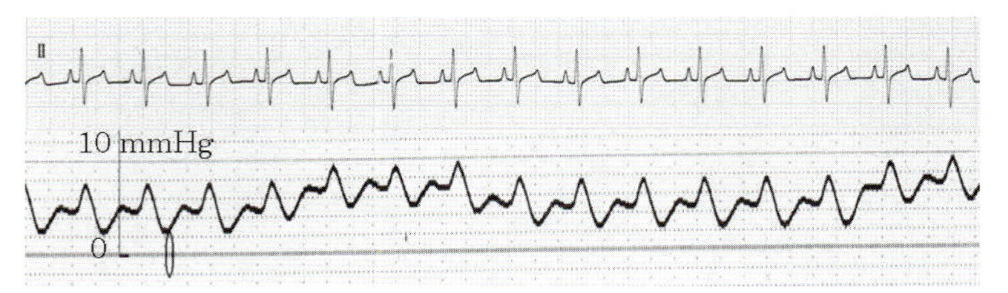

図1-69　肺動脈弁性狭窄を呈したフレンチ・ブルドッグにおける右心房圧波形
右心房圧は拡張期，収縮期においてそれぞれ3 mmHgおよび8 mmHgであり，平均右心房圧は5 mmHgであることから，顕著な上昇は認められない。なお，本症例では三尖弁逆流はみられなかった。

急速注入を実施する。造影により，右心室流出路の狭窄，右心室肥大および肺動脈内の狭窄後部拡張が示される［図1-68］。小動物におけるカテーテル検査の欠点として，右心室圧は麻酔の影響を大きく受けるため，覚醒および活動下における狭窄の重症度を過小評価する可能性がある[20]。肺動脈，右心室の血圧測定および造影が終了したら，カテーテルをさらに引き抜き，右心房内に静置し，血圧の表示スケールを調整した後，右心房圧測定を実施する［図1-69］。重度の三尖弁逆流を合併している場合には平均右心房圧の上昇，また右心室コンプライアンスが減少している際には拡張期右心房圧の上昇として確認される。

とくに冠状動脈の奇形が疑われるイングリッシュ・ブルドッグやボクサーでは，左心系の心臓カテーテル検査も実施すべきであり，大動脈起始部や選択的冠状動脈の造影により，左冠状動脈の走行について評価することが可能である[28]。

5．治　療
Treatment

1）内科的治療

肺動脈弁狭窄症に対する治療の概念は，収縮期右心室圧降下による右心室圧負荷の緩和であり，内科的治療のみで十分な効果を期待するのは困難であるといえる。しかしながら，本疾患の罹患犬において右心室および左心室のキマーゼ活性上昇が示唆されており[14]，病態モデル犬における組織レベルの研究において，アンジオテンシンⅡ拮抗薬であるカンデサルタンシレキセチルによる心筋リモデリングの抑制が報告されている[14]。

2）外科的治療

外科的治療法の基本的な目的は，弁口部の拡大または迂回路増設による右心室圧降下にある。肺動脈弁狭窄症に対する治療法として様々な術式が提唱されており，それらを以下に示す。

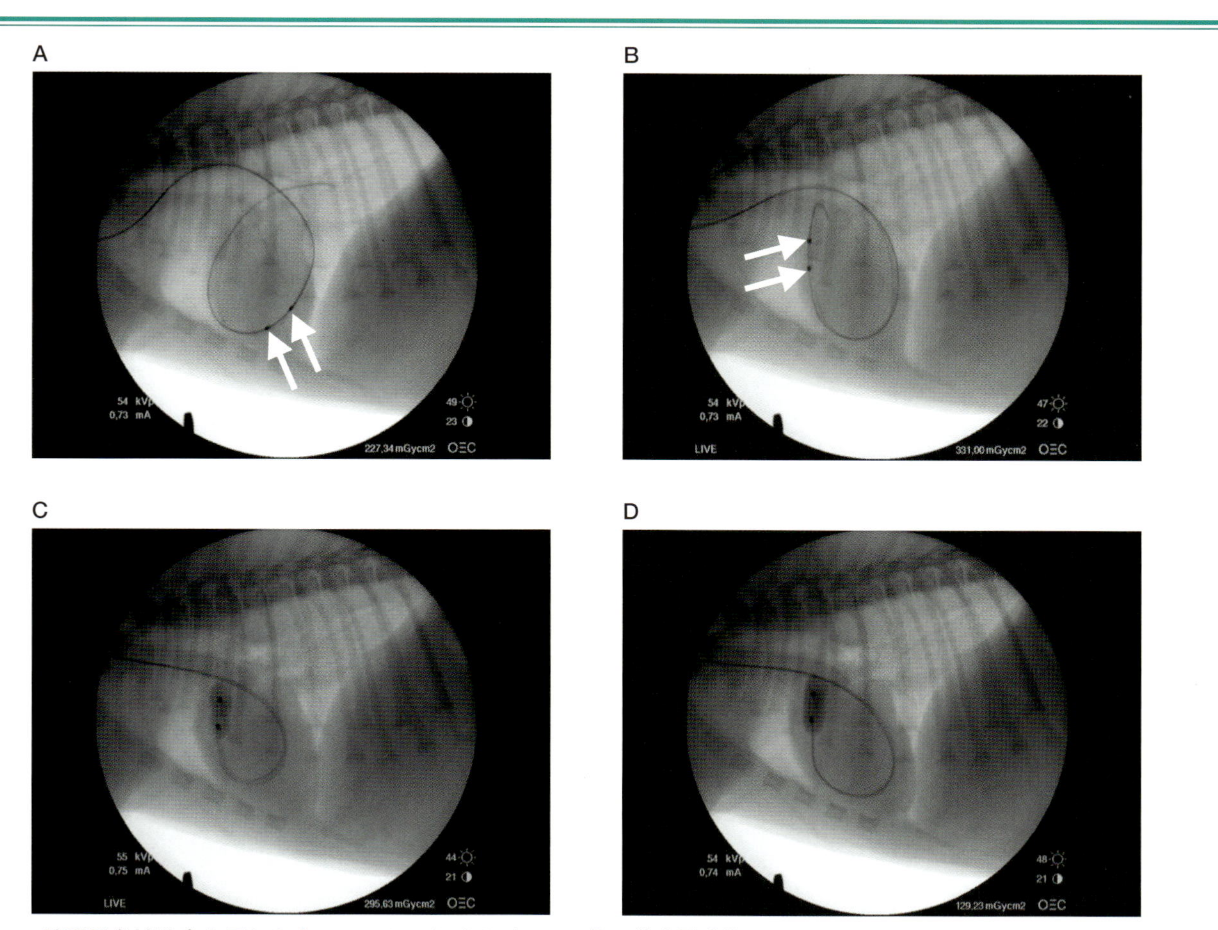

図1-70 肺動脈弁性狭窄を呈したウィペットにおけるバルーン弁口拡大形成術
A：右心室心尖部から流出路へバルーンカテーテルを挿入する。B：狭窄部へバルーンカテーテルが挿入された状態。バルーン部の視認はインジケーター（矢印）により行う。C：バルーンを最初に膨張させた直後の所見。狭窄物によりバルーンのくびれが確認できる。D：数度のバルーン膨張により狭窄が解除された後の所見。バルーンのくびれが明らかでなくなった。

1．麻酔

麻酔は，ほかの開胸術時におけるプロトコールに準ずる。とくに覚醒時は，激しい疼痛により心拍急上昇および呼吸促迫などを呈することがあるため，十分な鎮痛処置が必要である。

2．非開胸下修復術

<バルーン弁口拡大形成術>

Brightらが，1987年に犬におけるバルーン弁口拡大形成術を報告して以来[2]，バルーン弁口拡大形成術は，世界規模での技術となりつつある[3, 7, 17, 37]。アプローチ法は前述の心臓カテーテル検査時と何ら変わらず，非開胸下で実施可能である。しかしながら，バルーン拡大時の右心室に対する刺激や，一時的な血流阻害による心室性不整脈が発生し得る。また，過剰なバルーンの拡大による肺動脈および三尖弁の損傷には，十分注意する必要がある。

通常，頸静脈からのエンドホールの多目的カテーテルの挿入法は，前述したとおりである。心内各所の血圧測定および右心造影を実施した後，肺動脈内にガイドワイヤーを留置した状態で多目的カテーテルを抜去する。このとき，ガイドワイヤーが同時に引き抜かれる可能性があるため，若干ガイドワイヤーを送り込みつつ，カテーテルを抜去する。次にバルーンカテーテルをガイドワイヤーに追従させるように挿入していく。使用するバルーンは，心エコーまたは心血管造影検査による肺動脈弁輪径の1.2～1.5倍が望ましい[7]。バルーン自体の長さは，4～10 cmのものが既製品として利用可能であり，症例にあわせて肺動脈弁を数cm超える程度のカテーテルを選択する。右心室までの挿入は比較的容易であるが，バルーンカテーテルの硬さにより流出路へ挿入しようとする際に抵抗を感じるが，右心室腔内の位置を十分確認して慎重に流出路へ挿入する［**図1-70A**］。また，狭窄部にカテーテルのバルーン部が挿入されているかどうか確認

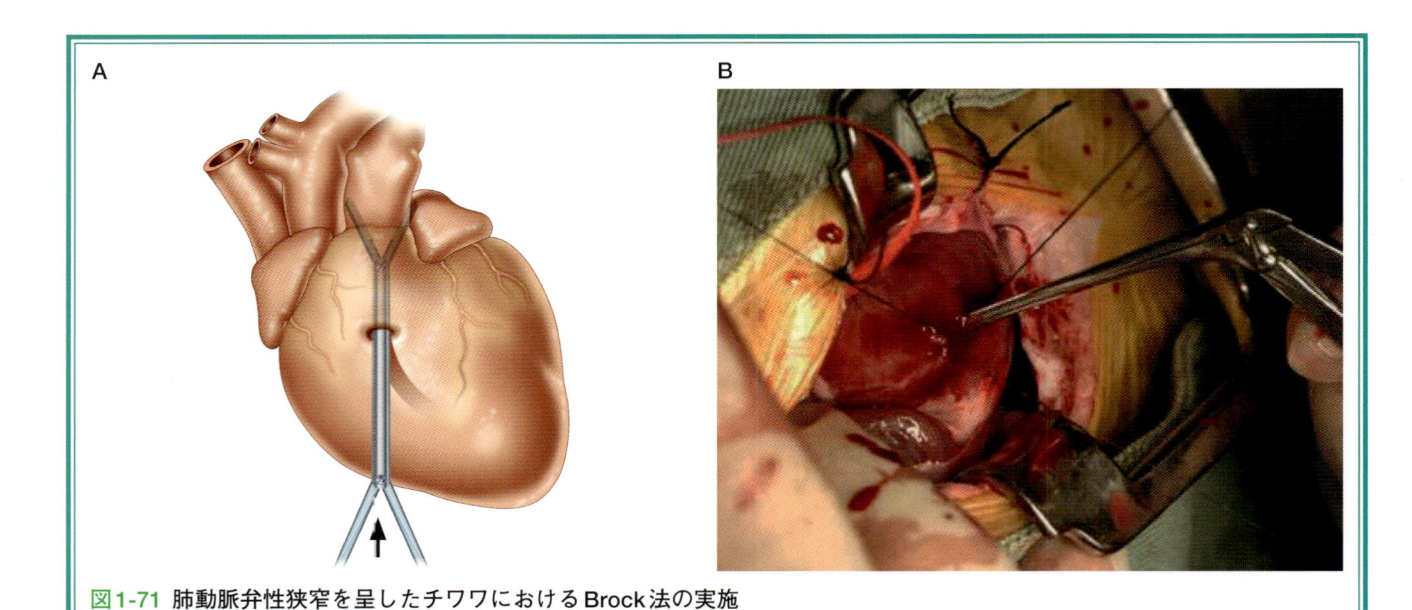

図1-71 肺動脈弁性狭窄を呈したチワワにおけるBrock法の実施
A：Brock法の模式図（文献43より引用，改変）。B：Brock法の術中写真。右心室壁に巾着縫合をかけ，小切開後に耳鉗子を挿入し，狭窄物を裂開している。（写真左下が頭側，右上が尾側）

するには，カテーテルのインジケーターを視認することで行う［図1-70B］。バルーン部が解除を目的とする狭窄物間へ静置されたら，バルーンを膨張させる。バルーンは，生理食塩水と造影剤を１：１の割合で混合して使用する［図1-70C］。バルーンの膨張により右心室から肺組織へ血流は一時的であるが完全に遮断されるため，完全に膨張させるのは数秒に留めるようにし，その後急速に収縮させる。この操作を狭窄の十分な解除が得られるまで実施する。狭窄がほぼ解除されると，バルーンのくびれが消失し，続いてバルーンを膨張させても明らかでなくなる［図1-70D］。さらに，右心室圧の再評価および血行動態の安定化を確認する。

犬においてバルーン弁口拡大形成術の有効性が示されており[17]，無処置の犬はバルーン弁口拡大形成術が成功した犬に比べ2.1倍，死のリスクがあるとされている[9]。しかし，依然術後に再狭窄が起こる可能性は否めず，十分な経過観察が必要である。

３．開胸下修復術

＜Brock法＞

狭窄部へのバルーンカテーテル挿入や体外循環の実施が困難な超小型犬に対する外科的治療法としてBrock法がある。アプローチ法としては，左側肋間切開または胸骨正中切開にて開胸を実施する。横隔神経と平行に心膜を切開後，心膜テントを作製し，右心室へアプローチする。右心室流出路へ支持糸を２本用いて巾着縫合を施し，助手に保持させる。術者は，No.11の尖刃を用いて流出路壁を小切開し，切開部から耳鉗子などの先端のみが拡大できる鉗子を挿入する。そして，鉗子の先端を広げることで狭窄部を２方向から盲目的に裂開させる[36)]［図1-71］。鉗子の挿入時，操作時および抜去時は，助手が支持糸のテンションを加減することで出血をコントロールする。

Brock法の利点として，小型犬に適応可能であること，特殊な器具を必要としないこと，などが挙げられる。一方，欠点としては，盲目的な手技であること，出血のコントロールが若干困難であること，術後の再狭窄が起こり得ること，などが挙げられる。

＜右心室ー肺動脈間導管移植術＞

導管移植術は，右心室と肺動脈間に迂回路を増設することにより，狭窄部を通過する血流量を減少させ，右心室圧の軽減を図る方法である。移植に用いる導管には，生体組織や人工物であるダクロンを加工したもの，また弁付きおよび弁無しが知られている[12, 38]。弁付きまたは弁無しのいずれが有効であるかに関して，現時点で結論づけることはできないが，著者らは，生体組織由来の弁付き導管を肺動脈弁狭窄モデル犬へ移植し，血行動態および組織学的な有用性を確認している[34, 35]。

移植には，犬由来の大動脈弓をデナコール処理することで免疫原性を失活させ，さらに縫着時の操作性を考慮し，右心室側にポリプロピレンチューブおよびポリテトラフルオロエチレン（PTFE）のフェルトを装着させたものを用いる［図1-72A］。導管は移植直前に，レシピエントの全血により，あらかじめプレクロットしておく。

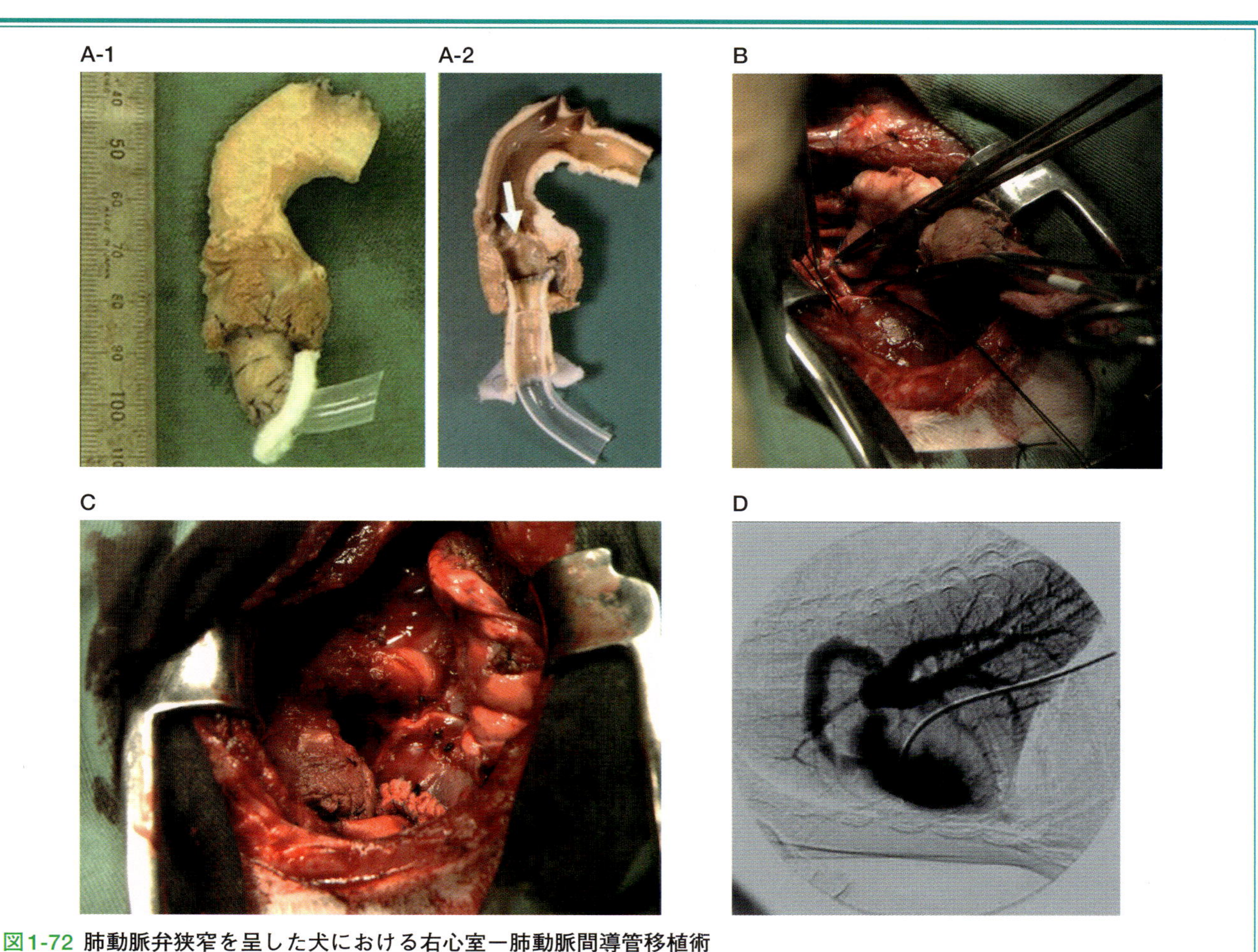

図1-72 肺動脈弁狭窄を呈した犬における右心室ー肺動脈間導管移植術
A-1：犬大動脈弓由来デナコール処理済み導管。右心室壁への縫着を考慮し，導管近位端にポリプロピレンチューブおよびポリテトラフルオロエチレン（PTFE）フェルトを装着している。A-2：導管の内部構造。矢印は導管内部の弁を示す。B：導管の遠位端を主肺動脈へ端側吻合する。このとき，主肺動脈は血管鉗子にて部分的に鉗圧している。C：右心室壁へ導管を縫着し，導管移植が終了したところ。D：移植後に実施した右心室からの血管造影。導管を介する右心室からの良好な血流が確認された。

アプローチは，左第4肋間開胸にて実施する。横隔神経の腹側心膜を背腹方向に，さらに迷走神経と横隔神経間をそれぞれ切開し，心膜テントを作製することで導管縫着時のアプローチ面とする。次に，右心室側と肺動脈側の導管設置部位，および導管の大きさを確認する。最初に，非吸収性縫合糸を用いて右心室壁に巾着縫合を施しておく。次に肺動脈からアプローチを実施する。主肺動脈の縫着予定部位までの長さにあわせて導管遠位部を斜めに切断する。狭窄後部拡張部の背側および腹側にポリプロピレン糸を用いてそれぞれ1針ずつ支持糸を掛ける。この支持糸の幅は，主肺動脈を部分鉗圧する際に用いる血管鉗子より狭くする。助手に支持糸を牽引させた状態で主肺動脈を部分鉗圧し，右心室圧が急激に上昇しないことを確認する。No.11の尖刃にて主肺動脈を切開し，ポッツ剪刀を用いて背腹方向に切開線を拡大する。背側より両端針付きのポリプロピレン糸で縫着を開始し半周

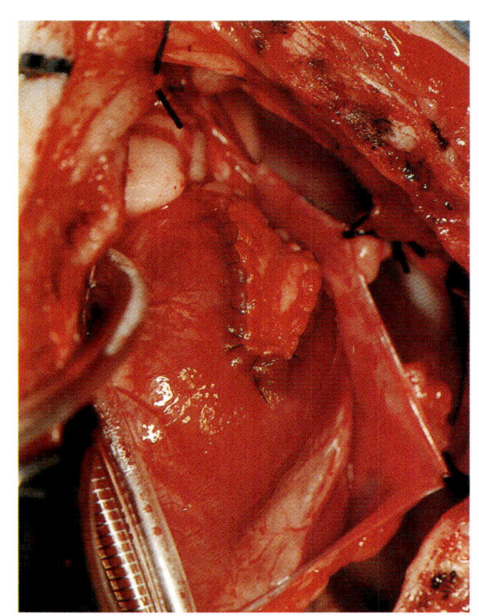

図1-73 肺動脈弁狭窄を呈したシー・ズーにおける右心室流出路拡大形成術
重度な弁性狭窄と弁輪部発達不良のため，パッチグラフトによる右心室流出路拡大形成術を実施した。

A

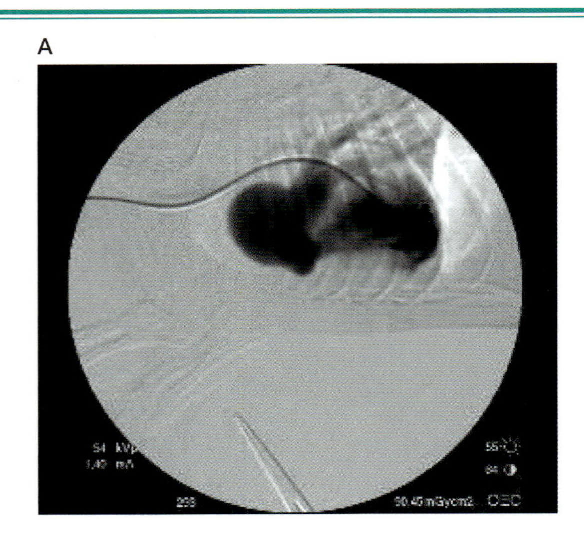

B

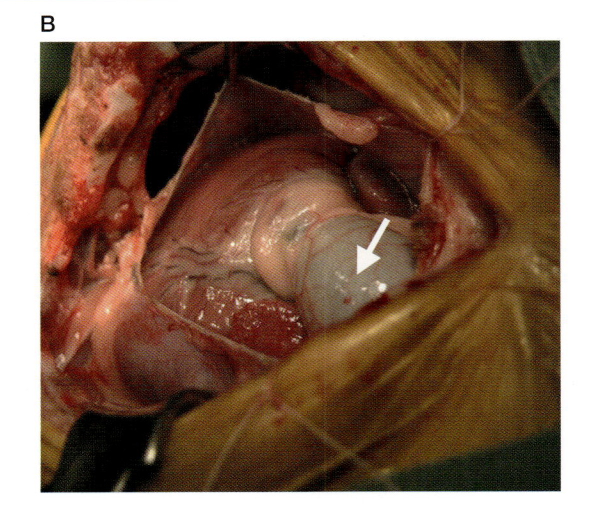

C

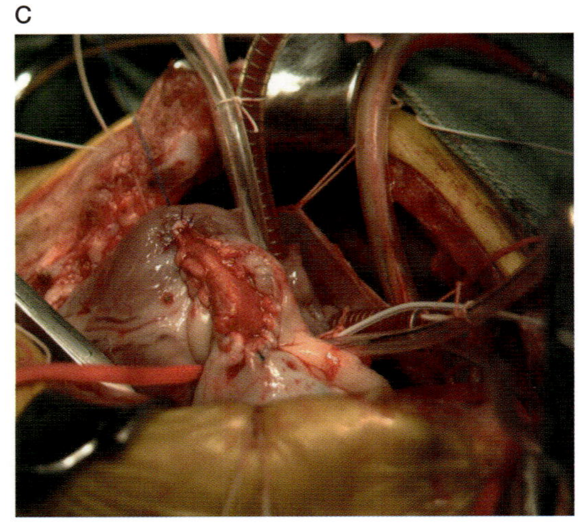

図1-74　肺動脈弁性および弁下部狭窄を呈したペキニーズにおける心血管造影像および術中写真

A：肺動脈弁部の狭窄および低形成，狭窄後部拡張が認められた。さらに弁下部および右心室内の充填欠損像から弁下部狭窄および右心室壁肥大が示唆された。B：同症例における狭窄後部拡張（矢印）の肉眼所見。C：同症例における体外循環心停止下の右心室流出路拡大形成術。デナコール処理済み牛静脈片をパッチグラフトとして用いた。

縫合後，今度はもう一端の針でもう半周縫合を実施する［**図1-72B**］。出血がないことを確認後，導管の弁部遠位を血管鉗子にて鉗圧し，導管の近位に生理食塩水を満たしておく。

次に右心室側のアプローチを実施する。あらかじめ掛けておいた支持糸を助手に保持させ，次に尖刃を用いて右心室壁に小切開を加え，すぐさま血管用パンチャーを切開部から挿入し，右心室壁を円形にくり抜く。そして速やかにポリプロピレンチューブを挿入し，フェルト部と右心室壁を両端針付きのポリプロピレン糸により半周ずつ縫着する［**図1-72C**］。右心室から導管を介して良好な血流が触知できたら，縫着部および導管から出血がないことを確認する。次に右心室より血管造影を実施し，右心室より導管を介して肺動脈への血流を確認する［**図1-72D**］。以後，常法に従い閉胸するが，閉胸により導管に若干の形態変化が生じる可能性もあるため，閉胸後も血管造影を実施する。

導管内の血栓形成予防のため，術後にヘパリン（100 U/kg，tid ～ qid）を皮下投与する。さらに術後７日以後，術後１カ月までワルファリンを投与する。

＜体外循環心停止下を中心とした右心室流出路拡大形成術＞

右心室流出路拡大形成術は，いわゆる“パッチグラフト（patch-graft）法”と呼ばれ，肺動脈切開下（直視下）で実施するopen patch-graftと，体外循環下ではなく，拍動下であらかじめパッチを右心室流出路へ縫着した状態で盲目的に肺動脈弁などを切開するclosed patch-graftが含まれる［**図1-73**］。いずれの術式も，肺動脈弁などの狭窄構造物を切開し，右心室流出路へ柳葉型に成形したパッチを縫着することで流出路を拡大し，右心室圧を軽減することが目的である。パッチに用いる素材は，デナコール処理済み牛静脈片やPTFEが知られている[21, 22]。closed patch-graftは，切断ワイヤーなど以外，特殊な機器を必要とせずに実施可能である反面，盲目的な弁切開であることや出血のコントロールが困難であるなどの短

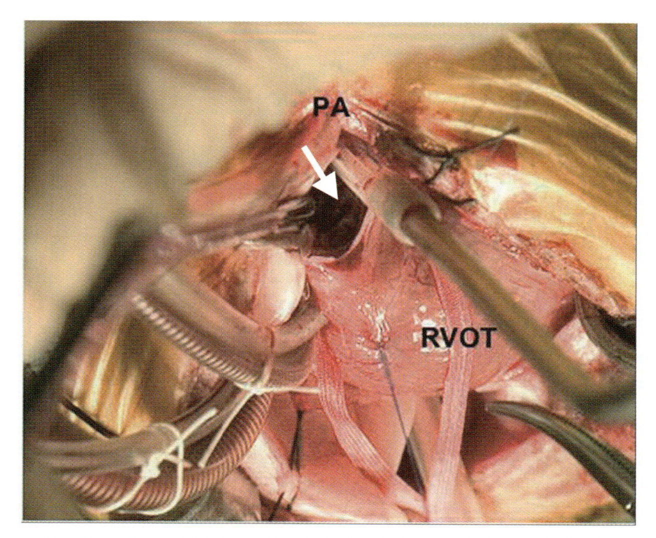

図1-75 肺動脈弁上部狭窄を呈したキャバリア・キング・チャールズ・スパニエルにおける体外循環心拍動下での弁上部狭窄解除術
肺動脈切開部から弁上部の膜性構造物（矢印）が確認された。RVOT：右心室流出路，PA：肺動脈。（Soda, A., et al. (2008) : *J. Anim. Clin. Med.*, 17:74, Fig 8-A. より著者の許可を得て掲載）

所を有する。そこで著者らは，安定したおよび循環動態および無血視野を得るため，体外循環および心停止下でのopen patch-graftを実施してきた。

体外循環下での手技は，ほかの疾患における体外循環法に準ずる（本シリーズ「循環器系１」の巻を参照）。頸動脈または大腿動脈へ送血カニューレおよびモニター用動脈ラインを確保した後，広い術野を得るため胸部正中切開にてアプローチする。肺動脈弁狭窄の場合は通常，巾着縫合を施した右心耳より前大静脈および後大静脈へそれぞれ脱血カニューレを挿入する。心停止後，右心室流出路から肺動脈弁をまたぎ，弁上部までを切開する。さらに，狭窄物および肺動脈を適切に切除し，成形したパッチを縫着する［**図1-74**］。縫着終了後，右心室から肺動脈内の空気を抜去する。その後，大動脈の遮断を解除し，心拍動を再開させる。その後の処置は，ほかの疾患における体外循環法と同様である。

本法は現在，肺動脈弁狭窄症の治療における最も根治的な方法とされており，その有効性が示唆されている[41]。しかし，体外循環装置が必要となり，高いコストおよび侵襲性などの問題点を有する。

＜体外循環心拍動下における弁上部狭窄解除術＞

肺動脈弁上部狭窄では，体外循環心拍動下における狭窄の解除が可能である[38]。弁上部狭窄では，心拍動下の操作において肺動脈切開創からの出血をサクションにて吸引することで十分な視野が確保できる［**図1-75**］。また，吸引された血液は体外循環装置を介して返血することができる。アプローチは，前述の右心室流出路拡大形成術と同様の手技にて実施する。肺動脈弁上部を切開後，狭窄物を切除し，切開創を縫合する。

本法は体外循環を要するものの，心停止およびパッチの縫着を必要としないことから，短時間での手術完了が可能となる。ただし，パッチグラフトによる右心室流出路拡大形成術を行わないので，肺動脈弁輪部が正常に発達しているものが適応症例である。

4．術後管理

非開胸下および開胸下修復術のいずれにしろ，術後は厳重な管理が必要である。とくに，開胸下における手術後，呼吸状態および出血による貧血には十分注意する。ドレーンからのこまめな胸水抜去とともに，必要に応じて速やかな輸血などの処置を実施する。さらに，右心室心筋に対する侵襲性により，術後に心室期外収縮の発生をみることがあり，頻度に応じて抗不整脈薬の投与を行う。

6．予　後
Prognosis

各種術式について記載したが，長期的な有効性および予後について不明な点も多い。しかしながら，バルーン弁口拡大形成術に代表されるように，いずれの術式においても十分な圧較差の軽減が得られれば，予後が大幅に改善する可能性がある[16]。

◆参考文献

1) Anderson, M. (1992) : What is your diagnosis? Right-sided cardiomegaly associated with supravalvular pulmonic stenosis. *J. Am. Vet. Med. Assoc.*, 200:2013.
2) Bright, J. M., Jennings, J., Toal, R., et al. (1987) : Percutaneous balloon valvuloplasty for treatment of pulmonic stenosis in a dog. *J. Am. Vet. Med. Assoc.*, 191:995-996.
3) Brownlie, S. E., Cobb, M. A., Chambers, J., et al. (1991) : Percutaneous balloon valvuloplasty in four dogs with pulmonic stenosis. *J. Small Anim. Pract.*, 32:165.
4) Buchanan, J. W. (1990) : Pulmonic stenosis caused by single coronary artery in dogs: for cases (1965-1984). *J. Am. Vet. Med. Assoc.*, 196:115-120.
5) Buchanan, J. W. (1992) : Causes and prevalence of cardiovascular diseases. In: Current Veterinary Therapy, 11th ed. (Kirk, R. W., Bonagura, J. D. eds.), W.B. Saunders, Philadelphia.
6) Cheatham, J. P. (1990) : Pulmonary stenosis. In: The Science and Practice of Pedoatric Cardiology, vol II (Garson, J. A., Bicker, J. T., McNamara, D. E. eds.), Lea & Febiger, Philadelphia.
7) Estrada, A., Moise, N. S., Erb, H. N., et al. (2006) : Prospective evaluation of the balloon-to-annulus ratio for valvuloplasty in the treatment of pulmonic stenosis in the dog. *J. Vet. Intern. Med.*, 20:862-872.
8) Ettinger, S. J., Sutter, P. F. (1970) : Congenital heart disease. In: Canine

Cardiology (Ettinger, S. J., Sutter, P. F. eds.), W.B. Saunders, Philadelphia.
9) Ewey, D. M., Pion, P. D., Hird, D. W. (1992) : Survival in treated and untreated dogs with congenital pulmonic stenosis. *J. Vet. Intern. Med.*, 6:114.
10) Farrow, C. S. (1986) : Radiographic characterization of pulmonic stenosis in a dog. *Mod. Vet. Pract.*, 67:804.
11) Fingland, R. B., Bonagura, J. D., Myer, C. W. (1986) : Pulmonic stenosis in the dog: 29 cases (1975-1984). *J. Am. Vet. Med. Assoc.*, 189:218-226.
12) Ford, R. B., Spaulding, G. L., Eyster, G. E. (1978) : Use of an extracardiac conduit in the repair of supravalvular pulmonic stenosis in a dog. *J. Am. Vet. Med. Assoc.*, 172:922-925.
13) Friedman, W. F. (1992) : Congenital heart disease in infancy and childfood. In: Heart Disease: A Textbook of Cardiovascular Medicine, 4th ed. (Braunwald, E. eds.), W.B. Saunders, Philadelphia.
14) Fujii, Y., Yamane, T., Orito, K., et al. (2007) : Increased chymase-like activity in a dog with congenital pulmonic stenosis. *J. Vet. Cardiol.*, 9:39-42.
15) Hill, J. D. (1971) : Electrocardiographic diagnosis of right ventricular enlargement in dogs. *J. Electrocardiol.*, 4:347.
16) Jacobs, G. J., Mahaffey, M., Rawlings, C. A. (1990) : Valvular pulmonic stenosis in four Boykin spaniels. *J. Am. Anim. Hosp. Assoc.*, 26:247.
17) Johnson, M. S., Martin, M., Edwards, D., et al. (2004) : Pulmonic stenosis in dogs: balloon dilation improves clinical outcome. *J. Vet. Intern. Med.*, 18:656-662.
18) Liu, S. K., Tilley, L. P. (1976) : Dysplasia of the tricuspid valve in the dog and cat. *J. Am. Vet. Med. Assoc.*, 169:623.
19) Louie, E. K., Lin, S. S., Reynertson, S. J., et al. (1995) : Pressure and volume loading of the right ventricle have opposite effects on left ventricular ejection fraction. *Circulation*, 92:819-924.
20) Martin, M. W. S., Godman, M., Fuentes, V. L., et al. (1992) : Assessment of balloon pulmonary valuvuloplasty in six dogs. *J. Small Anim. Pract.*, 33:443-449.
21) Matsumoto, H., Sugiyama, S., Shibazaki, A., Tanaka, R., Takashima, K., Noishiki, Y., Yamane, Y. (2003) : A long term comparison between Denacol EX-313-treated bovine jugular vein graft and ultrafine polyester fiber graft for reconstruction of tight ventricular outflow tract in dogs. *J. Vet. Med. Sci.*, 65:363-368.
22) Matsumoto, H., Sugiyama, S., Shibazaki, A., et al. (2001) : Experimental study of materials for patch graft on right ventricular outflow tract under extracorporeal circulation in dogs–comparison between Denacol EX-313-treated bovine jugular vein graft and expanded polytetrafluoroethylene (EPTFE) graft. *J. Vet. Med. Sci.*, 63:961-965.
23) Minami, T., Wakao, Y., Buchanan, J., et al. (1989) : A case of pulmonic stenosis with single coronary artery in a dog. *Jpn. J. Vet. Sci.*, 51:453-456.
24) Moise, N. S. (1989) : Doppler echocardiographic evaluation of congenital heart disease. *J. Vet. Intern. Med.*, 3:195.
25) Mulvihill, J. J., Priester, W. A. (1973) : Congenital heart disease in dogs: epidemiologic similarities to man. *Teratology*, 7:73.
26) Olivier, N. B. (1988) : Congenital heart disease in dogs. In: Canine and Feline Cardiology (Fox, P. R. eds.), Churchill Livingstone, New York.
27) Patterson, D. F., Haskins, M. E., Schnarr, W. R. (1981) : Hereditary dysplasia of the pulmonary valve in beagle dogs. Pathologic and genetic studies. *Am. J. Cardiol.*, 47:631-641.
28) Patterson, D. F. (1984) : Two hereditary forms of ventricular outflow obstruction in the dog: pulmonary valve dysplasia, and discrete subaortic stenosis. In: Congenital Heart Disease; Causes and Processes (Nora, J. J., Takao, A. eds.), Futura, Mt.Kisko.
29) Perloff, J. K. (1994) : Congenital pulmonary stenosis. In: The Clinical Recognition of Congenital Heart Disease, 4th ed. (Perloff, J. K. ed.), W.B. Saunders, Philadelphia.
30) Polzin, D. J., Ogburn, O. N. (1981) : Isolated pulmonary valvular insufficiency in a dog. *J. Am. Anim. Hosp. Assoc.*, 17:301.
31) Richards, K. L. (1994) : Doppler echocardiographic quantification of stenotic valvular lesions. *Echocardiography*, 4:289.
32) Riepe, R. D., Gompf, R. E. (1993) : ECG of the month. *J. Am. Vet. Med. Assoc.*, 202:374.
33) Rishniw, M., Thomas, W. P., Kienle, R. D. (1996) : Dynamic right mid-ventricular obstruction in 50 cats. *J. Vet. Intern. Med.*, 10:159.
34) Saida, Y., Tanaka, R., Fukushima, R., et al. (2009) : Histological study of right ventricle-pulmonary artery valved conduit implantation (RPVC) in dogs with pulmonic stenosis. *J. Vet. Med. Sci.*, 71:409-415.
35) Saida, Y., Tanaka, R., Fukushima, R., et al. (2009) : Cardiovascular effects of right ventricle-pulmonary artery valved conduit implantation in experimental pulmonic stenosis. *J. Vet. Med. Sci.*, 71:477-483.
36) Saida, Y., Tanaka, R., Hayama, T., et al. (2007) : Surgical correction of pulmonic stenosis using transventricular pulmonic dilation valvuloplasty (Brock) in a dog. *J. Vet. Med. Sci.*, 69:437-439.
37) Sisson, D. D., MacCoy, D. M. (1988) : Treatment of congenital pulmonic stenosis in two dogs by balloon valvuloplasty. *J. Vet. Intern. Med.*, 2:92-99.
38) Soda, A., Tanaka, R., Fukushima, R., et al. (2008) : Successful Surgical Correction of Supravalvular Pulmonary Stenosis Under Beating Heart Using Cardio-pulmonary Bypass System in 2 Dogs. *J. Anim. Clin. Med.*, 17:71-76.
39) Sutton, M. G., Gewitz, M. H., Shah, B., et al. (1984) : Quantitative assessment of growth and function of the cardiac chambers in the normal human fetus: a prospective longitudinal echocardiographic study. *Circulation*, 69:645-654.
40) Sutton, M. G., Raichlen, J. S., Reichek, N., et al. (1984) : Quantitative assessment of right and left ventricular growth in the human fetal heart: a pathoanatomic study. *Circulation*, 70:935-41.
41) Tanaka, R., Shimizu, M., Hoshi, K., et al. (2009) : Efficacy of open patch-grafting under cardiopulmonary bypass for pulmonic stenosis in small dogs. *Aust. Vet. J.*, 87:88-93.
42) Williams, D. A. (2005) : Canine exocrine pancreatic disease. In: Textbook of Veterinary Internal Medicine, 6th ed.(Ettinger, S. J. ed.), W.B. Saunders, Philadelphia.

2. 大動脈弁狭窄症

Aortic Stenosis

星　克一郎
Katsuichiro HOSHI

大動脈弁狭窄症は，大動脈弁周囲が先天的に狭くなり，左心室から大動脈への血流を妨げている疾患である。解剖学的に弁上部狭窄，弁性狭窄，弁下部狭窄に分類されるものの，犬ではそのほとんどは弁下部狭窄であり，大動脈弁下部狭窄と呼ばれている［**図1-76**］。大動脈弁下部狭窄では，先天的な弁下部の線維輪（線維筋性輪）形成による「固定性狭窄」と，収縮期における左心室流出路の一時的な狭窄形成による「動的狭窄」に分類することができる。固定性狭窄は，狭窄部位の口径に変化がないのに対し，動的狭窄では収縮期における僧帽弁の前方移動により左心室流出路が狭窄することによって生じ，主に猫の肥大型心筋症に随伴して認められる。ここでは，先天的な大動脈弁狭窄症である固定性狭窄を中心に記載する。

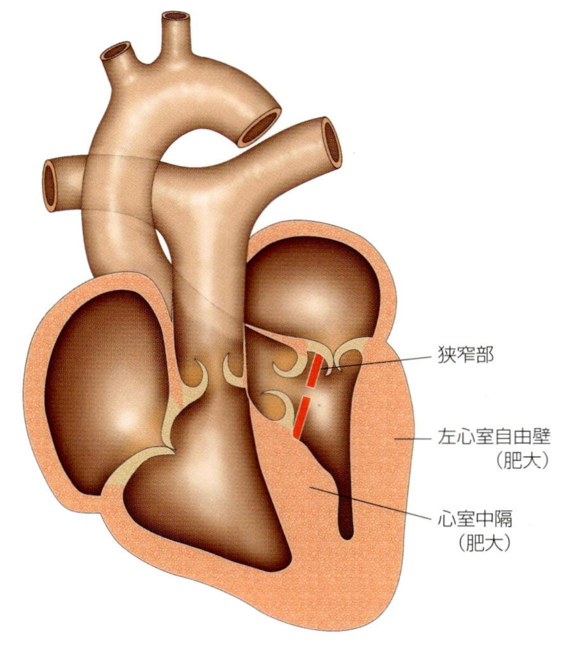

図1-76　大動脈弁狭窄の病態（弁下部狭窄）
左心室弁下部に線維輪が形成されることで左心室流出路血流が障害される。左心室は拍出を維持するため，左心室自由壁，心室中隔の心筋を肥大させ，駆出圧を高める。

1．分類と病理
Classification and Pathology

大動脈弁狭窄症は，狭窄の解剖学的な位置によって弁上部，弁性部，弁下部に分類される。弁上部狭窄は，先天性大動脈弁上部狭窄症として猫において報告されているものの，発生は稀である[1, 2, 6]。弁性狭窄はブル・テリアで認められることが多く，弁尖の粘液腫様変性と軟骨化生によって生じ，ヒトのカルシウム沈着による弁狭窄に類似する[12]。弁下部狭窄は，大型犬で最も一般的な先天性心奇形であり，ニューファンドランド，ボクサー，ロットワイラー，ゴールデン・レトリーバー，ジャーマン・シェパードで多発する。これらの犬では，左心室流出路領域において線維性隆起もしくは線維輪が取り囲むことによって狭窄が形成される［**図1-77**］。ニューファンドランドにおける遺伝形質が実験によって解明されている[13]。報告では，これらの犬を剖検し，重症度を以下のとおり三段階に分類した。軽度（グレード1）では，弁下部心室中隔の心内膜もしくは大動脈弁尖に肥厚を認めるものとした。中程度（グレード2）では，大動脈弁下に白色の隆起を生じ，肥厚した心内膜により左心室流出路が部分的に包囲された病変を認めるものとした。この病変は僧帽弁前尖基部に起始していた。重度（グレード3）では，左心室流出路の全周が線維帯，線維隆起もしくは線維輪に包囲されているものと分類した。この報告で，グレード1の病変が認められた犬は3～12週齢であり，グレード3の病変が顕著に認められた犬は6カ月齢以上であった。また，3週齢以前の症例では障害が認められなかったことから，ニューファンドランドにおいては大動脈弁下の病変は生後に発現することが示唆されている。

組織学的な特徴としては，狭窄部位において単核巨細胞，多核円形の結合組織細胞が認められ，結合組織には豊富なムコ多糖体酸，膠原線維，未分化な弾性線維および細網線維によって形成されており，病態の進行に伴って膠原線維束および軟骨組織の分離が認められる[9]。狭窄部位を介した圧較差が35 mmHgを超える場合，冠動脈および細動脈の再構築，血管内腔の狭小化，血管平滑筋の増殖，内側への肥厚および平滑筋内側の組織崩壊が認められると報告されている。このような冠状病変形成によって心筋虚血ならびに心筋線維化が引き起こされる。時には石灰化が進むことがあり，狭窄によって生じる求心性肥大は，圧負荷増大により毛細血管密度の減少をもたらし，心筋病変を増悪させる。これらの病変は，狭窄

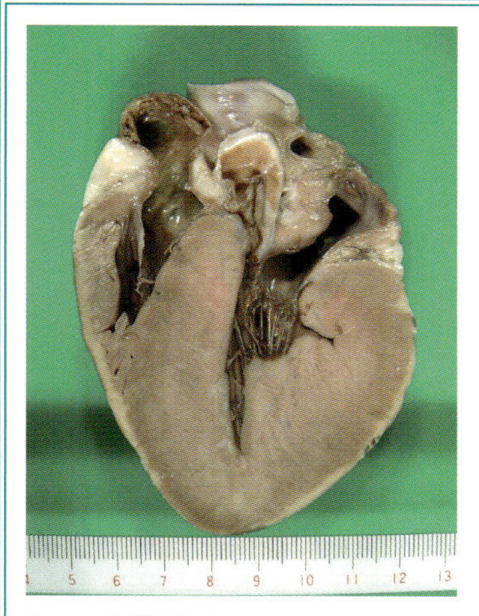

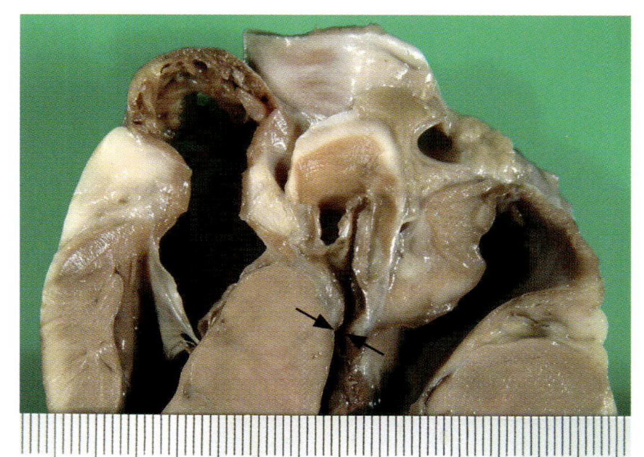

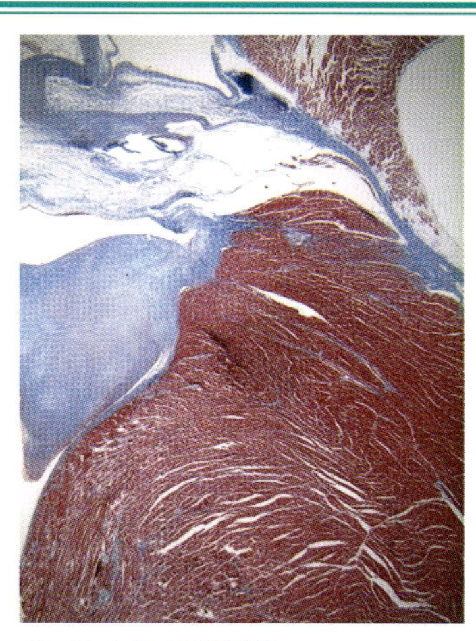

A 心臓縦断面
大動脈弁下部の心室中隔は隆起し，狭窄を生じている。左心室自由壁と心室中隔は求心性に肥大している。

B 心臓縦断面（流出路の拡大像）
大動脈弁下部は線維輪性に狭窄している（矢印）。

C 流出路の組織像
狭窄部位はムコ多糖体酸，膠原線維，未分化弾性線維および細網線維などの結合組織によって形成されている。

図1-77 大動脈弁下部狭窄を呈した甲斐犬（雄）の心臓の剖検所見と組織像

が重度の症例で顕著にみられるが，軽度の場合には認められない。狭窄部を通過した血流は乱流を引き起こし，上行大動脈～大動脈弓の血管壁を障害し，狭窄部後部拡張を生じる。

2．病態生理
Pathophysiology

狭窄部病変による収縮期の左心室駆出抵抗が増大すると，左心室収縮期圧の上昇によって心臓は血流量を保持しようとする。また，病変部を介した左心室と大動脈の間には圧較差を生じる。そのため，左心室は求心性に肥大し，収縮期に左心室壁張力が代償性に増大することにより，左心機能および病変部での血流量を保持させる。狭窄部を通過する血流速度は，狭窄部の径にほぼ反比例して増大する。この血流速度（V）と圧較差（ΔP）との間には簡易ベルヌーイの法則（$\Delta P = 4V^2$）が成り立つ。これは病変の重症度をある程度定量的に推定することが可能であることを示唆し，超音波ドプラ検査による非侵襲的な病態把握に役立っている。

左心室の収縮期壁張力上昇により左心室は求心性肥大を生じ，肥大の程度は狭窄の程度に比例する。この求心性肥大によって拍出量は維持されるものの，駆出抵抗の増大によって左心室の拍出時間が延長することから，動脈圧上昇時間が延長し，脈拍の減衰が認められる。また，左心室の求心性肥大が重度な犬では，心筋硬化や拡張期における血液の充填が低下する。大動脈弁下部狭窄の犬では，狭窄部からの高速血流により弁尖が損傷することによる二次的障害によって，弁尖の肥厚と運動性の低下を生じる。さらには線維輪への弁の巻き込み，上行大動脈の拡張（狭窄後部拡張），あるいは感染性心内膜炎によって大動脈弁閉鎖不全を生じる。

大動脈弁下部狭窄で認められる失神および突然死の機序は，動物の活動によって急激に上昇した左心室収縮期圧によって末梢動静脈の急性反射性拡張および徐脈による心拍出量低下によって生じていると考えられている。また，心筋病変などによる心室性不整脈の関与も報告されている[5)]。大動脈弁下部狭窄の症例では，一般的にうっ血性心不全を呈する症例は少ないものの，狭窄部病変による二次的な大動脈弁逆流や僧帽弁逆流によって左心室の容量負荷を生じ，心不全にいたる症例も認められる。また，大動脈弁下部狭窄では，心筋の線維化および石灰化を広範に伴うことがある。

3．臨床所見
Clinical Findings

軽度から中程度の大動脈弁狭窄症の犬においては，通常，臨床徴候は認められない。重症例においては易疲労性，運動不耐性，労作性虚弱および失神が認められることが

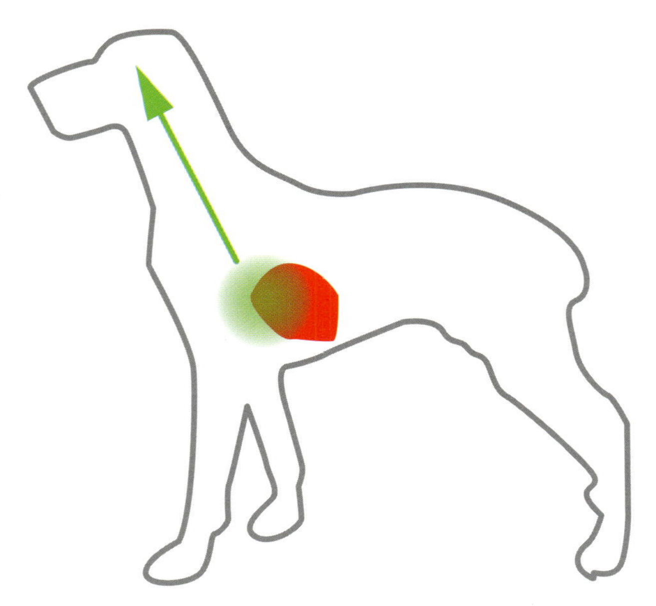

図1-78 **大動脈弁狭窄症の聴診部位**
大動脈弁周囲を最強点とする高調な雑音が聴取される。雑音は動脈血流に乗って頭側へと放散し，頸動脈や頭蓋冠に聴診器を当てることで雑音が聴取できる。

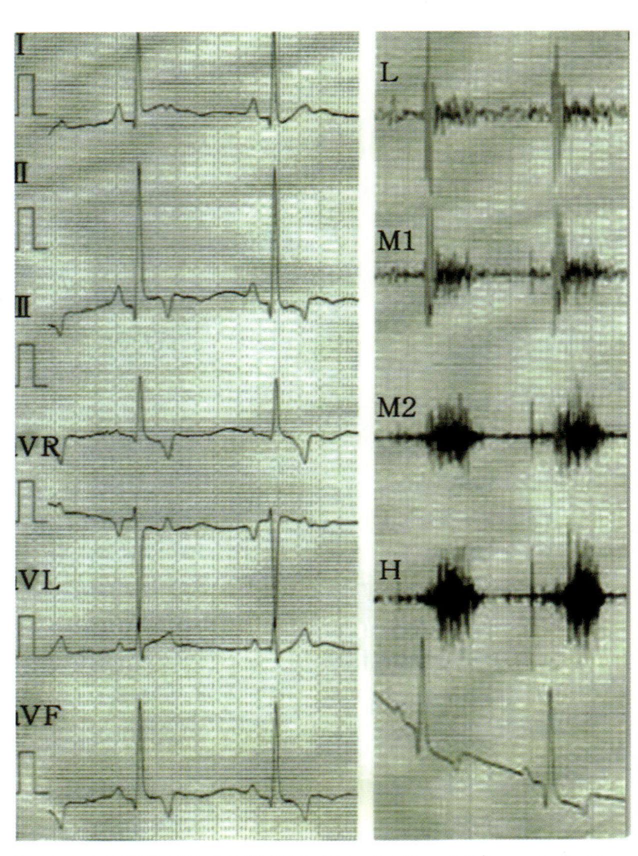

図1-79 **大動脈弁下部狭窄を呈したゴールデン・レトリーバー（雌，9カ月齢）の心電図および心音図**
心電図では，R波の増高などの左心室肥大所見が確認される。心音図では，中・高音域にかけて収縮期にダイヤモンド型を呈した漸増漸減性の心雑音が認められる。（L：低音域，M1：中音域，M2：中音域，H：高音域）

あり，突然死を呈する症例もある。心雑音の強度は，大動脈弁狭窄の重症度に対応し増大する傾向にあり，重症例でより大きな心雑音を聴取することができる。心雑音は，左側大動脈弁部を最強点とし，頭側へ放散される。心雑音は動脈血流に乗って頭側方向へ放散し，頸部動脈や頭蓋冠で聴取できることもある［図1-78］。先に述べたニューファンドランドでの報告では，病態は生後数カ月の間に生じるため，幼若時には病態が進行しておらず，心雑音が聴取されない場合もあるので注意が必要である。脈拍は狭窄が重度の場合，左心室駆出時間の延長によって動脈圧上昇の遅延を生じ，動脈拍動の減衰が認められる場合がある。

4．各種検査所見
Laboratory Findings

1）心音図検査

心音図検査では，左側大動脈弁部において最強点とする駆出性収縮期雑音が記録できる。駆出性雑音はⅠ音からⅡ音にかけて発生し，中・高音域において明瞭にダイヤモンド型の像を呈する［図1-79］。

2）心電図検査

心電図検査では，異常が認められない場合があるものの，重症例においてはⅡ誘導におけるR波の増高や平均電気軸の左方偏位など，左心負荷所見が認められる［図1-80］。

3）胸部X線検査

胸部X線検査において，大動脈の狭窄後部拡張が認められる［図1-81］。その結果，心陰影の頭側への拡大が認められる。左心室は求心性肥大を呈するため，左心室陰影の拡大は重症例で顕著になってくる。肺野の陰影に異常は認められず，左心房の拡大が認められる症例も少ない。

4）心エコー図検査

心エコー図検査は，大動脈弁狭窄症を診断する上で最も頼りになる診断法である［図1-82］。Bモード像における左心室長軸断面像で，左心室流出路から大動脈部位の狭窄が確認できる。弁下部狭窄においては，大動脈弁下部に孤立性の隆起した構造物が認められ，様々な程度で大動脈への血流を障害する。中程度から重度の狭窄症例では，左心室自由壁および心室中隔の肥厚（求心性肥大）

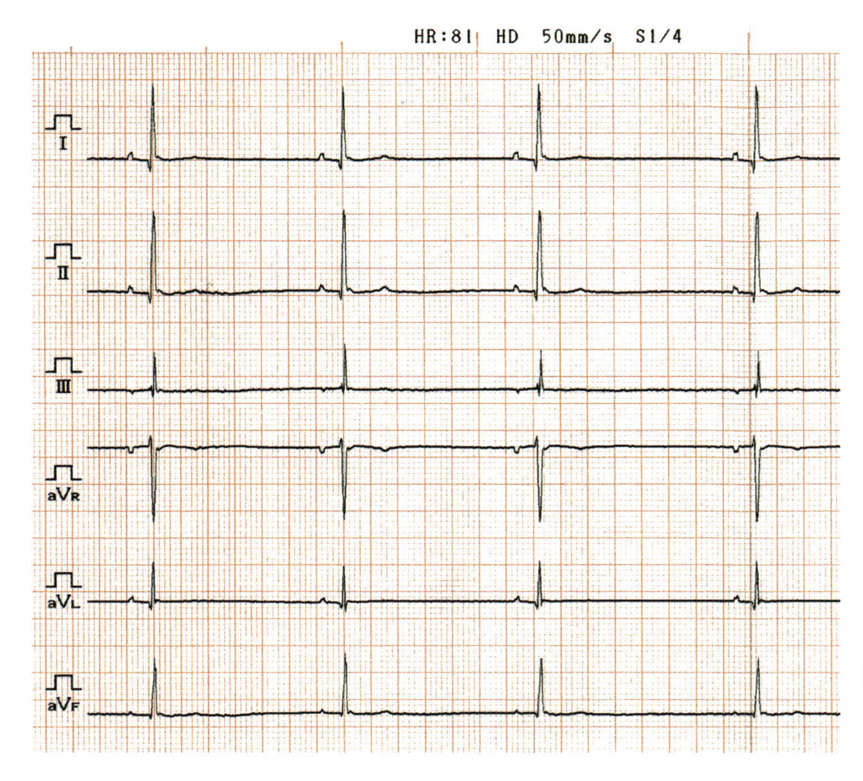

図1-80 大動脈弁下部狭窄を呈したパピヨン（雄，４歳）の心電図
Ⅱ誘導におけるＲ波の増高が認められる。

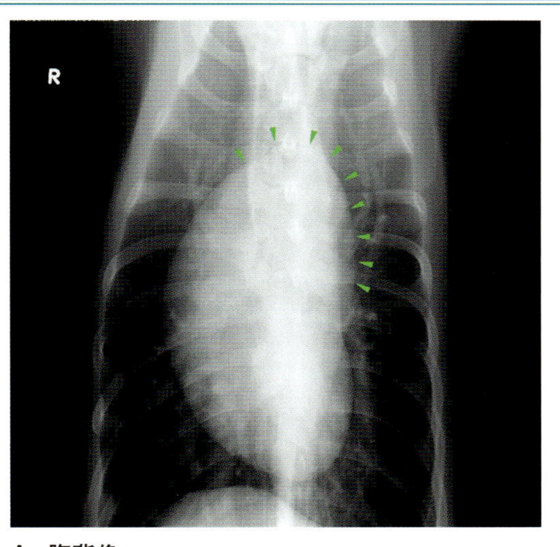

Ａ 腹背像
心陰影は，上行大動脈の狭窄後部拡張の結果，長軸方向に拡大している（矢頭）。

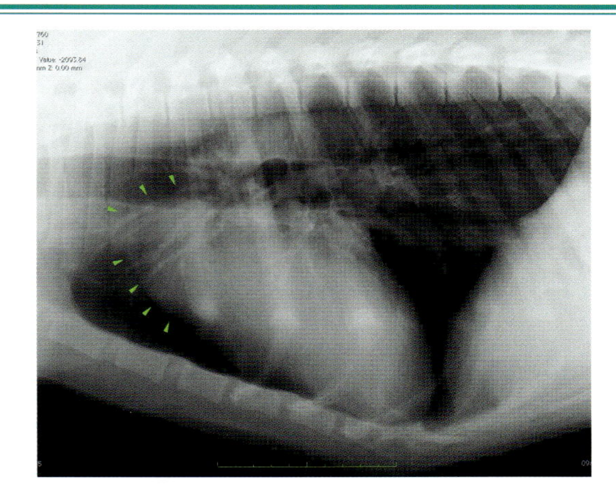

Ｂ 側方向像
心陰影は，上行大動脈の狭窄後部拡張の結果，頭側に突出している（矢頭）。

図1-81 大動脈弁下部狭窄を呈したニューファンドランド（雄，11カ月齢）の胸部Ｘ線写真

と，上行大動脈の狭窄後部拡張が観察され，大動脈弁尖の二次的肥厚が認められることもある。狭窄部位は膜様構造や線維筋性の隆起を呈していることが多く，稀にトンネル様構造が認められることもある。狭窄部位での短軸像は狭窄部位の輪郭をトレースすることで断面積を算出することが可能であり，さらに大動脈での断面積と比較することで狭窄率を算出することが可能である。軽度の狭窄症例では，左心室流出路の軽度な構造異常を呈する程度であり，診断を難しくしている。カラードプラ検査によって左心室流出路から大動脈にかけての収縮期血

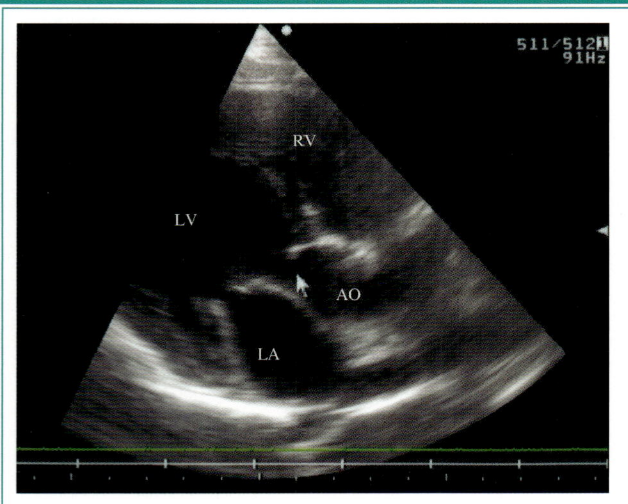

A　ゴールデン・レトリーバー（雌，7歳）の心エコー図（右傍胸骨左心室長軸断面像）
左心室流出路の心室中隔に高エコー性の突出が認められる（矢印）。（LA：左心房，LV：左心室，AO：大動脈，RV：右心室）

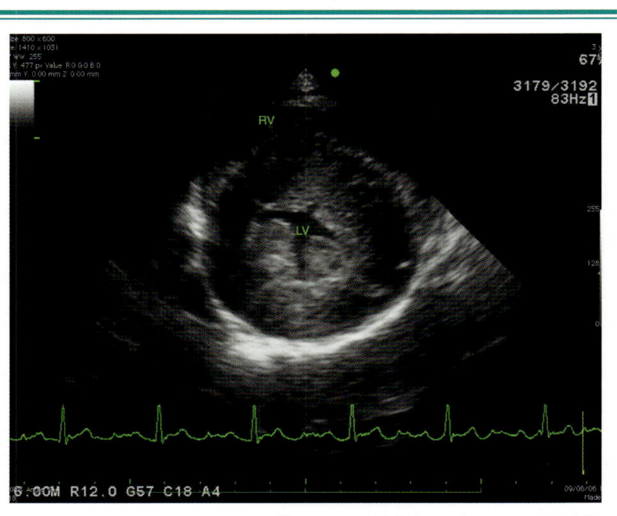

B　ニューファンドランド（雄，11カ月齢）の心エコー図（右傍胸骨左心室短軸像）
左心室は求心性に肥大し，心内膜側の心筋は高エコーを呈している。（LV：左心室，RV：右心室）

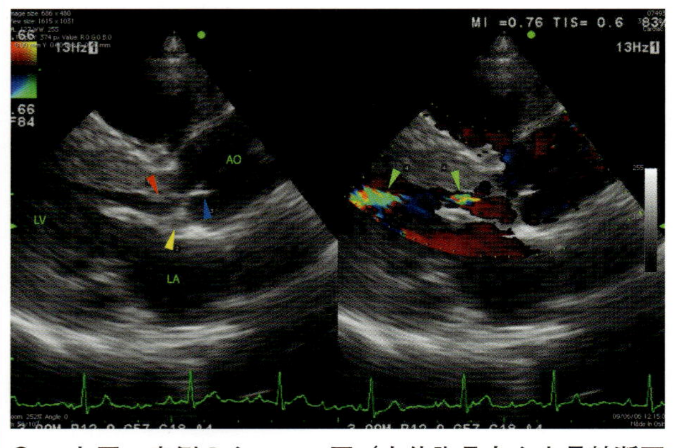

C　Bと同一症例の心エコー図（右傍胸骨左心室長軸断面像：拡張期）
大動脈弁下部の左心室流出路は，心室中隔部の突出（赤矢頭）と僧帽弁基部からの突出（黄矢頭）によって狭窄している。大動脈弁尖（青矢頭）は高エコー性に肥厚しており，大動脈弁逆流（緑矢頭）が観察される。（LA：左心房，LV：左心室，AO：大動脈）

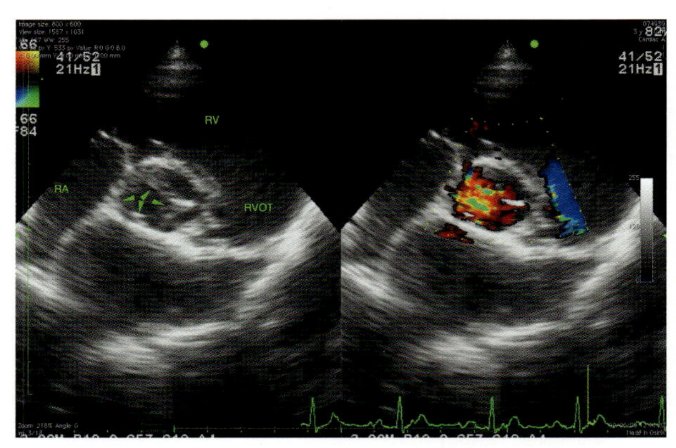

D　Bと同一症例の心エコー図（右傍胸骨左心室流出路レベル短軸像）
大動脈弁下の線維輪（矢頭）が描出されている。（RA：右心房，RV：右心室，RVOT：右心室流出路）

図1-82 大動脈弁下部狭窄を呈した症例の心エコー図

流を視覚的に捉えることが可能であり，さらにドプラ検査による流速測定によって本疾患の確定と重症度の判定が可能である。重症度判定にはドプラ検査によって得られた流速をもとに簡易ベルヌーイの式（$\Delta P = 4V^2$，ΔP：圧較差，V：血流速度）を用いて左心室－大動脈間の圧較差を算定する。圧較差が50 mmHg未満のものでは軽度狭窄，50～80 mmHgでは中程度狭窄，80 mmHgを超えるものでは重度狭窄と分類されている[14]。この重症度判定を実施する際の心臓のポジションは，プローブと左心室流出血流が直線上に位置するように測定を行うことが重要であり，通常左側からの心尖部長軸断面像を用いて計測されることが多い。弁下部狭窄の症例においては，大動脈弁の変性によって大動脈弁逆流が認められる症例もおり，カラードプラ検査は検出に有用である。

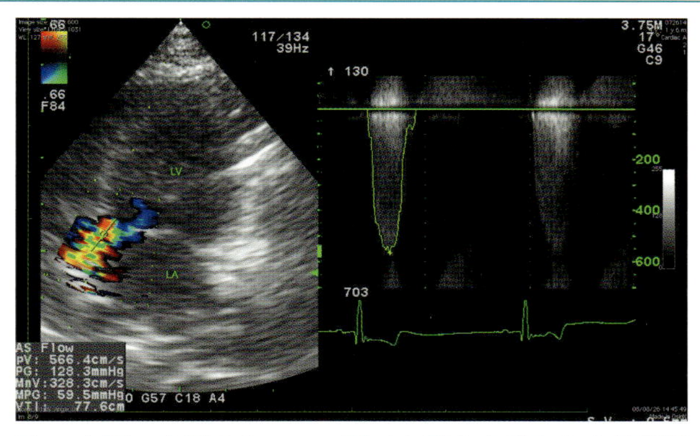

E　Bと同一症例の心エコー図（左側心尖部左心室長軸断面像）

大動脈血流は5.66 m/sと著しく上昇しており，想定される圧較差は128.3 mmHgと重度の狭窄が観察された。（LA：左心房，LV：左心室）

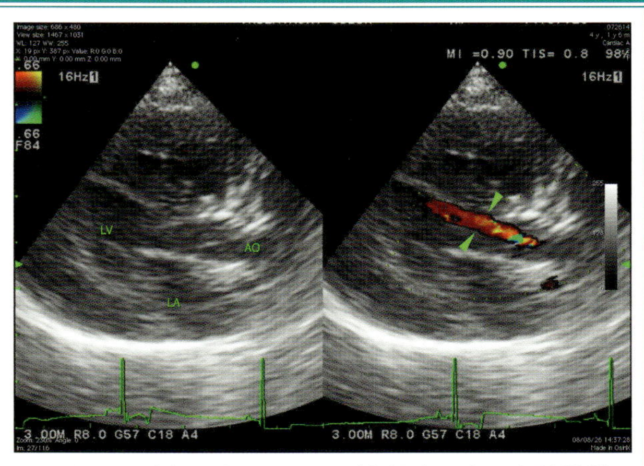

F　Bと同一症例の心エコー図（右傍胸骨左心室長軸断面像：拡張期）

カラードプラを用いることで，大動脈弁から左心室に流入する大動脈逆流（矢頭）が観察される。（LA：左心房，LV：左心室，AO：大動脈）

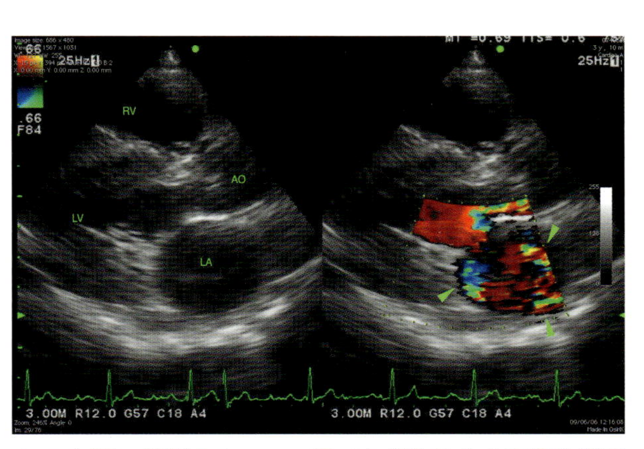

G　Bと同一症例の心エコー図（右傍胸骨左心室長軸断面像：収縮期）

カラードプラによって，収縮期に左心房内に流入する僧帽弁逆流が観察される。逆流は左心房後壁に沿って観察される。（LA：左心房，LV：左心室，AO：大動脈，RV：右心室）

5）心臓カテーテル検査

心臓カテーテル検査は，心臓血管内圧の測定，血液ガス分析および造影検査によって，病態の把握と合併心奇形の検出を行うことが可能である。ただし，本法は全身麻酔下で実施されることから，血圧低下を生じるため，心エコー図検査でのドプラ検査値よりも低値を示す。そのため，重症度判定においては全身麻酔の影響を加味した診断が必要となる。

左心室内の心内圧測定では，上昇した収縮期圧を確認することができ，カテーテルを左心室内から大動脈へと引き抜くことで狭窄部を介した左心室－大動脈の「引き抜き圧曲線」を記録することができる。その結果，狭窄部前後で収縮期圧の減衰を観察するこで診断が可能である［図1-83A］。

血液ガス測定では，ほかの合併心奇形が存在しなければ異常は認められない。

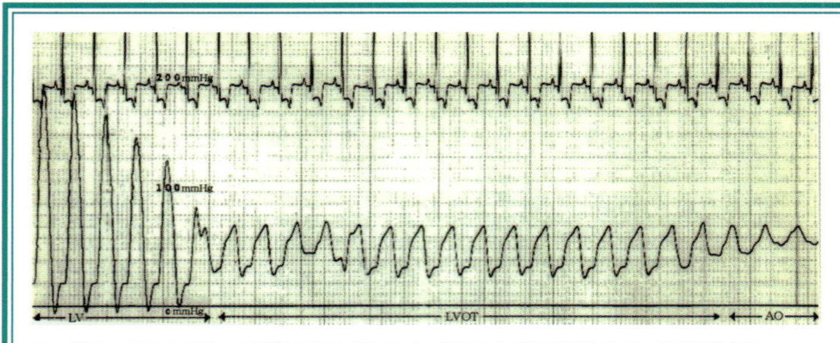

A　図1-79と同一症例における左心室からの引き抜き圧曲線
左心室から大動脈にかけて大動脈弁下部狭窄症の特徴である段階的な圧差が認められる。左側が左心室圧，中央が弁下部狭窄と大動脈弁の間の圧，右側が大動脈の圧波形。（LV：左心室，LVOT：左心室流出路，AO：大動脈）

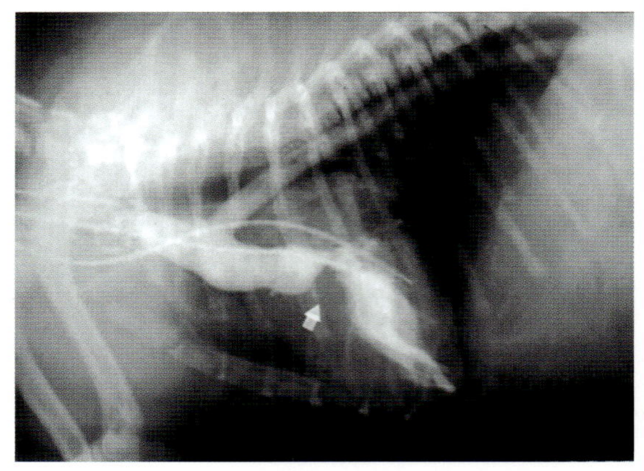

B　パグ（雄，5カ月齢）における左心室造影像
大動脈弁下部に重度な造影剤の欠損像（矢印）が認められる。この症例は３カ月後に運動中，突然死した。

図1-83　大動脈弁下部狭窄を呈した症例の引き抜き圧曲線と左心室造影像

造影検査では，左心室内に留置したカテーテルから陽性造影剤を急速に注入することで，狭窄部位の特定と形状，および大動脈の狭窄後部拡張を確認することができる［図1-83B］。大動脈起始部にカテーテルを留置し造影することで，大動脈弁逆流を判定できる。

5．治　療
Treatment

治療は，突然死の防止，運動不耐性や失神の発現頻度を軽減させることが目標となる。治療は軽症例では不要であり，中程度から重度の症例においては推奨されるものの，効果は実証されていない。

1）内科的治療（突然死の予防）

大動脈弁狭窄症例に対する第一選択薬として β 遮断薬が推奨されている。本薬剤は，心筋障害に起因するカテコールアミンの過剰分泌による致死的な不整脈を防止する目的で使用される。また，β 遮断薬は陰性変時・変力作用によって左心室肥大，収縮期壁張力の上昇および冠状動脈の血行低下による心筋の低酸素状態を抑止し，致死的不整脈の発生を抑止する。

本疾患においては，頻脈によって病態が悪化するため，中程度から重度の症例では運動制限が必要である。

大動脈弁狭窄症例は，狭窄血流によって細菌性心内膜炎の発症リスクが高まるため，潜在的な菌血症が誘発される状態（重度皮膚疾患，歯科処置，一般外科処置など）では，積極的な抗生物質の投与を検討すべきである。

2）外科的治療

1．適応症の判定

大動脈弁狭窄症の外科的治療は，心エコードプラ検査における圧較差80 mmHgを超える重度狭窄症例に対して適応となる。これは，重度狭窄症例のほとんどが生後３年以内に突然死しているためであり，重度狭窄症例においては運動不耐性や失神などの臨床症状も顕著であるため，QOLの改善を目的に実施される。中程度狭窄症例であっても，臨床症状が認められるものでは同様に手術適応と判断する。無徴候の軽症例では手術適応とはならない。

2．麻酔

大動脈弁狭窄症に対する麻酔の注意点は，過度の頻脈を避けることである。これは頻脈による駆出抵抗の上昇と心筋酸素消費を抑えることで負荷を軽減することが目的である。また，心血管系への影響の大きい α_2 作動薬（キシラジン，メデトミジン）は避けるべきである。

著者の施設では，前処置としてミダゾラム（0.1～0.3 mg/kg，IV），フェンタニル（5～20 μg/kg，IV）を投与し，十分な酸素化の後，プロポフォール（6～8 mg/kg，IV）にて導入挿管し，イソフルラン吸入麻酔およびフェンタニル（5～20 μg/kg/時，CRI）で麻酔を維持している。開胸時には筋弛緩薬を用いて調節呼吸下にて胸腔内操作が実施しやすいようにしている。抗コリン作動薬としてのアトロピンは心拍に応じて使い分け，頻脈症例では使用を控えている[7]。

大動脈弁狭窄症の手術は，すべて抗凝固処置が必要で

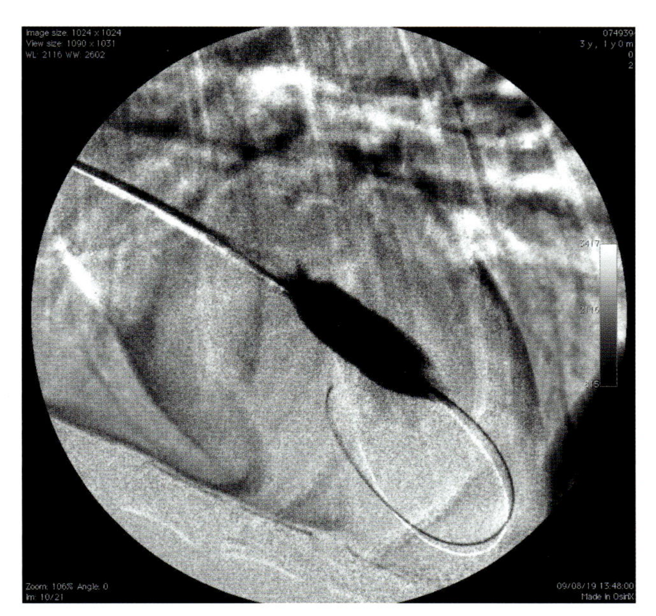

図1-84 図1-82Bと同一症例におけるバルーン拡張術
狭窄部で造影剤を満たしたバルーンが膨張しているのが観察できる。すでに狭窄部は解除されている。

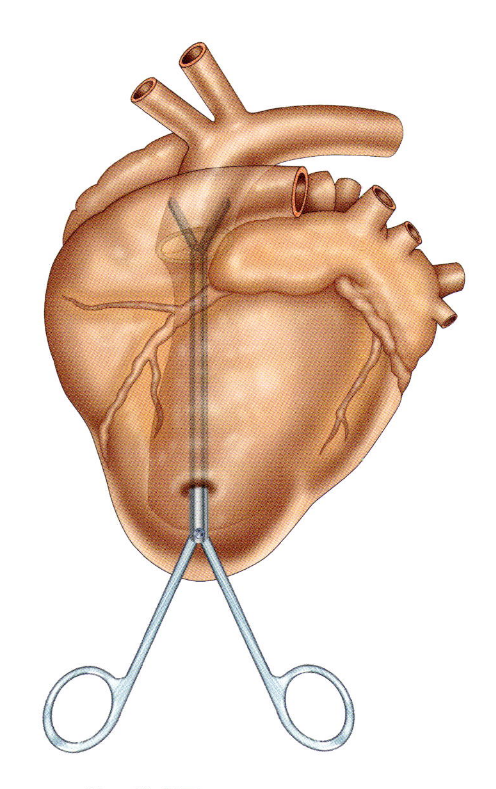

図1-85 Brock法の模式図
心尖部に施した巾着縫合部から拡張器を挿入し，拡張器先端を狭窄部に誘導して狭窄を解除する。

あり，適切な抗凝固薬を投与すべきである。

3．非開胸下修復術

＜バルーン拡張術＞

バルーン拡張術は，末梢の動脈から大動脈弁狭窄部へカテーテルを挿入し，バルーンを拡張させることで狭窄部を解除する［**図1-84**］。狭窄部病変が菲薄な膜様構造を呈しているタイプで効果的である。本法は，X線透視下でカテーテル操作を行うため，X線透視装置が必要であるが，末梢血管からアプローチするため開胸の必要がなく，ほかの術式に比較して侵襲性が少ない。

まず，右横臥位に保定し，左側頸部から気管背外側に走行する左総頸動脈にアプローチする。総頸動脈は迷走神経と並走しており，血管確保の際は愛護的な操作が必要である。総頸動脈確保後，血管鋏もしくはメスを用いて血管を切開し，シースを介してカテーテルを挿入する。カテーテル挿入に際しては，ガイドワイヤーを用いることで狭窄部を通してカテーテル先端を左心室内へと導くことが容易となる。

バルーンの拡張は，狭窄部が中央に位置するようにバルーンの位置を調整して一気に行う。バルーンの拡張には，造影剤を生理食塩水で薄めたものを用いることで，X線透視下でバルーンの挙動を把握することができる。選択するバルーン短径は弁輪径を基準にして選択し，約1.2倍程度とする。選択にはあらかじめ心エコー図検査によって想定し，バルーン拡張前に造影検査を実施し選択する。バルーン拡張で狭窄部が解除されることを確認し，この操作を3～4回繰り返す。

バルーン拡張に際しては，左心室血流を障害するため，速やかに拡張・収縮させることが重要である。この際に不整脈など致死的状況に陥ることがあり，本術式において最も注意すべき点である。

4．開胸下修復術

＜Brock法＞

本術式は，心尖部から左心腔内に挿入した拡張器を狭窄部に通して，狭窄部の線維輪を解除する方法である［**図1-85**］。本法の利点は，心拍動下での実施が可能であり，バルーンで解除不能な強固な線維輪でも拡張器を用いて解除できる点である[10]。

手術は動物を仰臥位に保定し，胸骨正中切開にて胸腔内へアプローチする。開胸後心膜テントを作製し心臓を露出した後，心尖部に巾着縫合を施す。巾着縫合部からメスを用いて左心腔に切開を加える。ここに拡張器を挿入し，狭窄部に拡張器先端を導く。この際，操作は盲目的であり，大動脈起始部に手を当て，拡張器先端を確認しながら操作を実施する。狭窄部に拡張器を位置させ，拡張器を展開させる。その際に線維輪が解除された感覚を確認する。この操作を3～4回繰り返す。

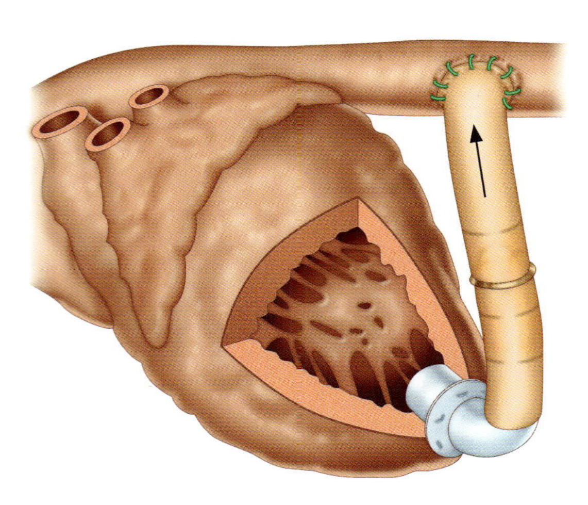

A　LV-AOジャンピングバイパスの模式図
左心室に充満した血液は狭窄部を迂回し，導管内を通り，下行大動脈に流入する。（文献4より引用，改変）

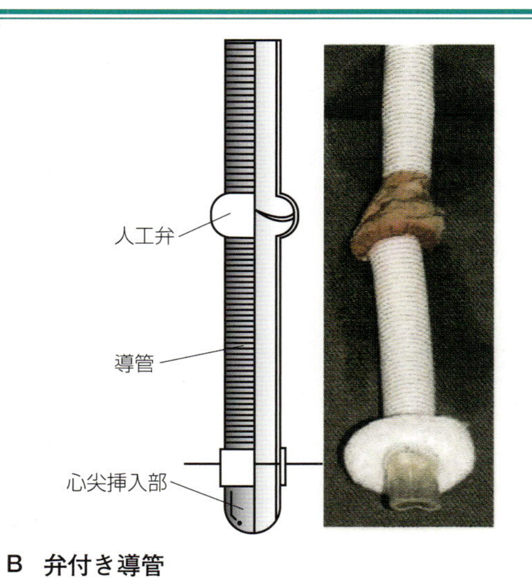

B　弁付き導管
弁付き導管は人工弁（生体弁），導管（人工血管），心尖挿入部で構成されている。

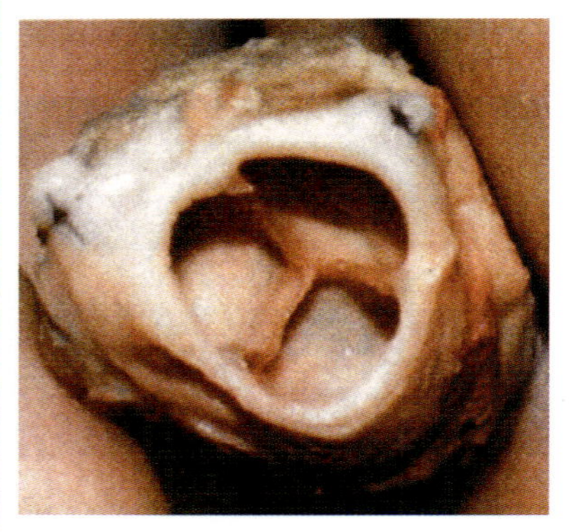

C　弁付き導管の人工弁
酵素処理し，免疫性を除去した生体弁（犬の大動脈弁）。

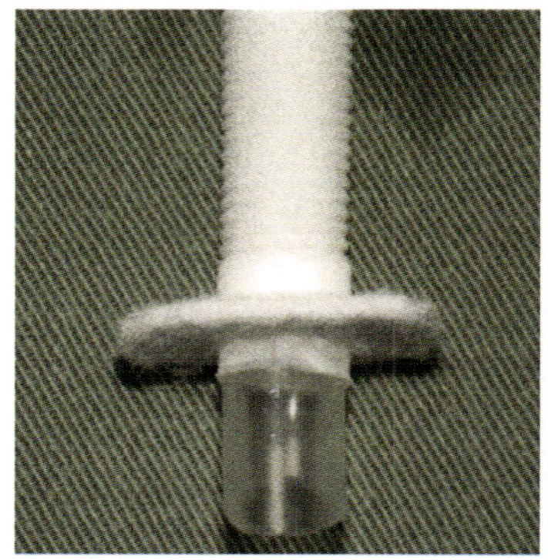

D　弁付き導管の心尖挿入部
心尖挿入部は心収縮による血行路障害を防止する目的でポリウレタンチューブを使用し，心尖部縫着のためポリエステルフェルトの"縫い代"が加工してある。

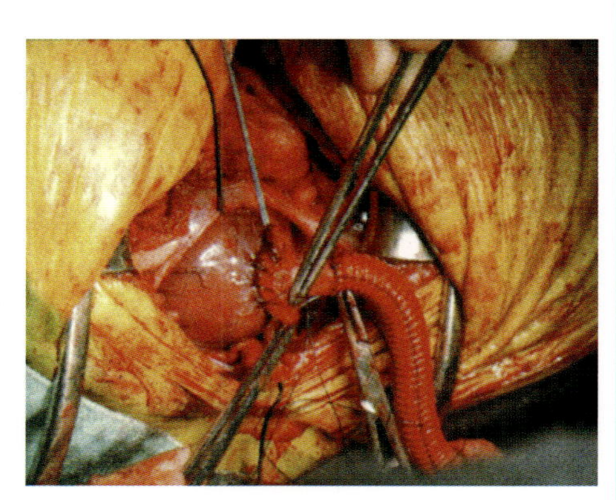

E　術中写真（心尖部縫着）
弁付き導管の心尖挿入部を縫着したところ。

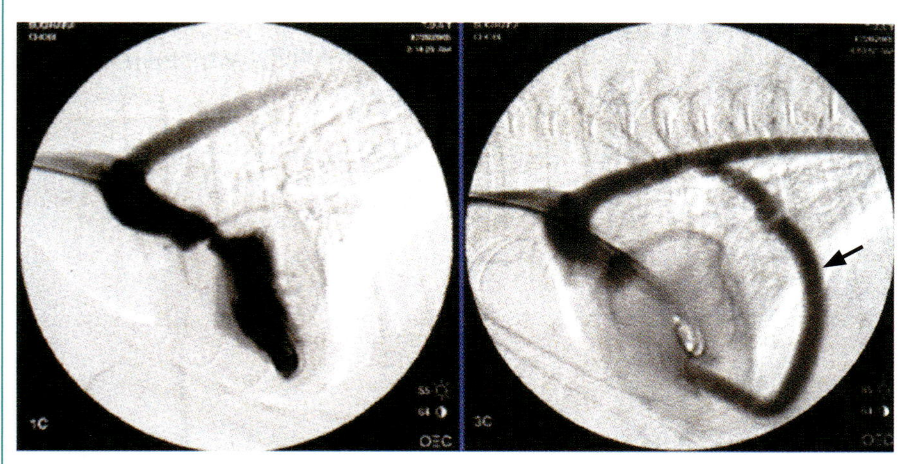

F　術前（写真左）および術後（写真右）の左心室造影像
左心室から大動脈への血行（矢印）が確認できる。

図1-86 LV-AOジャンピングバイパス手術

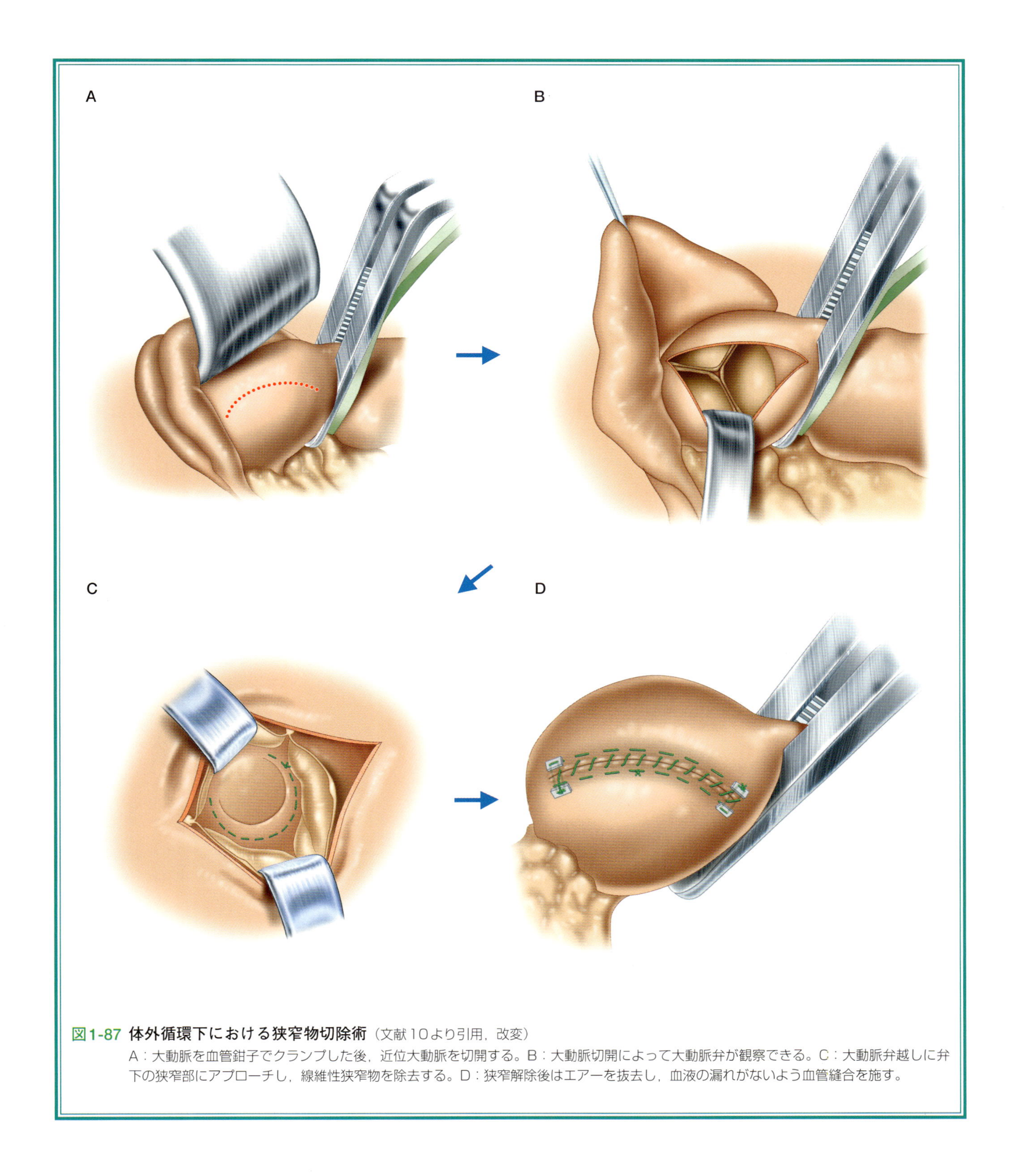

図1-87 体外循環下における狭窄物切除術（文献10より引用，改変）
A：大動脈を血管鉗子でクランプした後，近位大動脈を切開する。B：大動脈切開によって大動脈弁が観察できる。C：大動脈弁越しに弁下の狭窄部にアプローチし，線維性狭窄物を除去する。D：狭窄解除後はエアーを抜去し，血液の漏れがないよう血管縫合を施す。

本術式は，適切な拡張器の選択と狭窄部の解除が必要となる。また，肺動脈弁狭窄症におけるBrock法と異なり［**図1-71**を参照］，巾着縫合部から病変部までの距離が離れているため操作に苦慮する。狭窄部解除に際しては，操作を誤ると血管を損傷し，致死的な状況に陥るため，慎重な操作が要求される。

＜LV-AOジャンピングバイパス手術＞

LV-AOジャンピングバイパス手術は，左心室と大動脈を人工導管でつなぐことで血流を狭窄部から迂回させ，安定した血行を確保する手術法である［**図1-86A**］。本術式の利点は，拍動下での実施が可能であり，狭窄部を迂回した血行路を形成するため，狭窄部の形態を選ばず実

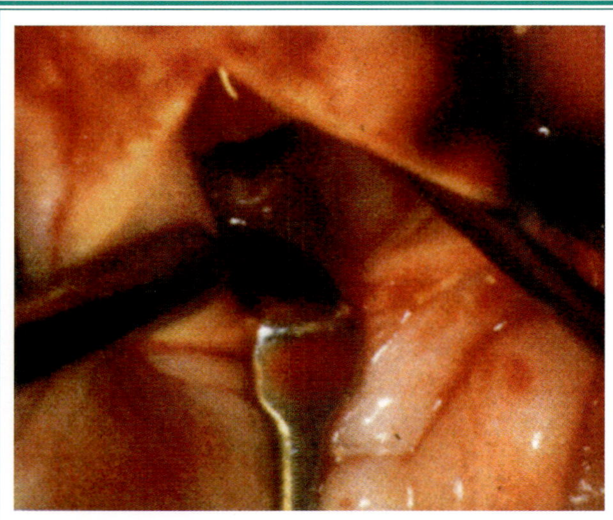

A　大動脈弁起始部を切開し，大動脈弁後方の弁下部狭窄を観察している。

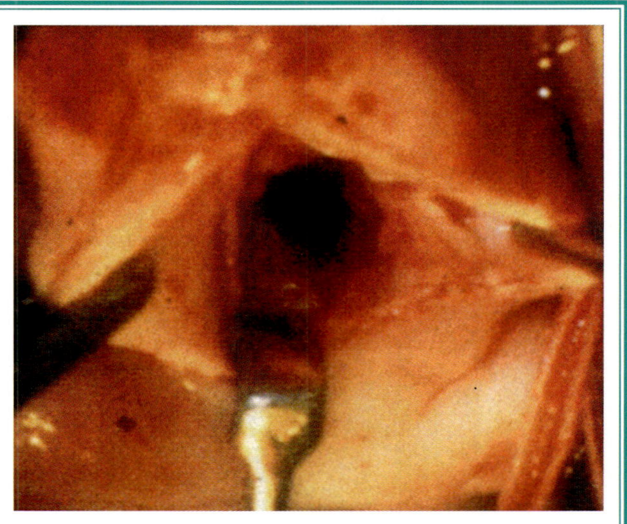

B　大動脈弁下部狭窄のリング状狭窄物を切除したところ。

図1-88 体外循環下における狭窄物切除術の術中写真（ゴールデン・レトリーバー，雌，４カ月齢）

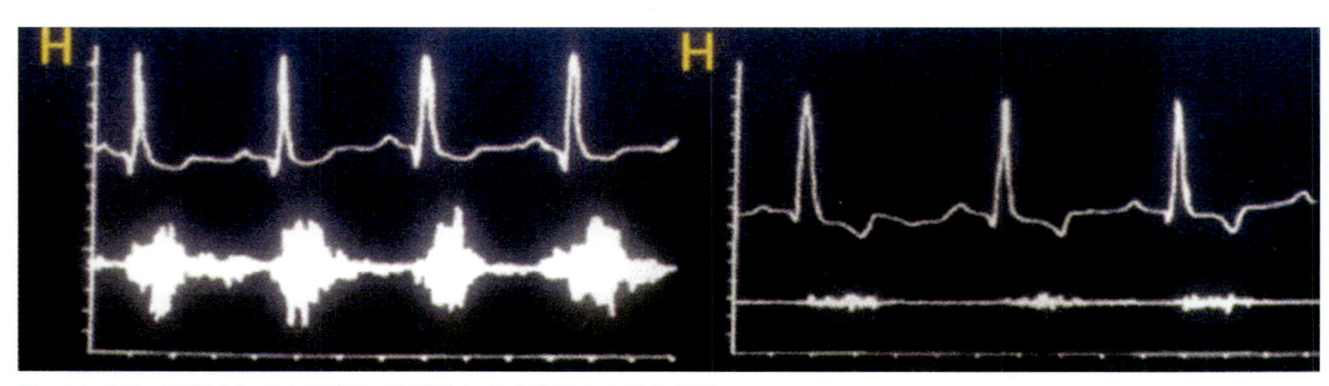

図1-89 術前（写真左）および術後（写真右）の心電図および心音図
術後に心雑音が消失している。

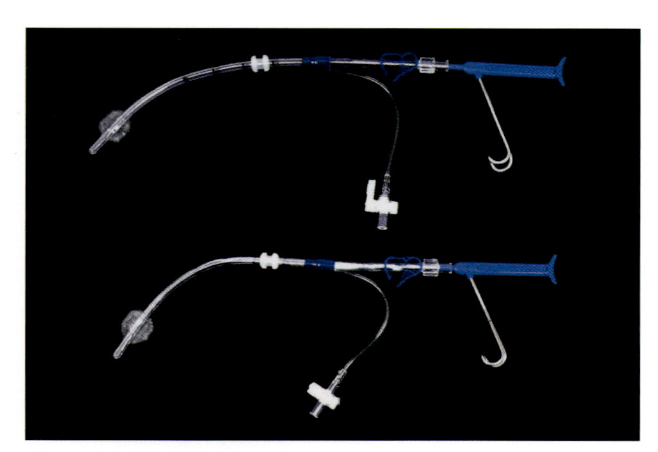

図1-90 逆行性心筋保護液注入用カテーテル
心筋保護液注入時にバルーンが膨張し，液漏れを防ぐ。

施が可能な点である[4]。

本術式に際しては，迂回路となる導管の用意が必要となる。導管には拡張期の大動脈から左心室への逆流を防止するため弁を備えている必要があり，弁付き導管を作製する必要がある［図1-86B～D］。

手術は右横臥位にて左第５肋間を開胸し，胸腔内へアプローチする。心膜テント作製後，心尖部に巾着縫合を施し，弁付き導管を心尖部に装着する［図1-86E］。弁付き導管は鉗子でクランプしておく。次いで左第10肋間を開胸し，直下の下行大動脈を露出して確保する。血管鉗子を用いて下行大動脈の一部をクランプし，弁付き導管の遠位端を端側吻合する。その後，導管内のエアー抜きを実施した上でクランプを解除する。弁付き導管装着後には左心室造影検査を実施して，左心室から大動脈への血行を確認する［図1-86F］。

本術式には弁付き導管の作製が必要であり，導管の品質が手術の成否を左右する。

<体外循環下における狭窄物切除術>

体外循環下開心術による狭窄物切除は，体外循環装置を用いて心停止，無血視野にて直視下で狭窄を解除する術式である［図1-87］。ほかの術式に比較して，狭窄部病変に積極的に介入することが可能であり，体外循環装置を用いることで十分な心内操作時間を確保することが可能である[3, 10]。

手術は動物を仰臥位に保定し，胸骨正中切開にて胸腔内へアプローチし，心膜テントを作製する。次いで体外循環に必要なカニュレーションを実施し，体外循環を開始する。完全体外循環移行後，大動脈を遮断して心停止下で大動脈基部を切開する［図1-87A，B］。狭窄部を直視下に確認し，狭窄物を切除する［図1-87C］。弁下部狭窄においても心筋切開を避け，大動脈弁越しに狭窄部に介入することで心筋損傷を避ける［図1-88，図1-89］。狭窄部を解除した後は，大動脈を連続縫合し［図1-87D］，大動脈遮断を解除して心拍動の再開を図る。血行動態が安定したところで体外循環から離脱し，常法に従い閉胸する。

本法は心停止の際の循環維持のために体外循環装置が必要である。また，完全体外循環下での心停止状態では，心筋保護のため通常大動脈起始部にカニューラを設置し，心筋保護液を定期的に注入するが，本術式では大動脈基部を切開しアプローチするため，本ルートでは心筋保護液は初回のみ注入が可能であり，別の対策が必要となる。そのため，循環血液温度を低下させることで体温を低下させる中心冷却法と，心臓周囲に生理食塩水の氷嚢を設置する局所冷却法を併用して代謝を落とし，心筋保護を図る。また，心停止が長時間に及ぶ場合は，右心房の冠状動脈洞から逆行性に心筋保護液を注入する逆行性心筋保護液注入法も報告されている[15)]［図1-90］。

本疾患の術式は侵襲性が大きく，手術による血行動態の変化は劇的であるため，術後の心臓は不安定であり，きめ細かな管理を必要とする。したがって，麻酔からの覚醒は慎重に行い，必要であれば鎮静処置を施して緩やかな覚醒を図る。術後も運動制限を徹底し，新しい血行動態に徐々に馴れさせることが必要である。胸腔ドレーンは胸水の産生が終息するまで設置する。本疾患では胸骨正中切開を選択することが多いため，術後鎮痛は動物の安静を保つため必要である。

6. 予　後
Prognosis

犬と猫の大動脈弁狭窄症の予後は狭窄の程度に左右され，重症例においては生後3年以内で突然死に至る。また，死に至るまでに心筋変性も多く散見され，時には広範囲な線維化や石灰化が認められる。軽症例では比較的良好な予後が期待できる。

外科的治療が本疾患に及ぼす成績は限定的であり，今後の検討課題である。報告では，バルーン拡張術を実施した犬の生存期間中央値は，β遮断薬（アテノロール）治療を実施したものと有意差は認められなかった[8)]。また，別の報告では，体外循環を使用した狭窄部解除を実施した重症例では，術後に圧較差を低下させ運動能力を改善させたものの，生存期間の有効性は認められなかった[11)]。

※図1-77は，町田 登氏（東京農工大学）より提供。
※図1-79，図1-83は，小林正行氏（東京農工大学）より提供。
※図1-86は，平尾秀博氏（日本動物高度医療センター）より提供。
※図1-88，図1-89は，山根義久氏（公益財団法人 動物臨床医学研究所）より提供。

◆参考文献

1) Bonagura, J. D., Lehmkuhl, L. B. (1999) : Congenital heart disease. In: Textbook of Canine and Feline Cardiology: Principles and Clinical Practice, 2nd ed. (Fox, P. R., Sission, D., et al. eds.), pp.471-535, W.B. Saunders, Philadelphia.
2) 長谷川篤彦，辻本 元 監訳 (2011) : 先天性心疾患. スモールアニマル・インターナルメディスン，第4版，pp.107-125，インターズー，東京.
3) Hirao, H., Hoshi, K., Kobayashi, M. (2004) : Surgical correction of subvalvular aortic stenosis using cardiopulmonary bypass in a dog. *J. Vet. Med. Sci.*, 66:559-562.
4) Hirao, H., Inoue, T., Hoshi, K., et al. (2005) : An experimental study of apico-aortic valved conduit (AAVC) for surgical treatment of aortic stenosis in dogs. *J. Vet. Med. Sci.*, 67:357-362.
5) Jorgensen, C. R. (1991) : The pathophysiology of aortic stenosis. In: The Aortic Valve (Emery, R. W., Arom, K. V. eds.), Hanley & Belfus,.
6) Kittleson, M. D., Kienle, R. D. (2003)：大動脈狭窄症. 小動物の心臓病学：基礎と臨床（局 博一，若尾義人 監訳），pp.315-330，メディカルサイエンス社，東京.
7) Mason, D. E., Hubbell, J. A. E. (1999) : Anesthesia and the heart. In: Textbook of Canine and Feline Cardiology: Principles and Clinical Practice, 2nd ed. (Fox, P. R., Sission, D., Moise, N. S. eds.), pp.853-865, W.B. Saunders, Philadelphia.
8) Meurs, K. M., Lehmkuhl, L. B., Bonagura, J. D. (2005) : Survival times in dogs with severe subvalvular aortic stenosis treated with balloon valvuloplasty or atenolol. *J. Am. Vet. Med. Assoc.*, 227:420-424.
9) Muna, W. F., Ferrans, V. J., Pierce, J. E., et al. (1978) : Ultrastructure of the fibrous subaortic "ring" in dogs with discrete subaortic stenosis. *Lab. Invest.*, 39:471.
10) Orton, E. C. (2003) : Cardiac surgery. In: Textbook of Small Animal

Surgery, 3rd ed. (Slatter, I., Douglas, H. eds), pp.955-996, Saunders, Philadelphia.

11) Orton, E. C., Herndon, G. D., Boon, J. A., et al. (2000) : Influence of open surgical correction on intermediate-term outcome in dogs with subvalvular aortic stenosis: 44 cases (1991-1998). *J Am. Vet. Med. Assoc.*, 216:364-367.

12) Oyama, M. A., Sisson, D. D., Behr, M. J., et al. (2003) : Severe valvular aortic stenosis in Bull terriers: clinical, anatomic, and histopathologic characteristics. *J. Vet. Intern. Med.*, 17:3.

13) Pyle, R. L., Patterson, D. F., Chacko, S. (1976) : The genetics and pathology of discrete subaortic stenosis in the Newfoundland dog. *Am. Heart J.*, 92:324-334.

14) Richards, K. L. (1991) : Assessment of aortic and pulmonic stenosis by echocardiography. *Circulation*, 84:1182-1187.

15) Slater, S. M., Komanapalli, C. B., Song, H. (2008) : Myocardial protection. In: Cardiopulmonary Bypass: Principles and Practices, 3rd ed. (Gravlee, G. P., et al. eds.), pp.172-189, Lippincott Williams & Wilkins, Philadelphia.

3. 右室二腔症

Double-Chambered Right Ventricle

清水　美希
Miki SHIMIZU

右室二腔症は，異常筋束の発生により右心室が二分される形態異常を示す先天性心疾患である。異常筋束は右心室流出路の漏斗部より下位で発生し，右心室は三尖弁側（右心室流入路側）の高圧腔と，肺動脈弁側（右心室流出路側）の低圧腔とに二分される。右室二腔症は稀な先天性心疾患であり，ヒト[2,5,13)]および犬[12,15,17,19,22,23)]や猫[4,7,14,16)]で報告されている。

1．分類と病理
Classification and Pathology

本疾患の病態は，漏斗部肺動脈弁狭窄症と類似しているが，右室二腔症では異常筋束が漏斗部より下位に存在し，漏斗部の低形成がみられないことから漏斗部肺動脈弁狭窄症と区別される。異常筋束は，肉眼的には筋肉様組織や膜様物としてみられ［**図1-91**］，組織学的には線維筋性組織が確認される。異常筋束は，心室中隔と右心室後壁から発生し，その発生部位によりhigh typeとlow typeに分類されている［**図1-92**］[1,8)]。

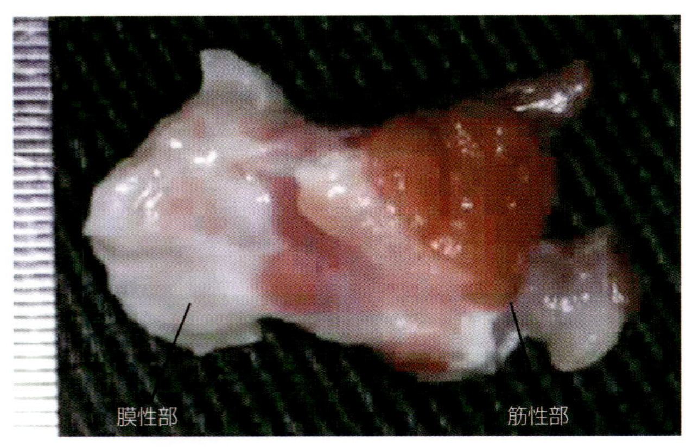

図1-91　体外循環心停止下にて切除した異常筋束
症例はラブラドール・レトリーバー，雄，2歳，体重31.7 kg。

右室二腔症は，ほかの先天性心奇形を併発していることが多く，ヒトでは右室二腔症の73～90%で心室中隔欠損症の併発がみられている[6,8,20)]。ヒトの右室二腔症のその他の心奇形の併発疾患として，肺動脈弁狭窄症[8,20)]，ファロー四徴症[8]，心房中隔欠損症，三心房心[6,9)]，右胸心症などが報告されている。犬では，心室中隔欠損症[15)]，先天性三尖弁形成不全症の併発例が報告されている[22)]。猫では，心室中隔欠損症，大動脈弁閉鎖不全症，先天性心膜横隔膜ヘルニアの併発が報告されている[14)]。

2．病態生理
Pathophysiology

右室二腔症では，異常筋束の存在により，右心室からの血液の流出が障害される。その結果，異常筋束より近位の三尖弁側の右心室では圧負荷が生じて高圧腔となる。一方，異常筋束より遠位の肺動脈弁側の右心室内圧は正常であるため（三尖弁側の高圧腔に比べて低圧腔），異常筋束の前後で圧較差が生じる。通常，初期には異常筋束の発達が小さいため，右心室からの血液の流出障害はみられない。しかし，成長とともに右心室流入路側の圧負荷が増強されると，二次的に異常筋束が発達し，病態が進行する[9)]。右心室流出路障害により右心室の肥大や拡大が進行すると，三尖弁逆流を合併し，胸水・腹水の貯留や乳び胸[4)]などの右心不全症状が発現する［**図1-93**］。

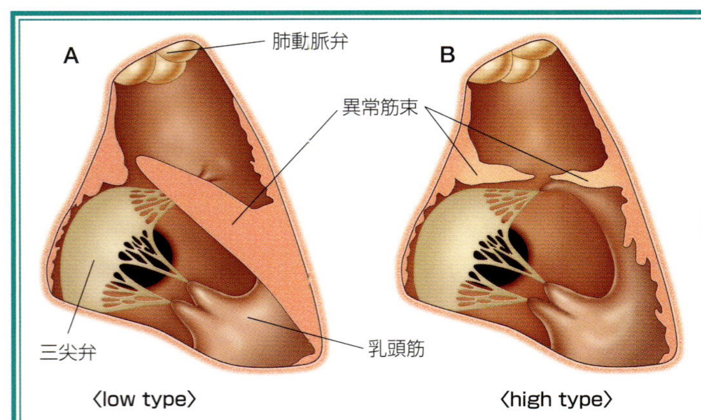

図1-92　異常筋束の発生部位による右室二腔症の分類
異常筋束が右心室腔の中位に存在している場合はlow typeに分類される。low typeでは，異常筋束が心室中隔の右心室側から発生し，三尖弁および右の壁側帯へ伸びている。異常筋束が右心室流出路の漏斗部直下に存在する場合はhigh typeに分類される。high typeでは，異常筋束が前後像と側方向像で水平に位置している。（文献8より引用，改変）

3．臨床所見
Clinical Findings

1）症状

症状は，異常筋束による右心室流出路の狭窄の程度により異なる。食欲・元気の低下などの非特異的所見のほか，右心室内の狭窄が重度になると，肺動脈への血流が阻害され，失神発作がみられるようになる。失神発作や運動不耐性，ふらつきは，とくに運動時や興奮時に発現する。病態の進行により胸水の貯留や乳び胸を合併すると，呼吸促迫などの呼吸器症状が発現し，肝腫大や腹水の貯留により腹囲膨満が発現する。

2）身体検査所見

右心房圧の増加により中心静脈圧が増加している場合は，頸静脈の拡張・拍動がみられる。左側胸壁でスリル（振戦）が触知されることも多い。

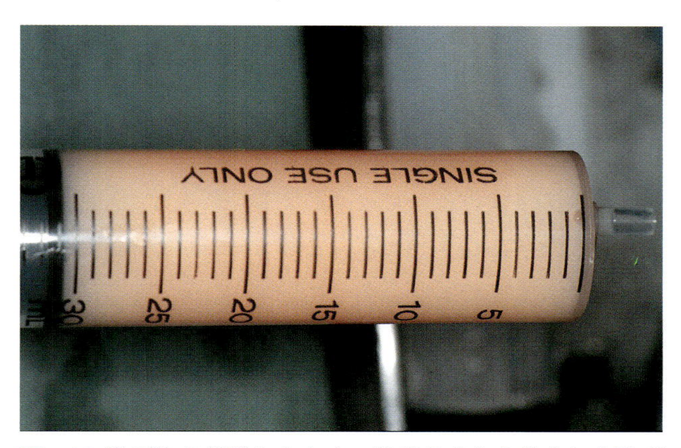

図1-93 乳び胸を併発した右室二腔症の犬から抜去した乳び液（図1-91と同一症例）

4．各種検査所見
Laboratory Findings

1）血液検査

血液検査は通常，正常範囲内である。血液生化学検査は，右心不全症状を伴っている場合に肝細胞障害や肝うっ血の程度により，ALT，AST，あるいはALPの増加がみられる。脱水に伴いBUNの増加，食欲不振に伴いKの低下がみられることもある。

2）心音図検査

聴診で，左側および右側前胸部において収縮期雑音が聴取される。心音図検査では，駆出性収縮期雑音が記録される［図1-94］。

3）心電図検査

病態が軽度な場合は，計測値が正常範囲内であることが多い。病態が中程度以上では，右軸偏位（平均電気軸は，犬で＋100°以上），右心室肥大所見（Ⅱ，Ⅲ，aVF誘導で深いQ波），右心房拡大所見（先鋭P波）がみられる。

4）胸部X線検査

右心房および右心室の拡大がみられる［図1-95］。病態が進行した症例では，胸水や腹水の貯留が認められる。胸腔内に液体の貯留がみられた場合，貯留液の色，透明度，粘稠度，比重，タンパク濃度，細胞成分などの性状検査のほかに，コレステロールとトリグリセリド濃度の測定を行う。貯留液が乳びの場合，コレステロール濃度は貯留液中の濃度よりも血漿中の濃度の方が高く，トリグリセリド濃度は血漿中の濃度よりも貯留液中の濃度の方が高い。

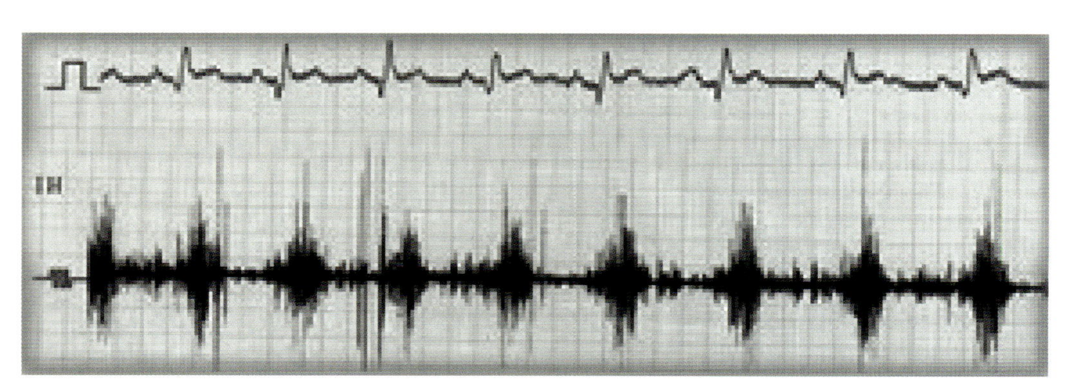

図1-94 図1-91と同一症例の心音図
駆出性収縮期雑音が確認できる。

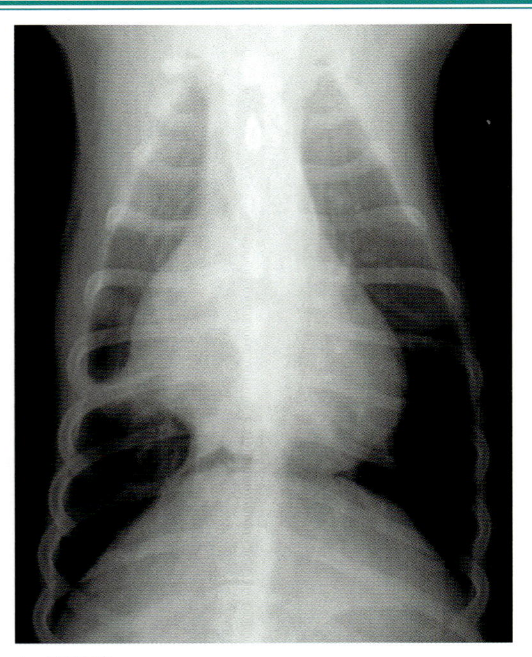

A　背腹像
本症例は初診時に大量の乳び胸を併発しており，本写真は胸腔穿刺による排液後の写真。

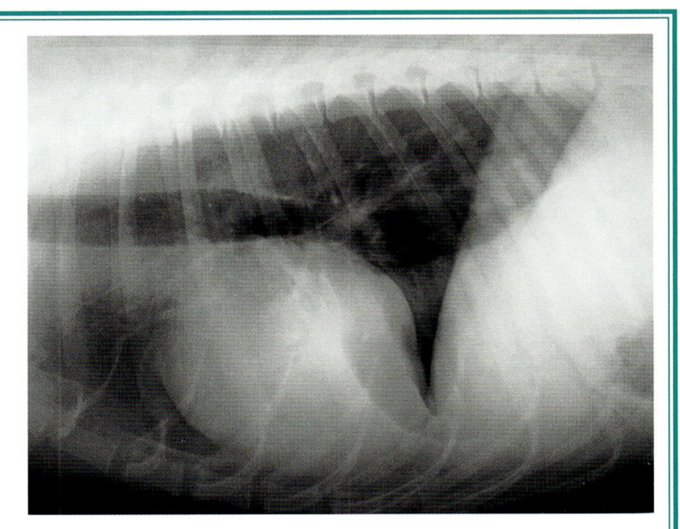

B　右側方向像
背腹像とともに，心拡大は顕著ではない。

図1-95 右室二腔症を呈したゴールデン・レトリーバー（2歳，雌，体重28.5 kg）の胸部X線写真

5）心エコー図検査

右側胸壁からの心基部短軸像Bモードで，右心室流出路に突出する異常筋束が確認できる［**図1-96**］。カラードプラでは，右心室流出路の狭窄部で，狭窄部を通過するモザイク血流が認められる。パルスあるいは連続波ドプラにより，狭窄部を通過する血流速度を測定すると，簡易ベルヌーイの計算式（4 × 血流速度の2乗）から狭窄部前後（右心室流入路側と右心室流出路側）の圧較差が算出できる。圧較差は，右心室流出路障害の程度を示唆し，異常筋束による狭窄が重度であるほど狭窄部を通過する血液流速が増加し，圧較差が増す。右傍胸骨左心室長軸像および左心室短軸像では，右心室流入路側の右心室拡大や肥大がみられ，右心室内圧の増加に伴い心室中隔の扁平化が認められる。右傍胸骨左心室長軸像および左側四腔断面像では，右心房の拡大や三尖弁逆流が認められる場合もある。右室二腔症は，ほかの先天性心奇形を併発している場合があるので，それらの併発の有無についても評価する。心室中隔欠損症を併発している場合で，右心室流入路側の右心室圧が増加していると，左心室からの短絡血流が確認できない場合がある。

6）心臓カテーテル検査

一般に，右室二腔症を臨床検査所見から診断することは困難であり，確定診断には心臓カテーテル検査による心内圧の測定および心血管造影検査が有用である[9]。とくに，外科的治療を検討する場合は，漏斗部肺動脈弁狭窄症との鑑別を行う必要がある。心臓カテーテル検査における右室二腔症の診断基準として，(1) 右心室流入路側と右心室流出路側間の圧較差の証明，(2) 右心室造影検査で，漏斗部より下部で右心室腔内を二分する陰影欠損像がみられること，(3) 漏斗部の低形成がみられないこと，が挙げられている[20]。また，肺動脈弁狭窄症とは異なり，肺動脈の狭窄後部拡張は認められない。心臓カテーテル検査では，通常の手術器具セットのほかに，血管用ピンセット，血管用剪刀，血管用持針器，血管支持用縫合糸（絹糸1-0～2-0など），血管縫合用の針付き縫合糸（プロリン5-0～7-0など），ヘパリン加生理食塩水（100 IU/mL），血管造影剤（イオパミドールなど）を用意し，外科用X線透視装置（Cアーム型など。デジタル血管造影機能があると便利）を使用して実施する。X線使用の際には，X線被曝が最小限になるように考慮して実施する。

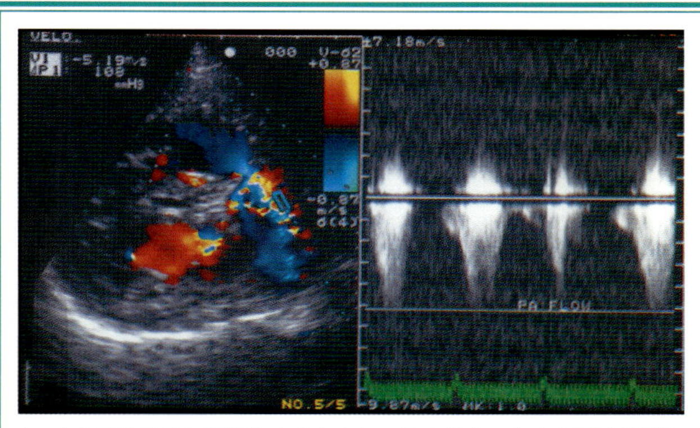

A 右心室流出路に異常筋束が存在し，その前後で大きく圧較差が生じている。

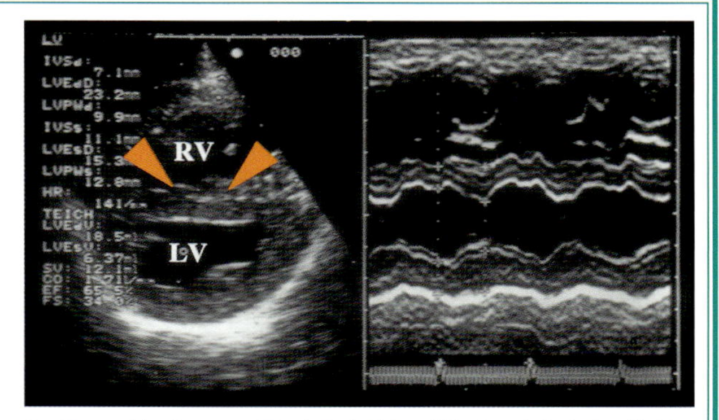

B Bモードの心エコー図。右心室壁厚の増加と，右心室圧の増大に伴う心室中隔平坦化がみられる。RV：右心室，LV：左心室

図1-96 図1-91と同一症例の心エコー図および連続波ドプラによる狭窄部の血流速度の測定

1．アプローチ法

通常の麻酔導入を行い，動物を左横臥位に保定する。右側頸部の毛刈りと消毒を行う。右外頸静脈の数mm背側で皮膚を切開する。皮下組織を皮膚切開線に沿って切開し，右外頸静脈を露出する。右外頸静脈の切開部位の近遠両側を血管支持用縫合糸で確保し駆血する（血管に糸を二重にかける）。血管支持用縫合糸の両端は鉗子で支持しておく。血管内に血液を貯留させた状態で，血管に対し垂直に1～2 mm切開する。先の細いモスキート鉗子で切開口を広げ，ヘパリン加生理食塩水で満たされたカテーテル（多目的カテーテルなど）を挿入する。X線透視下で，カテーテルを外頸静脈から前大静脈，右心房，右心室へ移行し，さらに肺動脈へ挿入する。血管支持用縫合糸を牽引すると駆血効果がある。通常，右心室から肺動脈へ挿入する際に異常筋束による抵抗がみられ，肺動脈へのカテーテルの挿入は困難なことがある。

同様に，左心系の評価も行う。

2．血液ガス検査

心臓内の各部位において血液を採取し，血液ガス検査を実施する。ほかの心奇形の併発がなければ，右室二腔症における心腔内血液ガス検査値は，通常，正常範囲内である。右心室流入路側の右心室内圧が増加している場合，心エコー図検査で心室中隔欠損症の短絡血流を検出することは困難である。したがって，右心室および左心室内の血液ガス濃度を比較することにより，短絡血流の有無を評価することができる。

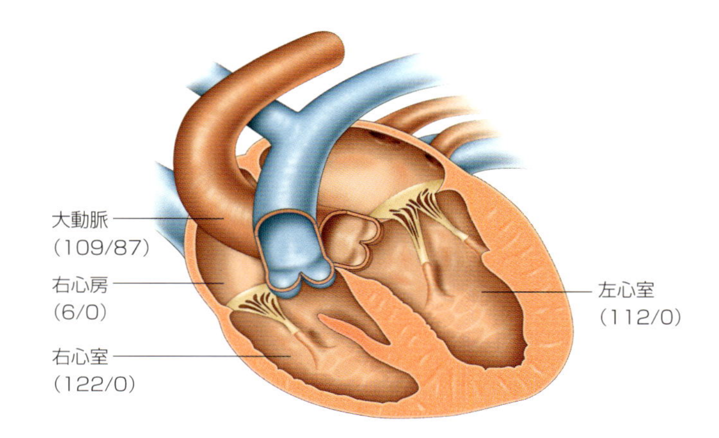

図1-97 図1-91と同一症例の心内圧検査
重度の異常筋束のため，肺動脈圧の測定は不可能であったが，流入路側の右心室圧は122 mmHgであり，左心室圧より高い値を示した。カッコ内の数値は収縮期圧/拡張期圧（mmHg）を示す。

3．心内圧検査

肺動脈から右心室，さらに右心房への引き抜き圧曲線を作製する。右室二腔症では，右心室流出路内の異常筋束を中心に，右心室流入路側と右心室流出路側の間で圧較差がみられ，右心室流入路側の心内圧の増加が確認できる。異常筋束による狭窄が重度なため，カテーテルを右心室流出路側に挿入することが困難であり，圧引き抜き曲線が作製できない場合は，右心室流入路側の心内圧の増加を確認する［図1-97］。

4．心血管造影検査

カテーテルを右心室流入路側の右心室内に挿入し，造

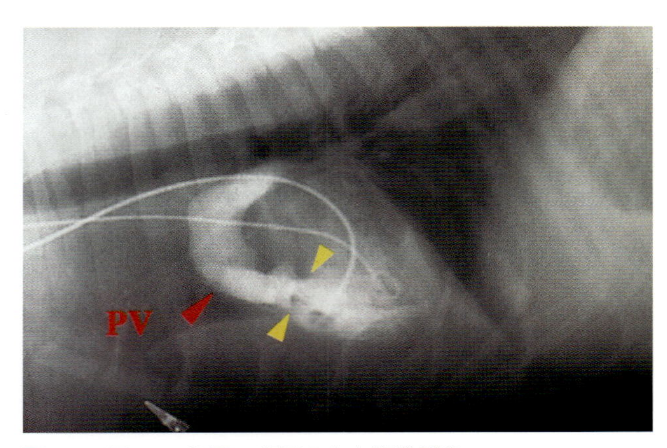

図1-98　図1-91と同一症例の心血管造影像
黄矢頭は異常筋束，赤矢頭は肺動脈弁の位置を示す。

影剤を注入（1～2 mL/kg）すると，右心室流出路で造影剤の欠損像がみられ，異常筋束の存在が確認される[**図1-98**]。造影像にて異常筋束の発生部位が漏斗部より下位に存在すること，漏斗部の低形成がみられないことを確認する。また，三尖弁逆流の有無，肺動脈弁狭窄症など，ほかの心奇形の併発についても評価する。

左心造影検査も常法通りに実施し，心室中隔欠損症など，ほかの心奇形の併発について確認する。

5．血管縫合

カテーテル抜去後，近遠両方の血管支持用縫合糸を牽引して駆血し，血管縫合用の針付き縫合糸で血管を連続縫合する。血管支持用縫合糸の駆血を解き，出血がないことを確認後，皮膚を縫合し終了する。血管からの少量の出血は，数分間手指で圧迫していると止血が得られる。出血量が多い場合は，出血点を中心にZ縫合を追加する。

5．治　療
Treatment

1）内科的治療

病態が重度な場合は，内科的治療で改善が得られないことが多い。右心不全症状を発現している場合は，対症療法として硝酸イソソルビドなどの静脈系血管拡張薬，フロセミドなどの利尿薬の投与を行い，うっ血を軽減させる。胸水の貯留がみられる場合は，呼吸状態を改善させるために，胸腔穿刺による胸水の抜去を行う。心臓組織中のレニン－アンジオテンシン系の活性化を阻害するために，アンジオテンシン変換酵素（ACE）阻害薬やスピロノラクトンなどを投与する。ヒト医療では，右心室流入路側の高圧腔に対し，陰性変力および変時作用を目的としたβ遮断薬（酒石酸メトプロロール）の投与により，症状の改善が得られている[3)]。β遮断薬は，獣医療においても，右心室内の異常筋束による動的閉塞（dynamic obstruction）により右心室流入路側と右心室流出路側の間で圧較差が増加している場合に有効であると考えられる。猫において，圧較差中央値が105 mmHg（範囲60.8～165 mmHg）の5頭に対してβ遮断薬（アテノロールあるいはプロプラノロール）を投与したところ，症状の発現が抑えられたことが報告されている[14)]。

2）外科的治療

右室二腔症は進行性の心疾患であるため，ヒト医療では異常筋束の外科的切除術が必要であると考えられている[9－11)]。ヒト医療における手術適応は，右心室流入路と右心室流出路の圧較差が30～50 mmHg以上とされている。犬および猫では，手術適応の指標が確立されていないが，三尖弁逆流や胸水の貯留あるいは乳び胸などの合併症の有無が，外科的治療の適応かどうかを判断する要因になると考えられる。右室二腔症に対する外科的治療法には，バルーンカテーテルによる拡大術[16)]，インフローオクルージョンによる移植パッチ法[4，14)]，人工心肺装置を使用した体外循環下開心術における狭窄物の切除術[17，21－23)]が報告されている。

1．麻酔

一般的な麻酔前投与薬の投与後，ケタミンあるいはプロポフォールで導入し，吸入麻酔法で維持する。バルーンカテーテルによる拡大術や人工心肺装置を使用した体外循環下開心術を実施する場合は，抗血液凝固薬（ヘパリン100 IU/kg，IV）を投与する。開胸術を実施する場合は，開胸前に筋弛緩薬（塩化スキサメトニウム2 mg/kg，IV）を投与し，調節呼吸下で胸腔内操作を実施する。人工心肺装置に接続している間は，ケタミンあるいはプロポフォールの持続点滴投与にて全身麻酔を維持する。フェンタニルは，麻酔・鎮痛を目的に使用される合成麻薬である。低用量の使用であれば循環器系への影響が少ないため，心疾患動物の麻酔に使用できる。フェンタニルのボーラス投与により麻酔を導入し，持続点滴投与により麻酔維持が可能となる[4)]。フェンタニルを併用した場合，吸入麻酔薬の使用濃度を減らすことができる。

2．バルーン拡張術

バルーンカテーテルによる拡張術は，手術侵襲が低く，心臓カテーテル検査と同時に行うことができることが利点である。問題点としては，バルーンで異常筋束を断裂することは不可能であり，十分な治療効果が得られないことである[16)]。

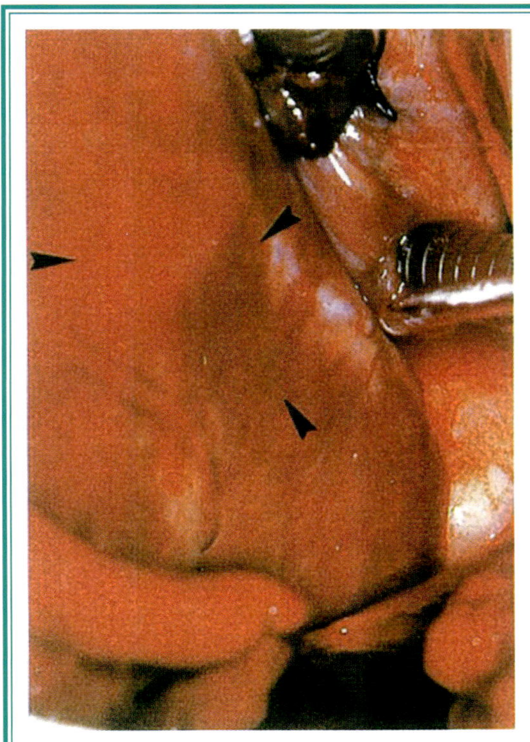

A 開胸時の様子。右心室流出路の心室壁の一部において，収縮時に異常筋束による陥凹が認められた。

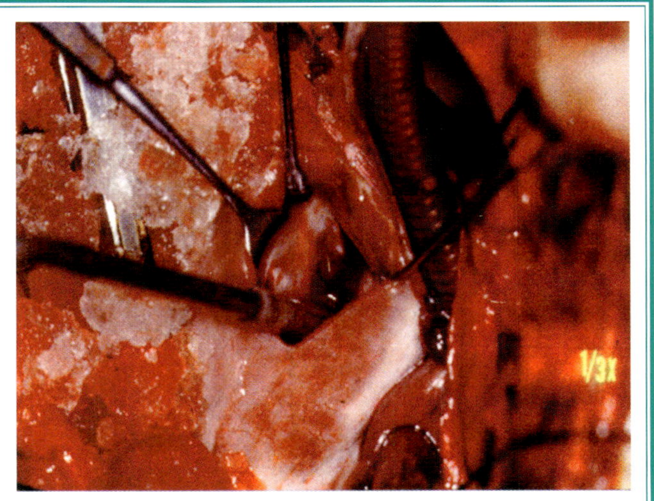

B 体外循環下開心術における異常筋束切除の様子。右心室流出路を切開し，心停止直視下において異常筋束が確認された。

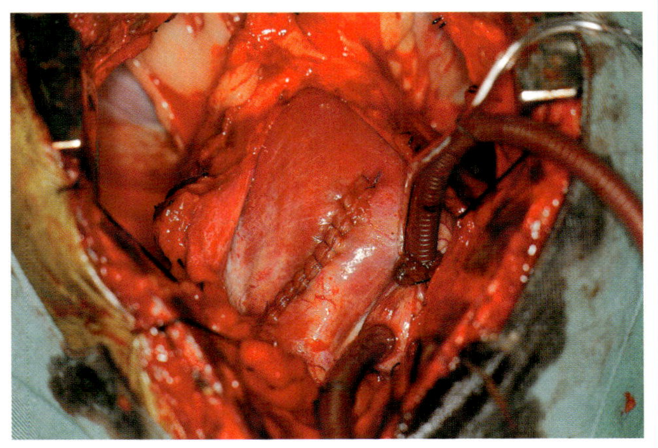

C 異常筋束切除後の様子。切除前に認められた異常筋束による陥凹部分や硬結した部分は消失した。

図1-99 体外循環下開心術における異常筋束切除術の術中写真（図1-91と同一症例）

3．体外循環下開心術における異常筋束切除術

人工心肺装置を使用した体外循環下開心術による異常筋束の切除術は，右心室腔内の異常筋束を直視下に確認し切除することが可能であることから，ほかの外科的治療法よりも安全かつ確実な治療法である［**図1-99**］。しかし，体重が3 kg以下の超小型犬や猫では，人工心肺装置や体外循環回路の充填液により血液の希釈が起こるため，手術のリスクが高くなる。今後，より小さな体重の犬や猫でも実施可能な体外循環装置の開発や技術の進歩により，適応範囲が広がることが期待される。

右心室流出路の異常筋束へのアプローチ法には，右心房を切開する方法と右心室流出路を切開する方法がある。また，右心室流出路切開でアプローチした場合に，心血管用パッチを使用した右心室流出路拡大形成術を併用する場合もある。ここでは，右心室流出路を切開する方法について述べる。

各種麻酔モニター（観血的動脈血圧測定，中心静脈圧測定，尿量モニター，体温測定など）の設置，および送血カテーテルの留置（大腿動脈）を行う。その後，動物を仰臥位に保定し，胸骨正中切開にて開胸する。心膜を正中切開し，心膜の左右の切開縁を胸腔切開部の胸壁に縫合することにより，心膜テントを作製する。右室二腔症では，心臓の収縮時に右心室流出路の一部が陥凹する所見がみられ，これは本症にみられる特徴的な所見であ

るといわれている[21, 23]［図1-99A］。次に，体外循環回路の装着を行っていく。脱血カテーテルは，右心耳と右心房から各々前大静脈と後大静脈内に挿入し留置する。大動脈起始部に動脈カテーテル（18ゲージ留置針の外筒）を挿入し，留置する。大動脈遮断後，動脈カテーテルから冠状動脈内に心停止液を注入し，心臓の拍動を停止させる。次に，右心室流出路の心室壁をメス刃とメッツェンバウム剪刀にて切開し，右心室流出路内の異常筋束を確認する［図1-99B］。異常筋束を鑷子で把持し，ポッツ剪刀あるいはメッツェンバウム剪刀などにより切離する。異常筋束の三尖弁側を切離する際は，三尖弁や三尖弁の腱索が付着している乳頭筋を傷つけないように注意する必要がある。異常筋束を切離し，右心室内の閉塞が十分に解除されたことを確認する。さらに，漏斗部および肺動脈弁を観察し，異常所見の有無について確認する。通常，右室二腔症ではこれらの異常はみられない。右心室内を生理食塩水で充填させることにより右心室内の空気を排除しながら，右心室壁を非吸収性モノフィラメント糸（プロリン5-0）にて単純連続縫合し，閉鎖する［図1-99C］。パッチグラフト移植法を併用する場合，右心室流出路の切開は異常筋束による閉塞部を前後するように行い，右心室壁を縫合する際に，楕円形に切り取った心血管用パッチ（GORE-TEX[17]，心膜[4]，牛静脈片[18] など）をポリプロピレン糸にて単純連続縫合で装着する。右心室壁の縫合終了後，大動脈の遮断を解除する。心拍動の再開が得られない場合は，除細動器を使用する。心膜テントを除去し，非吸収性モノフィラメント糸で心膜を数カ所縫合して閉鎖する。胸腔ドレーンを左右胸腔内に留置し，常法に従い閉胸する。

4．術後管理

術後は，一般的な化学療法を実施するほかに，右心不全に対する治療を継続する。通常，外科的治療後も術前から発現していた三尖弁逆流が残存する。また，胸水の貯留や乳び胸も残存することが多い。したがって，術後しばらくはフロセミドやアンジオテンシン変換酵素（ACE）阻害薬などによる治療が必要となる。乳び胸を合併している症例では，手術侵襲や術後の輸液療法により低タンパク血症が進行することがあり，低タンパク血症に対する処置が必要となる場合がある。

6．予　後
Prognosis

ヒト医療では，開心術による右心室腔内の異常筋束の切除により根治が可能であり，予後も良好であることが示されている[10, 11]。犬でも，人工心肺装置を使用した体外循環下開心術による根治術により，術後長期生存の満足のいく結果が得られている[21－23]。インフローオクルージョンによる移植パッチ法を実施した猫では，１頭は不整脈（電気的解離）のため術中死しているが[14]，２頭の猫においては術前にみられた乳び胸が消失した[4, 14]。異常筋束の切除術を行った場合の術後の心エコー図検査では，右心室流出路における異常筋束がみられなくなり右心室流出路が十分に確保されていること，右心室流出路における圧較差が減少したことが確認される。Martinらの報告によると，外科的治療後の圧較差の低下率は，平均71％（範囲40～94％）であった[17]。外科的治療前から発現していた三尖弁逆流，胸水の貯留あるいは乳び胸は外科的治療後も残存することが多いが，その後，減少あるいは消失する[4]。

圧較差が高く病態が重度な症例で，外科的治療が実施できない場合は，最終的に呼吸困難や乳び胸を発症し，予後が悪い[14]。

まとめ　Conclusion

右室二腔症は，右心室内に異常筋束が発生することにより右心室が二分される形態異常を示す先天性心奇形で，進行性の心疾患である。右室二腔症の診断と病態の把握には心エコー図検査が有用である。さらに，三尖弁逆流，胸水の貯留あるいは乳び胸の合併，失神発作などの所見は，本病態の重症度を示唆する。しかし，確定診断には心臓カテーテル検査による心内圧測定と心血管造影検査が必要であり，そのほかの心奇形や，漏斗部肺動脈弁狭窄症の鑑別および除外診断を行う。異常筋束の外科的な切除術により，予後が良いことが示されており，外科的に治療が可能な先天性心疾患の一つであるといえる。外科的治療が困難な場合は，右心不全に対する内科的治療が行われるが，右心不全が進行し，最終的には予後不良である。

◆参考文献

1) Alva, C., Ho, S. Y., Lincoln, C. R., Rigby, M. L., et al. (1999) : The nature of the obstructive muscular bundles in double-chambered right ventricle. *J. Thorac. Cardiovasc. Surg.*, 117:1180-1189.
2) Alva, C., Ortegon, J., Herrera, F., et al. (2002) : Types of obstructions in double-chambered right ventricle: mid-term results. *Arch. Med. Res.*, 33:261-264.
3) Arai, N., Matsumoto, A., Nishikawa, N., et al. (2001) : Beta-blocker therapy improved symptoms and exercise capacity in a patient with dynamic intra-right ventricular obstruction: an atypical Form of double-chambered right ventricle. *J. Am. Soc. Echocardiogr.*, 14:650-653.
4) Brockman, D. J., Borer, K. E., Baines, S. J., et al. (2009) : Partial right ventriculectomy using the incised patch technique to treat double

chambered right ventricle and chylothorax in a cat. *Vet. Surg.*, 38:631-635.

5) Cabrera, A., Martinez, P., Rumoroso, J. R., et al. (1995) : Double-chambered right ventricle. *Eur. Heart J.*, 16:682-686.

6) Chang, R. Y., Kuo, C. H., Rim, R. S., et al. (1996) : Transesophageal echocardiographic image of double-chambered right ventricle. *J. Am. Soc. Echocardiogr.*, 9:347-352.

7) Dirven, M. J., Szatmari, V., Cornelissen, J. M., et al. (2010) : Case report: double-chambered right ventricle (DCRV), ventricular septal defect, and double caudal vena cava in a cat. *Tijdschr Diergeneeskd*, 135:180-188.

8) Fellows, K. E., Martin, E. C., Rosenthal, A. (1977) : Angiocardiography of obstructing muscular bands of the right ventricle. *Ajr.*, 128:249-256.

9) Forster, J. W., Humphries, J. O. (1971) : Right ventricular anomalous muscle bundle. Clinical and laboratory presentation and natural history. *Circulation*, 43:115-127.

10) Galal, O., Al-Halees, Z., Solymar, L., et al. (2000) : Double-chambered right ventricle in 73 patients: spectrum of the disease and surgical results of transatrial repair. *Can. J. Cardiol.*, 16:167-174.

11) Hartmann, A. F. Jr., Goldring, D., Carlsson, E. (1964) : Development of Right Ventricular Obstruction by Aberrant Muscular Bands. *Circulation*, 30:679-685.

12) 平川 篤, 土井口 修, 柴山比奈子, 高橋義明, 大道嘉広, 野口佳代, 山本昌章, 高橋 健 (1999) : カラードプラ心エコー図により診断した右室二腔症の犬の1例. 動物臨床医学, 8:117-120.

13) Judson, J. P., Danielson, G. K., Ritter, D. G., et al. (1982) : Successful repair of coexisting double-outlet right ventricle and two-chambered right ventricle. *J. Thorac. Cardiovasc. Surg*, 84:113-121.

14) Koffas, H., Fuentes, V. L., Boswood, A., et al. (2007) : Double chambered right ventricle in 9 cats. *J. Vet. Intern. Med.*, 21:76-80.

15) Koie, H., Kurotobi, E. N., Sakai, T. (2000) : Double-chambered right ventricle in a dog. *J. Vet. Med. Sci.*, 62:651-653.

16) MacLean, H. N., Abbott, J. A., Pyle, R. L. (2002) : Balloon dilation of double-chambered right ventricle in a cat. *J. Vet. Intern. Med.*, 16:478-484.

17) Martin, J. M., Orton, E. C., Boon, J. A., et al. (2002) : Surgical correction of double-chambered right ventricle in dogs. *J. Am. Vet. Med. Assoc.*, 220:770-774.

18) Matsumoto, H., Sugiyama, S., Shibazaki, A., et al. (2001) : Experimental study of materials for patch graft on right ventricular outflow tract under extracorporeal circulation in dogs--comparison between Denacol EX-313-treated bovine jugular vein graft and expanded polytetrafluoroethylene (EPTFE) graft. *J. Vet. Med. Sci.*, 63:961-965.

19) 三品美夏, 若尾義人, 渡辺俊文, 他 (1994) : 犬における右室二腔症の一例の心エコー所見. 動物の循環器, 26:71-77.

20) Rowland, T. W., Rosenthal, A., Castaneda, A. R. (1975) : Double-chamber right ventricle: experience with 17 cases. *Am. Heart j.*, 89:455-462.

21) 清水美希, 永島由紀子, 星 克一郎, 他 (2002) : 人工心肺装置による体外循環下開心術によって根治した犬の右室二腔症の1例. *J. Anim. Clin. Med.*, 11:137-142.

22) Tanaka, R., Shimizu, M., Hirao, H., et al. (2006) : Surgical management of a double-chambered right ventricle and chylothorax in a Labrador retriever. *J. Small Anim. Pract.*, 47:405-408.

23) Willard, M. D., Eyster, G. E. (1981) : Double-chambered right ventricle in two dogs. *J. Am. Vet. Med. Assoc.*, 178:486-488.

4. 三心房心

Cortriatriatum

田中　綾
Ryo TANAKA

三心房心とは，通常では二つ（左心房と右心房）の心房が何らかの形で三つになっているものをいう。右側三心房心と左側三心房心の2種類が報告されているが，病態が大きく異なるため，別々の疾患と捉える方がよい[図1-100]。右側三心房心は，バッド・キアリ（Budd-Chiari）症候群と類似した疾患の一つとして知られている[18, 21]。

1. 分類と病理
Classification and Pathology

心房が三つになる原因としては，右心房が二つになる場合と左心房が二つになる場合の2通りが考えられる。

右心房が二つになる場合には右側三心房心と呼ばれ，犬において多くみられるのはこのタイプである[2, 4, 7, 11, 17, 19, 21, 24]。品種としては，ジャーマン・シェパード[2, 4, 24]，コッカー・スパニエル[21, 24]，ロットワイラー[13, 17]において複数例の報告がされているが，品種による発生率の違いがあるか否かは定かではない。来院時の年齢も数週齢のものが多いが[2, 17, 25]，なかには6～7歳において初めて診断される例もある[4, 18, 24]。このタイプの奇形は発生の過程において静脈洞弁の遺残により心房内に隔壁ができるために生じるとされている[図1-101]。この隔壁は線維筋性組織で構成され，右心房を頭側腔と尾側腔に分割している。頭側腔は三尖弁に連絡しており，後大静脈は尾側腔に開口している。冠状静脈洞は，尾側腔に開口している場合と頭側腔に開口している場合がある[7]。隔壁には通常一つあるいはいくつかの孔が開いている。

一方，左心房が二つになる場合は左側三心房心と呼ばれ，主に猫においてみられる[8, 9, 14, 26]。左心房が隔壁により二分されるが，これは総肺静脈が左心房に吸収される過程での異常により生じると考えられる。医学領域では，左側三心房心では，ほかの心奇形を合併する例が多いとされている[15]。獣医学領域では報告例が少ないため，統計学的な観点からの考察はできない状況であるが，診断の際にはほかの心奇形の合併についても十分考慮すべきであろう。

2. 病態生理
Pathophysiology

右側三心房心では，右心房内の隔壁によって後大静脈の血流が障害され，下半身の血液は右心房内の隔壁に存

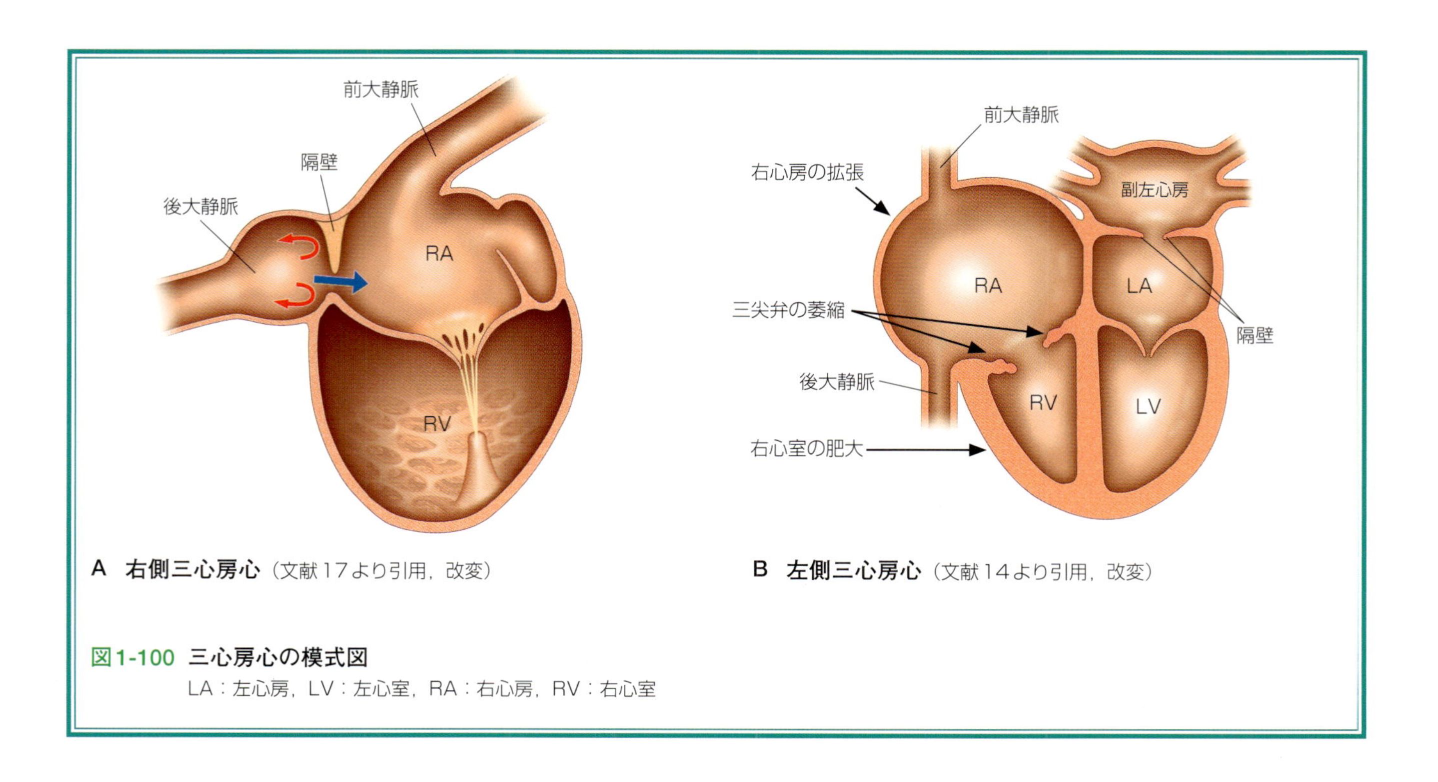

A　**右側三心房心**（文献17より引用，改変）

B　**左側三心房心**（文献14より引用，改変）

図1-100　三心房心の模式図
LA：左心房，LV：左心室，RA：右心房，RV：右心室

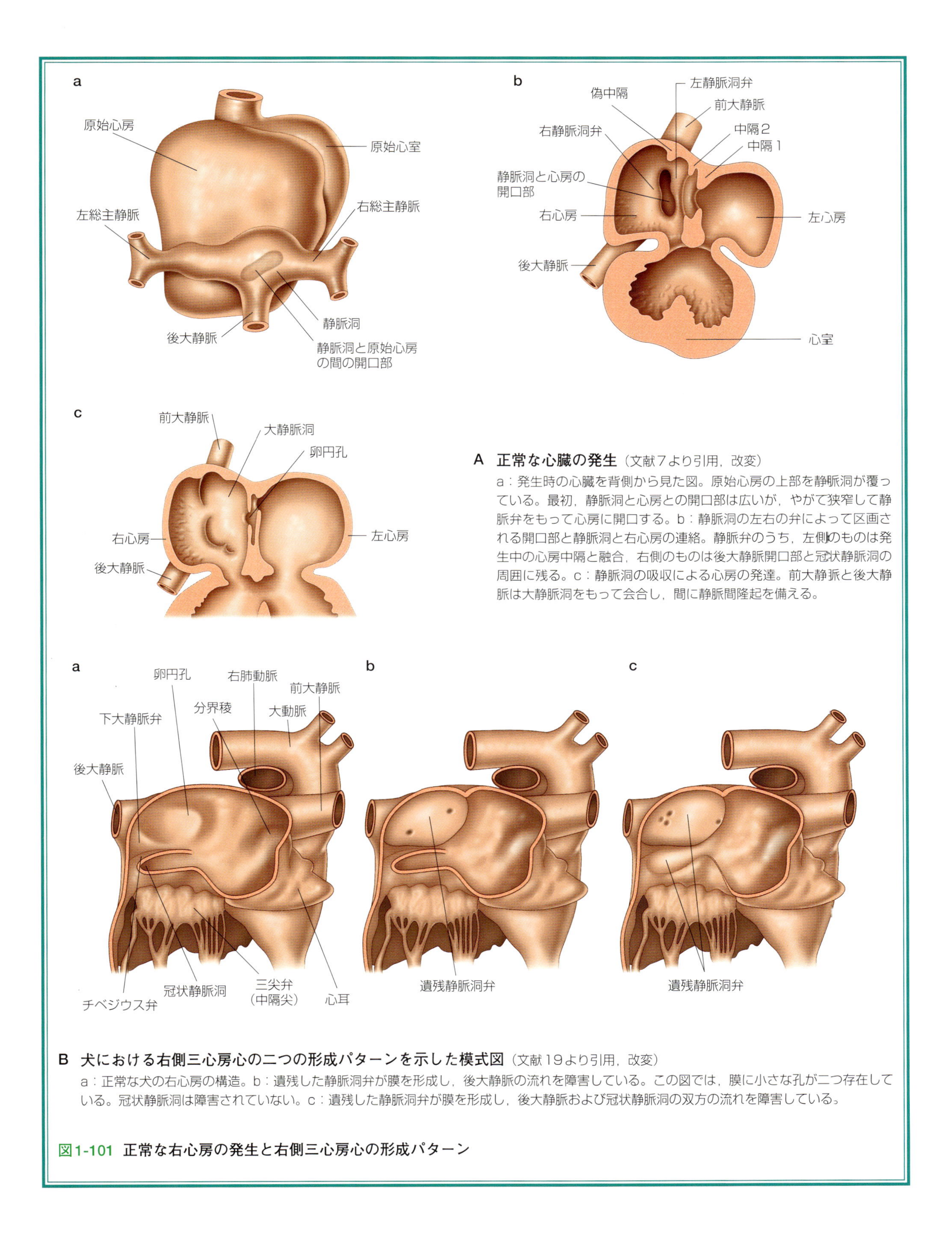

A　正常な心臓の発生（文献7より引用，改変）

a：発生時の心臓を背側から見た図。原始心房の上部を静脈洞が覆っている。最初，静脈洞と心房との開口部は広いが，やがて狭窄して静脈弁をもって心房に開口する。b：静脈洞の左右の弁によって区画される開口部と静脈洞と右心房の連絡。静脈弁のうち，左側のものは発生中の心房中隔と融合，右側のものは後大静脈開口部と冠状静脈洞の周囲に残る。c：静脈洞の吸収による心房の発達。前大静脈と後大静脈は大静脈洞をもって会合し，間に静脈間隆起を備える。

B　犬における右側三心房心の二つの形成パターンを示した模式図（文献19より引用，改変）

a：正常な犬の右心房の構造。b：遺残した静脈洞弁が膜を形成し，後大静脈の流れを障害している。この図では，膜に小さな孔が二つ存在している。冠状静脈洞は障害されていない。c：遺残した静脈洞弁が膜を形成し，後大静脈および冠状静脈洞の双方の流れを障害している。

図1-101　正常な右心房の発生と右側三心房心の形成パターン

在する小さな孔を流れるか，奇静脈を介して心臓へ還流してくることになる。後大静脈の血流抵抗が増大する結果，尾側右心房腔，後大静脈ならびに肝静脈，門脈の圧は，狭窄部における圧較差が3～20 mmHgとわずかに上昇する[4,11,18,21,24]。このわずかな静脈圧の上昇のために，若齢時より肝腫大と腹水が生じることが多い。バッ

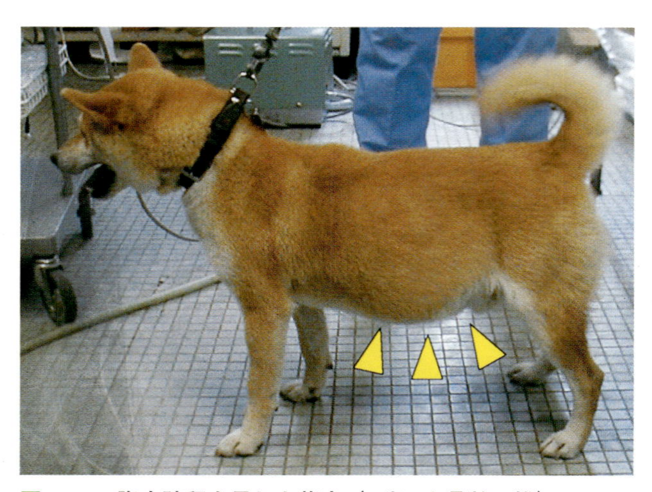

図1-102　腹水貯留を呈した柴犬（1歳4カ月齢，雄）
腹水の貯留は５カ月齢時より認められた。健康状態は良好で，心雑音はなし。

ド・キアリ症候群は，肝臓から流れ出る血液を運ぶ肝静脈か，あるいはその先の心臓へと連なっている後大静脈の閉塞によって，腹水貯留の症状を示す疾患をいう。肝静脈あるいは後大静脈の先天的な血管形成異常や，後天的な血栓などが原因と考えられているが，血液凝固異常に関する遺伝子異常も要因として着目されている。肝静脈や後大静脈の閉塞ないし狭窄による症状と門脈圧亢進症という点では病態は非常に類似しているが，右側三心房心では血管の病変ではなく，心房内の隔壁の存在がこのような病態を引き起こしているという点で特徴づけられる。後大静脈の血流の障害によって肝臓の血流のうっ滞が生じ，肝酵素の上昇が認められることもある。また，後大静脈に流れることのできない血流がほかの経路を通り心臓へと還流するため，脾臓や胃などのほかの臓器の血流が増加するといわれている。これらの臓器における静脈の怒張が静脈瘤や静脈破裂を引き起こすことがあるともいわれる。脾臓の血流の増加により，脾臓の機能が亢進し，貧血の原因となることがある。

一方，左側三心房心においては，肺静脈からの血流が妨げられるため，左心室の流入障害が問題となる。このため，僧帽弁狭窄に似た病態が形成される[8)]。左心房から左心室への血液の流れが障害されると，狭窄の上流にある副左心房の内圧上昇や拡大が起こる。同様に肺静脈の血圧も上昇し，肺うっ血の状態になる。肺うっ血がさらに進行すると，血管外へ水分が漏出し，肺水腫による重症の呼吸困難が生じる。肺高血圧状態が長く続くと，肺動脈の血管病変（壁の肥厚，内腔の狭小化）が進行し，不可逆的な病変が形成されていく。左心房の血流うっ滞はまた，左心房内に血栓を生じやすくさせる。さらに，左心房が拡大することにより，心房細動が起こりやすくなる。心房細動を合併すると，左心房内の血液うっ滞はさらに悪化し，ますます血栓が生じやすくなるという悪循環に陥る。

3．臨床所見
Clinical Findings

右側三心房心においては，臨床症状として虚脱[24)]や運動不耐性，失神発作，発咳[13)]，呼吸困難[13)]の病歴が認められることがあるが，来院時の検査では異常が認められないことも多い[21)]。肝腫大と腹水に起因する腹囲膨満が主訴となることが多い[1, 7, 11, 12, 24)]。筋肉の発育不全による削痩が認められることが多い[21)]。一般的に心雑音は聴取されないため，聴診による診断は困難である[21)]。頸静脈の怒張も認められない[21)]。原因不明の顕著な腹水が若齢動物において認められた場合には，右側三心房心を疑って検査を進めていくとよい［図1-102］。

左側三心房心においては，呼吸困難，運動不耐性を呈することがあるが，無症状の場合も多い。聴診では，流入障害による心雑音が聴取されることがあるが，その程度は症例により様々である。ほかの心奇形を合併することもある[2)]。

4．各種検査所見
Laboratory Findings

1）血液検査

血液検査による三心房心の診断は困難である。右側三心房心では軽度の貧血が認められることもあるが[13, 18)]，若齢動物の検査となるため，異常値かどうかの判別は難しい。逆に軽度の多血症が認められることもある[21)]。肝機能不全による血小板減少，血液凝固不全や血小板増多症[13)]も報告されている。

血液生化学検査の結果も特異的ではない。一般的には肝不全に伴う肝酵素値の上昇が考えられるが，正常な場合も多い。また，低アルブミン血症が認められることもある[18, 24)]。左側三心房心では，心拍出量の低下による腎不全が認められることがある。

2）腹水検査

右側三心房心では，腹水を穿刺により抜去して検査を行うことも，ほかの疾患の鑑別においては重要である［図1-103］。右側三心房心における腹水の組成は変性漏出液である［図1-104］[17, 24)]。

3）心音図検査

右側三心房心では一般的に圧較差が低く，心雑音は発生しないため，心音図検査でも異常心音は記録されないことが多い。左側三心房心では拡張期性の雑音が聴取されることがある。

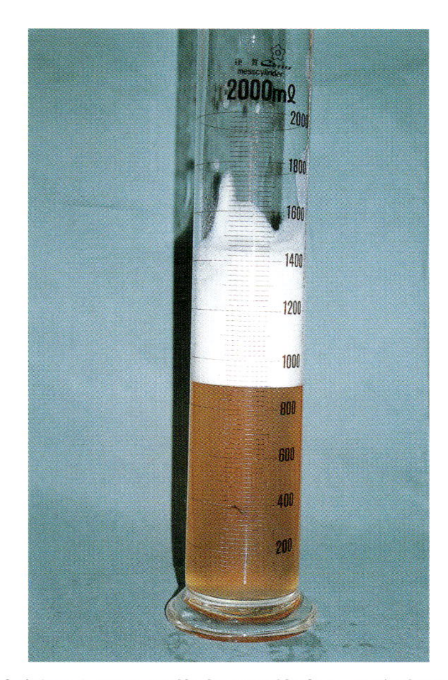

図1-104　右側三心房心の柴犬より抜去した腹水の一部
粘稠度は低く，透明の黄褐色を呈した変性漏出液。

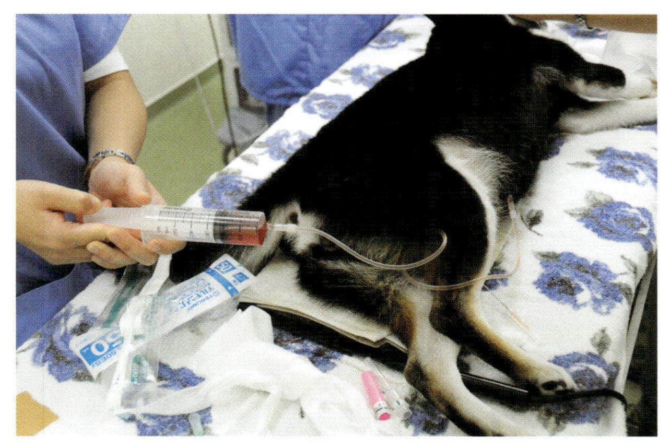

図1-103　右側三心房心を呈した柴犬における腹水抜去
腹水抜去は，腹水貯留が重度で呼吸困難や食欲不振の症状を呈した場合，あるいは腹水の成分の検査のために行われる。右側三心房心では腹水の成分は変性漏出液である。腹囲膨満が重度の場合には，急激に腹水を抜去するとショックを起こす可能性があるため，ゆっくりと時間をかけて抜き，全部の腹水を抜かないなどの配慮が必要である。

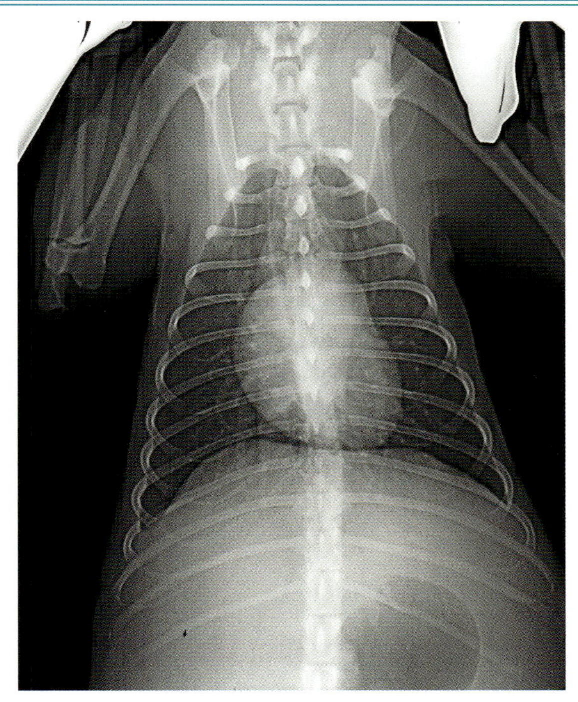

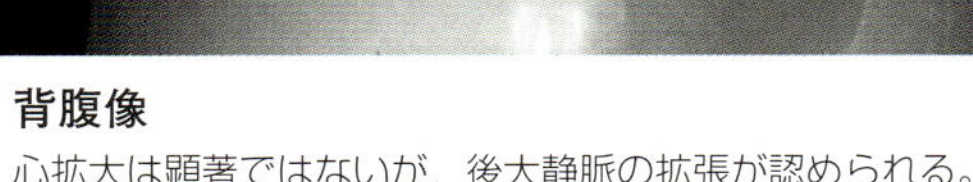

A　背腹像
心拡大は顕著ではないが，後大静脈の拡張が認められる。

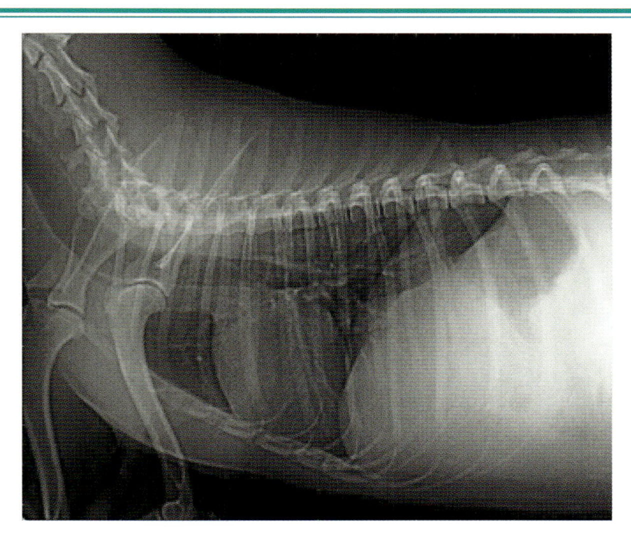

B　側方向像
心拡大は背腹像と同様であるが，重度な腹水貯留のため，心臓は垂直化し，後大静脈の拡張が認められる。

図1-105　図1-102と同一症例の胸部X線写真

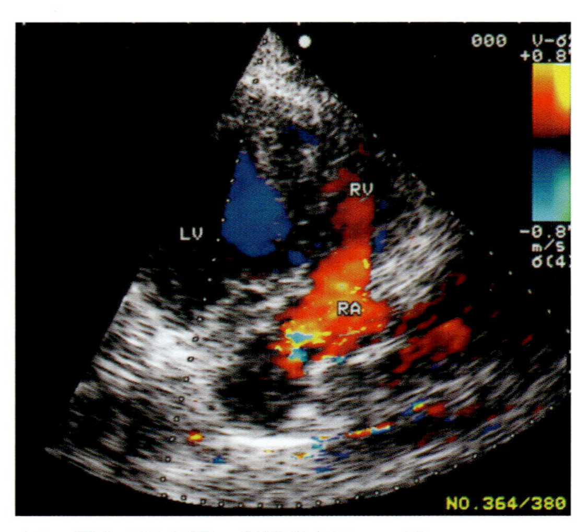

図1-106　図1-102と同一症例の心エコー図
右心房内に血流を示すモザイクパターンが認められる。RA：右心房，RV：右心室，LV：左心室

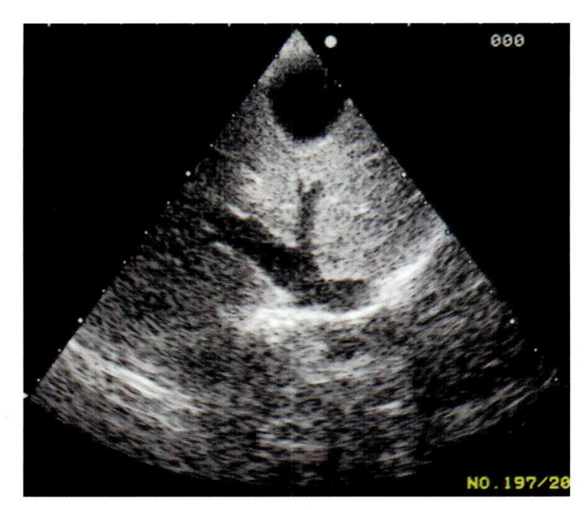

図1-107　図1-102と同一症例の肝臓の超音波画像
肝静脈の重度な拡張が認められる。

4）心電図検査

右側三心房心では，心房は大きくなるものの，心室は正常あるいはやや縮小している。心電図所見も正常とほとんど変わらないことが多い。

5）胸部X線検査

右側三心房心では，後大静脈の顕著な拡大が診断の手がかりである。心陰影は大きさ，形ともに正常である[24)]［図1-105］。左側三心房心では左心房の顕著な拡大所見が特徴的である。左心室はむしろ縮小してみられることが多い。

6）非選択的造影

右側三心房心では非選択的造影でも診断が可能である。非選択的造影を行うことによって，拡張した尾側腔の存在が明らかとなる[13)]。

7）心エコー図検査

いずれの疾患も確定診断には心エコー図検査が有用である[14, 22)]。右側三心房心では長軸断面像あるいは四腔断面像において，線維筋性膜により分割された二つの右心房腔が確認され，カラードプラでは線維筋性膜の開口部よりの乱流が確認される［図1-106］。さらに肝臓の超音波画像では，肝静脈の拡張がみられる［図1-107］。また，カラードプラにより，線維筋性膜の開口部を流れる血流を描出することが可能である。通常，開口部を流れる血流の流速はそれほど速くはない。

左側三心房心では，左心房の拡張と左心房内の隔壁，開口部を流れる血流が観察可能である。開口部を流れる

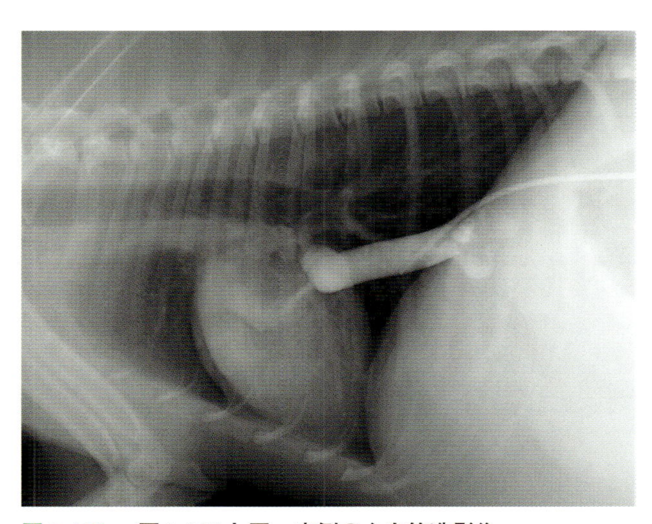

図1-108　図1-102と同一症例の心血管造影像
大腿静脈よりカテーテルを挿入することにより，尾側静脈圧の測定や造影剤の注入が可能となる。

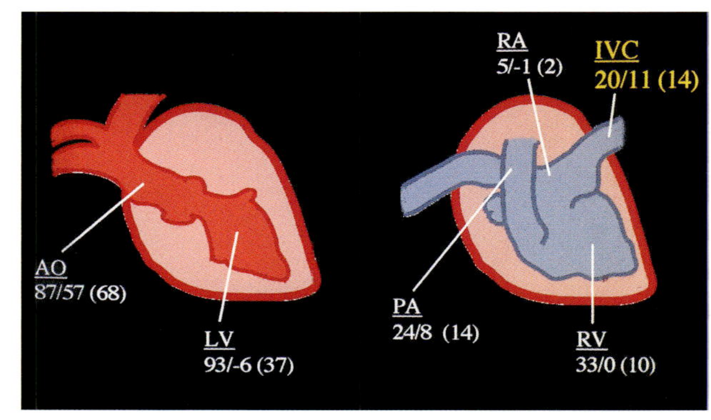

図1-109　心臓カテーテル検査による静脈圧の測定（図1-102と同一症例）
前大静脈と後大静脈に挿入したカテーテルにより心血管内圧を測定。線維筋性膜の隔壁の前後で圧較差が確認される。後大静脈は20/11(14)，右心房圧は5/－1(2)で，12 mmHgの圧較差があった。AO：大動脈，LV：左心室，IVC：後大静脈，PA：肺動脈，RA：右心房，RV：右心室

血流の速度により，肺高血圧の病態の評価が可能となる。超音波造影剤を用いた評価も行われており，とくにほかの心疾患の合併の有無を知る意味でも有用である。

8）心臓カテーテル検査

右側三心房心では，基本的には大腿静脈からのカテーテル挿入による心臓カテーテル検査によって，隔壁とその中の小さな開口部を確認することが可能となる。隔壁にぶつかるまで慎重にカテーテルを透視下で進めていき，その後，尾側腔に造影剤を注入することにより，尾側腔の拡張と線維筋性膜の開口部からの血流を描出することが可能となる［**図1-108**］。2本のカテーテルを用い，大腿静脈より尾側腔の圧を，頸静脈より頭側腔の圧を計測することにより，圧較差が計算可能となる［**図1-109**］。孔を通じてカテーテルを通すことが可能であれば，圧引き抜き曲線により圧較差が評価できる。

左側三心房心では，左心房にカテーテルを誘導することが困難であることから，カテーテルによる直接的な診断はより困難となる。右心系のカテーテルで肺動脈から造影剤を流し，肺を経由して肺静脈に流れ込む造影剤の挙動を観察することで，左心房内の隔壁の評価を行うことが可能である。また，肺高血圧の評価は，肺動脈圧や肺動脈楔入圧を測定することによって評価する。

5．治　療
Treatment

1）内科的治療

右側三心房心における腹囲膨満の症状は，2 mg/kg，1日3回程度の利尿薬の投与によって軽減する場合もあるが，根本的な治療とはなっていないだけでなく，虚脱を誘発することもあるため[18]，できるだけ早期に外科的な根治療法を行うことが推奨される。

左側三心房心では，左心房内のうっ滞による肺水腫を内科的にコントロールするために利尿薬を投与したり，高くなりすぎた心拍数を抑制するためにβ遮断薬を用いる。心臓への流入不全があるため，血管拡張薬などで過度に血管を拡張することにより，低血圧を引き起こす可能性があるため，注意が必要である。

2）外科的治療

1．右側三心房心

右側三心房心は，比較的治療法が多岐にわたる疾患である。すべての治療法の目的は隔壁による血流の遮断を解除することにあるが，術式の侵襲性，手術効果の大きさ，正確性などによって，いくつもの方法が考案されている。犬の大きさ，身体状態，飼い主の意向などを考慮して，適切な治療法を選択するのが望ましい。いずれの術式でもリスクは高いとはいえないが，インフローオクルージョン下での修復術は，術式に慣れていない術者では危険な場合もある。いずれの術式でも，手術が成功すれば腹水の貯留は早期に認められなくなり，予後は良いといえる。予後の改善のためには，肝不全が進行する以前に手術を選択することが重要である。麻酔は，肝機能が低下している症例が多いため，注意が必要である。麻酔薬を減量するなど，対応が必要である。また，過剰に腹水が貯留している症例では，呼吸が抑制されている可能性があるため，術前に腹水を少し抜去するなどの対応が必要となることがある。

<非開胸下バルーン拡張術>

バルーンカテーテルを線維筋性膜の開口部に通してのバルーン拡張術による治療例が報告されているが[1,3,12]［**図1-110**］，超小型犬ではカテーテルが血管に比べて太いことがあり，膜に線維成分が多い場合には拡張効果が十分に得られにくいこともある。拡張の効果は，尾側腔の血圧を測定することや，尾側腔からの造影によって狭窄部の形状を評価することによって評価する。最近では，経食道プローブを用いて術中に心エコーを用いてカテーテルの誘導や圧較差を評価することも行われている。拡張効果が不十分な場合には，バルーン拡張を何度か繰り返して十分な拡張が得られるようにする。

<バルブダイレーターによる拡張術>

開胸におけるバルブダイレーターを用いた治療も報告されている[11]。基本的な考え方はバルーン拡張術と同様であるが，開胸下で行うため，手術侵襲が大きいことが欠点である。反面，血管の細い動物でも適応可能であること，狭窄部にデバイスを誘導するのがバルーンよりも簡単であることが利点として挙げられる。狭窄部の大きさによって，小型の鉗子やバルブダイレーターなど，器具の種類を変えていくのがよい。本法においても拡張後は左心房内にカテーテルを挿入して，造影あるいは圧測定による治療効果の確認を行う必要がある。経食道エコーの併用も有効である。

<インフローオクルージョンにおける隔壁切除術>

インフローオクルージョンによる隔壁切除術は，特殊な機器を必要とせず，また隔壁を切除することによって大きな治療効果を得ることが可能な術式である[5,13,19]。インフローオクルージョン中の心筋保護を目的として，一般的にあらかじめ30～32℃くらいにまで体温を低下さ

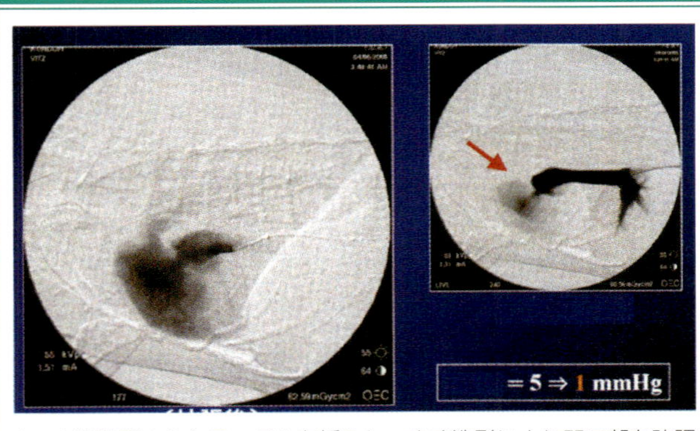

A　大腿静脈よりカテーテルを挿入し，まず造影により開口部を確認する。

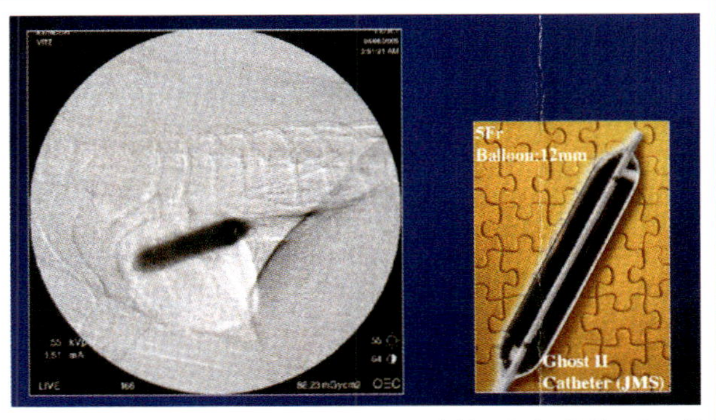

B　開口部を確認後，バールンカテーテルを拡張させ，隔壁の開口部を拡大する。写真は拡大後の所見で，バルーンの陥凹部が消失している。

図1-110　右側三心房心における非開胸下バルーン拡張術（図1-103と同一症例）

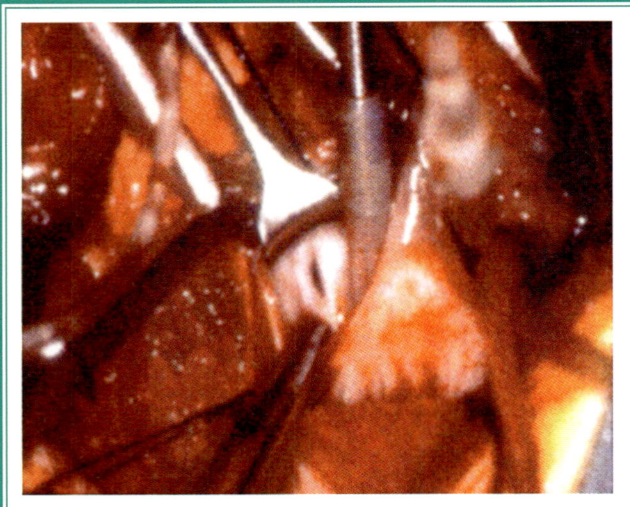

A　心停止下に右心房を切開し，開口部（約2.5 mm）を確認。

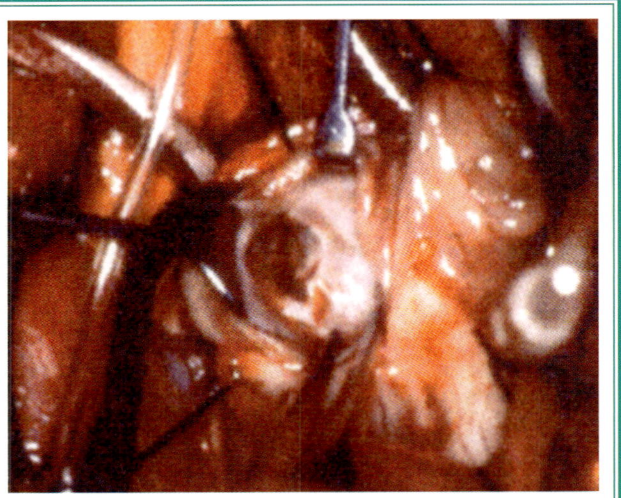

B　ポッツ剪刀にて隔壁を切除し，開口部を大きく拡大した。

図1-111　体外循環下開心術における隔壁切除術の術中写真（図1-102と同一症例）

せておくことが多い。インフローオクルージョンでは，２～３分以内に心腔内の操作を完了させる必要がある。このため，事前に隔壁の位置を解剖学的に十分に把握して手術に臨む必要がある。インフローオクルージョン後に血液が抜けて虚脱した心臓において隔壁の位置を正確に把握することは意外と難しく，その部分のスキルが手術の成否に大きく影響する。術後の合併症としては，三尖弁逆流が報告されている[5)]。

＜体外循環下開心術における隔壁切除術＞

右心系の手術で出血が少ないこと，心腔内の操作が複雑ではないことから，インフローオクルージョンによっ

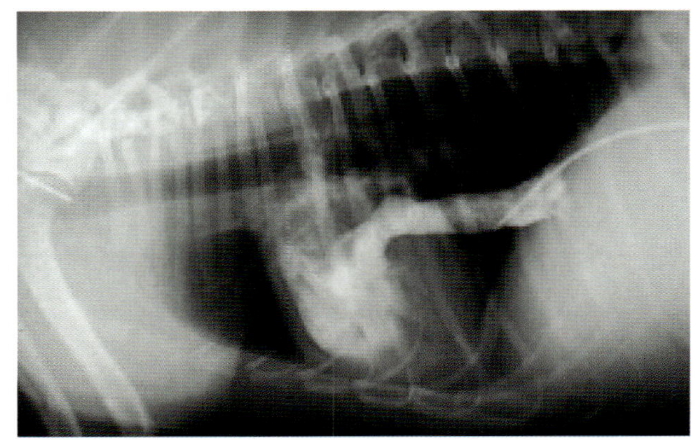

図1-112　体外循環解除後の後大静脈からの心血管造影像（図1-102と同一症例）
造影剤の流れは，バルーン拡張術などのほかの術式に比べてよりスムーズであり，隔壁を切除した効果が確認される。

ても治療可能であるため，本症において体外循環下で治療が行われることはあまりないが，隔壁の状態をしっかりと見極めて確実に切除を行いたい場合には，体外循環の使用が有効である[23)]［図1-111］。医学領域においても，体外循環下での治療報告がある[20)]。インフローオクルージョンにおける2～3分間の時間制限から開放されることが一番の利点で，より確実な手術が可能となる。術後の狭窄の解除の状態も非常に良いことが特徴である［図1-112］。

2．左側三心房心

左側三心房心では，隔壁の切除を実施することによって，左心系の流入障害を改善することが目的となる。猫における体外循環下の手術はまだ一般的ではないため，現状ではバルブダイレーターによる拡張術が報告されているのみである。本症では，ほかの心奇形の合併がある可能性があるため，術前の診断は確実につけておく必要がある。麻酔は肺水腫を合併している症例では，より厳密な呼吸管理が重要となる。心拍出量が減少しているため，麻酔による心機能抑制が血圧の低下を引き起こす可能性があることから，麻酔薬の選択，使用量の決定は慎重に行う。また，術中の低血圧に備えて，カテコールアミンなどの緊急治療薬を準備しておく。

＜バルブダイレーターによる拡張術＞

猫においては1例の治験報告があるのみである[26)]。左側第5肋間開胸下で，近位左心房からクーリーバルブダイレーターを挿入して狭窄部を3回にわたり拡張することによって十分な治療効果が得られた。圧較差は34 mmHgから11 mmHgに減少している。

3．術後管理

いずれの疾患も，治療後はむしろ循環動態が改善するため，術後管理はそれほど難しくはない。開胸した場合には，一般的な開胸時の術後管理を実施する。右側三心房心では，術後は腹水の様子をみながら，利尿薬を漸減していく。左側三心房心で肺水腫が術前にみられた症例では，術後の肺水腫のコントロールが必要となる。

6．予　後
Prognosis

右側三心房心においては，外科的処置が成功した場合には，通常は腹水は数日で消失する。治療成績も良いため，積極的な外科的治療を推奨したい。左側三心房心においては，これまでの治療例が少ないため，予後についての詳細は不明であるが，早期に外科的にうまく隔壁による血行障害を除去することができれば，予後は良いことが予想される。しかし，医学領域においても，ほかの心奇形を合併していたり，すでに病態が重度に進行していたりする例が多い疾患であるため[6, 16)]，実際には獣医学療域では治験例としてよりも剖検例として報告されている場合が多い。

◆参考文献

1) Adin, D. B., Thomas, W. P. (1999) : Balloon dilation of cor triatriatum dexter in a dog. *J. Vet. Intern. Med.*, 13:617-619.
2) Atwell, R. B., Sutton, R. H. (1983) : Suspect three chambered right atrium in a pup. *Vet. Rec.*, 113:86-87.
3) Atkins, C., DeFrancesco, T. (2000) : Balloon dilation of cor triatriatum dexter in a dog. *J. Vet. Intern. Med.*, 14:471-472.
4) Brayley, K. A., Lunney, J., Ettinger, S. J. (1994) : Cor-Triatriatum Dexter in a Dog. *J. Am. Anim. Hosp. Assoc.*, 30:153-156.
5) Chanoit, G., Bublot, I., Viguier, E. (2009) : Transient tricuspid valve regurgitation following surgical treatment of cor triatriatum dexter in a dog. *J. Small Anim. Pract.*, 50:241-245.
6) Cikirikcioglu, M., Tatar, T., Antal, A. D., et al. (2006) : Operative correction of cor triatriatum sinister with systemic venous return anomaly (inferior vena cava-left atrium). *J. Card. Surg.*, 21:578-579.
7) Duncan, R. B. Jr., Freeman, L. E., Jones, J., et al. (1999) : Cor triatriatum dexter in an English Bulldog puppy: case report and literature review. *J. Vet. Diagn. Invest.*, 11:361-365.
8) Fine, D. M., Tobias, A. H., Jacob, K. A. (2002) : Supravalvular mitral stenosis in a cat. *J. Am. Anim. Hosp. Assoc.*, 38:403-406.
9) Heaney, A. M., Bulmer, B. J. (2004) : Cor triatriatum sinister and persistent left cranial vena cava in a kitten. *J. Vet. Intern. Med.*, 18:895-898.
10) Hoffmann, D. E., et al. (2003) : What is your diagnosis? Cor triatriatum dexter. *J. Am. Vet. Med. Assoc.*, 951-952.
11) Jevens, D. J., Johnson, S. A., Jones, C. A., et al. (1993) : Cor triatriatum dexter in two dogs. *J. Am. Anim. Hosp. Assoc.*, 29:289-291.
12) Johnson, M. S., Martin, M., De Giovanni, J. V., et al. (2004) : Management of cor triatriatum dexter by balloon dilatation in three dogs. *J. Small Anim. Pract.*, 45:16-20.
13) Kaufman, A. C., Swalec, K. M., Mahaffey, M. B. (1994) : Surgical-Correction of Cor-Triatriatum Dexter in a Puppy. *J. Am. Anim. Hosp. Assoc.*, 30:157-161.
14) Koie, H., Sato, T., Nakagawa, H., et al. (2000) : Cor triatriatum sinister in a cat. *J. Small Anim. Pract.*, 41:128-131.
15) Kopf, G. S., Laks, H. (1995) : Atrial sptal defects and Cor Triatriatum. In : Glenn's Thoracic and Cardiovascular Surgery, 6th ed., pp.1115-1125, Appleton & Lange, London.
16) Liu, Y. Y., Huang, Y. K., Tseng, C. N., et al. (2007) : Atrioventricular septal defect with cor triatriatum sinister. *Chang Gung Med. J.*, 30:270-273.
17) Malik, R., Hunt, G. B., Chard, R. B., et al. (1990) : Congenital obstruction of the caudal vena cava in a dog. *J. Am. Vet. Med. Assoc.*, 197:880-882.
18) Miller, M. W., Bonagura, J. D., Dibartola, S. P., et al. (1989) : Budd-Chiari-Like Syndrome in 2 Dogs. *J. Am. Anim. Hosp. Assoc.*, 25:277-283.
19) Mitten, R. W., Edwards, G. A., Rishniw, M. (2001) : Diagnosis and management of cor triatriatum dexter in a Pyrenean mountain dog and an Akita Inu. *Aust. Vet. J.*, 79:177-180.
20) Ott, D. A., Cooley, D. A., Angelini, P., et al. (1979) : Successful surgical correction of symptomatic cor triatriatum dexter. *J. Thorac. Cardiovasc. Surg.*, 78:573-575.
21) Otto, C. M., Mahaffey, M., Jacobs, C., et al. (1990) : Cor triatrium dexter with Budd-Chiari syndrome and a review of ascites in young-dogs. *J. Small*

Anim. Pract., 31:385-389.

22) Szatmari, V., Sotonyi, P., Fenyves, B., et al. (2000) : Doppler-ultrasonographic detection of retrograde pulsatile flow in the caudal vena cava of a puppy with cor triatriatum dexter. *Vet. Rec.*, 147:68-72.

23) Tanaka, R., Hoshi, K., Shimizu, M., et al. (2003) : Surgical correction of cor triatriatum dexter in a dog under extracorporeal circulation. *J. Small Anim. Pract.*, 44:370-373.

24) Tobias, A. H., Thomas, W. P., Kittleson, M. D., et al. (1993) : Cor triatriatum dexter in two dogs. *J. Am. Vet. Med. Assoc.*, 202:285-290.

25) van der Linde-Sipman, J. S., Stokhof, A. A. (1974) : Triple atria in a pup. *J. Am. Vet. Med. Assoc.*, 165:539-541.

26) Wander, K. W., Monnet, E., Orton, E. C. (1998) : Surgical correction of cor triatriatum sinister in a kitten. *J. Am. Anim. Hosp. Assoc.*, 34:383-386.

5. エプスタイン奇形

Ebstain's Anomaly

小林　正行
Masayuki KOBAYASHI

エプスタイン奇形とは，三尖弁付着部の右心室心尖部側への下方偏位を基本的な形態異常とする先天性心疾患であり，1866年にドイツのWilhelm Ebsteinによって初めて報告された[3]。彼は，呼吸困難で死亡した19歳の男性の剖検を行い，三尖弁輪の心尖側への偏位，拡張した前尖，中隔尖および後尖の低形成，右心房の著しい拡張，右心室壁の非薄化および右心房化した右心室など，エプスタイン奇形の形態的特徴を詳細に記載している。上記の三尖弁輪の下方偏位を伴わず，単に三尖弁尖，腱索および乳頭筋の形態異常を示す場合は，“三尖弁異形成”（tricuspid dysplasia）と呼ばれ，エプスタイン奇形とは厳密には区別されている[2]。

本症は，ヒトにおいて全先天性心奇形のうち約１％，すなわち20万人の新生児のうち１～５人に発生する比較的稀な疾患である[2,3]。一方，小動物獣医学領域における本症の報告は極めて少ないため，体系的な検討はなされていないのが現状である。犬の三尖弁異形成は，全先天性心疾患の5.1％を占める比較的発生頻度の高い先天性奇形であるが[5]，本症はこれまでに限られた数の症例が報告されているのみである[7,8,13-15]。また，猫においては三尖弁異形成の報告はあるものの[7]，本症と明確に診断された報告は，著者が調べた範囲では見当たらない。このように小動物獣医学領域においては，報告されている症例数が非常に少ないため，その臨床像，治療法，予後に関する知見は乏しいが，今後は心エコー図検査の普及に伴って生前診断の機会が増えることが予想される。

1．発生原因
Etiology

エプスタイン奇形を生じる胎生期の異常は，まだ完全には解明されていない。ヒトでは，胎生期の８週目頃から，心内膜床組織とその下部の心筋層から三尖弁の形成が開始されると考えられている[2]。三尖弁の弁尖，腱索

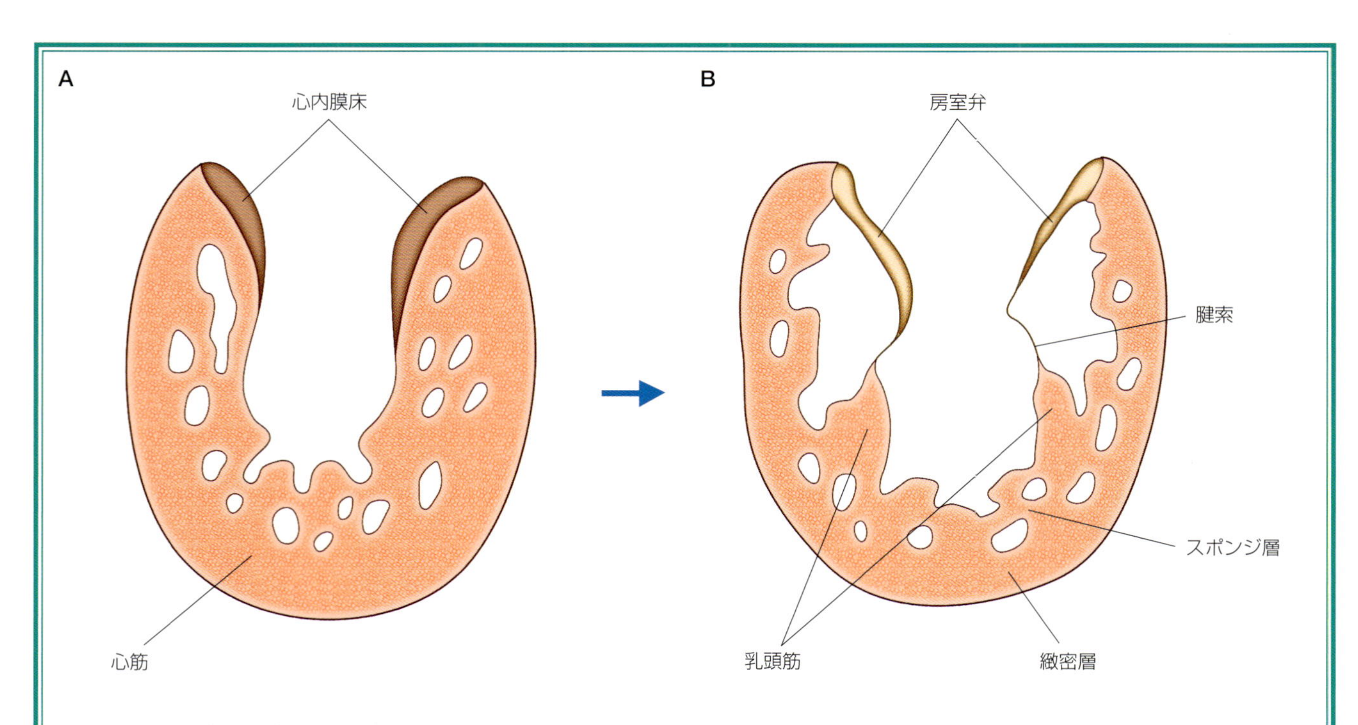

図1-113　房室弁の形成過程（文献2より引用，改変）
三尖弁の弁尖，腱索および乳頭筋は，心内膜床組織とその下部の心筋層から右心室心筋の侵食（undermining）という行程により形成される。“undermining”の不全があると，その部分の弁尖は右心室心筋に貼りつくように右心室心筋に癒着し，その部位に心筋の発育不全を伴うエプスタイン奇形となる。

および乳頭筋は，右心室心筋の侵食（undermining）という行程により，右心室心筋の成熟とともに三尖弁が形成される［**図1-113**］。三尖弁形成時に"undermining"の不全があると，その部分の弁尖は右心室心筋に貼りつく（plaster）ようになるので，弁が右心室心筋に癒着し，かつ，その部位に心筋の発育不全を伴うエプスタイン奇形となる［**図1-114**］。この行程は正常では心尖部から上方に向かって進行し，房室接合部まで達する。本症では，この過程が不完全に途中で終了してしまい，弁輪まで達しないために起こる。その程度は，症例によって軽度なものから重度なものまで大きな幅がある。前尖の起始する位置が常に正常なのは，前尖が胎生期の非常に早い時期に右心室壁から遊離するためと考えられている[12]。

エプスタイン奇形の発生例の多くは散発性であるが，家族性の発生も認められており，多因子性遺伝と考えられている。ラブラドール・レトリーバーではエプスタイン奇形に類似した三尖弁異形成の家族性発生が報告されており[1,9]，その原因遺伝子が第9染色体に位置する可能性が示唆されている[1]。なお，本症が三尖弁異形成の一つの表現型であり，三尖弁異形成と同じ遺伝子異常によって発生するか否かは明らかにされていない。

2．病態生理
Pathophysiology

1）形態

本症の形態上の三大徴候は，①三尖弁尖の右心室壁への貼りつき（とくに後尖と中隔尖），②三尖弁の異形成（カーテンのように大きな三尖弁前尖，腱索の発達不良），③その部位の右心室壁の菲薄化である[2]。すなわち，機能のある三尖弁の弁尖が，本来の弁輪部より右心室側にずれて起始するようになり，弁尖の貼りついた右心室部分は右心房化右心室（atrialized right ventricle）と呼ばれ，右心室壁が極めて薄くなる（心筋低形成）。また，それに伴って小さい右心室腔（機能的右心室）がきたされる［**図1-115，図1-116**］。

Beckerらは，三尖弁中隔尖の右心室壁への貼りつきの程度を，弁の起始部の本来の弁輪部からの距離によって次の3段階に分類している[4]。本来の弁輪部から心尖部までの距離を100とした場合，グレード1は三尖弁起始

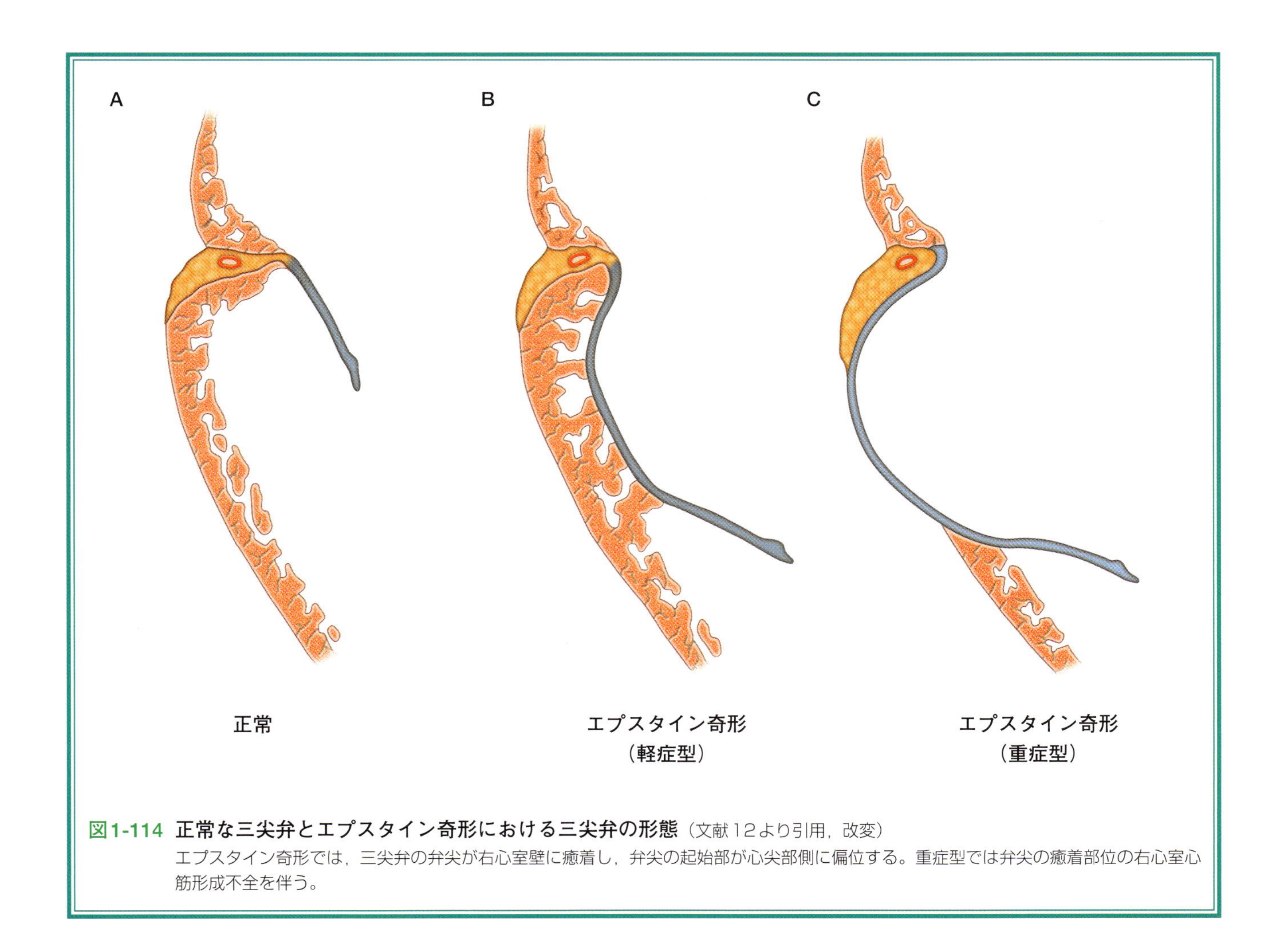

図1-114　正常な三尖弁とエプスタイン奇形における三尖弁の形態（文献12より引用，改変）
エプスタイン奇形では，三尖弁の弁尖が右心室壁に癒着し，弁尖の起始部が心尖部側に偏位する。重症型では弁尖の癒着部位の右心室心筋形成不全を伴う。

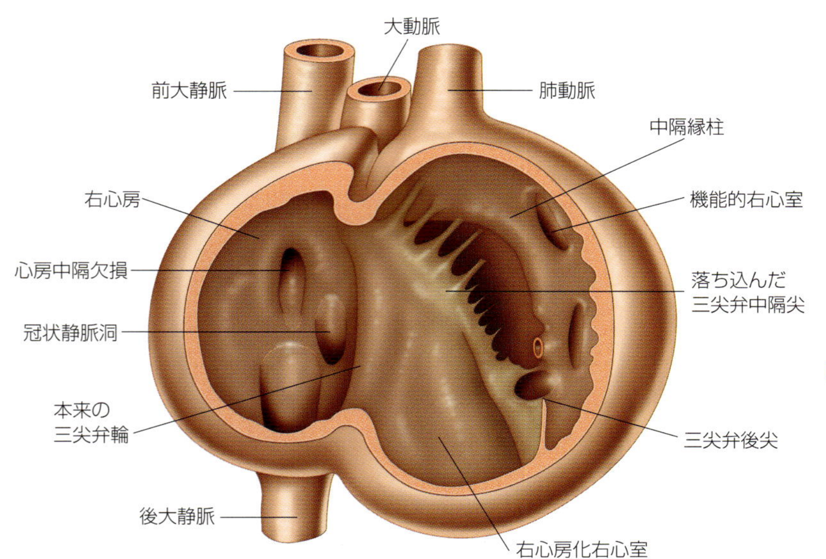

図1-115　エプスタイン奇形の模式図（文献16より引用，改変）
本症の形態上の三大徴候は，①三尖弁尖の右心室壁への貼りつき（とくに後尖と中隔尖），②三尖弁の異形成（カーテンのように大きな三尖弁前尖，腱索の発達不良），③その部位の右心室壁の菲薄化である。

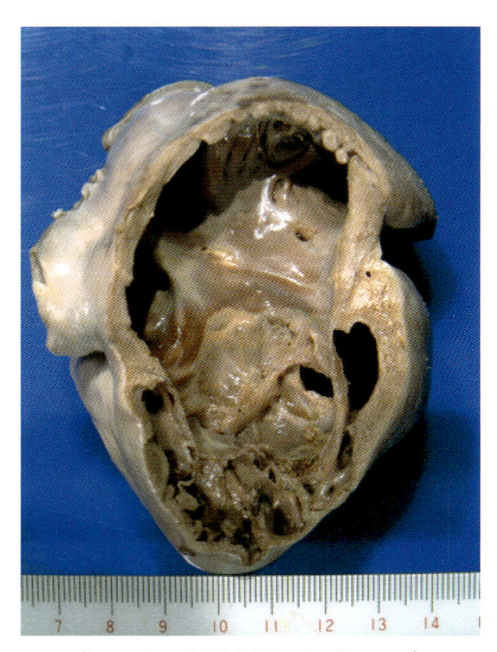

図1-116　エプスタイン奇形を呈したゴールデン・レトリーバー（雄，11カ月齢）の心臓の剖検所見
重度に拡張した右心房，カーテン状に右心室壁に貼りついた三尖弁中隔尖，菲薄化した右心室壁などの特徴的所見が認められる。

部の位置のずれが25%未満のもの，グレード2は25～50%までのもの，グレード3は50%以上のものと分類している。当然のことながら，グレード3が最も重症であり，弁としての機能はほとんど果たすことはできない。

2）血行動態

上記の三尖弁の形態異常によって，ほとんどの症例では三尖弁閉鎖不全をきたす。稀に三尖弁閉鎖不全と同時に三尖弁狭窄が認められることもある。三尖弁の形態異常の程度に応じて，極めて重度な三尖弁逆流を呈する症例から軽度なものまで，臨床的には大きな幅がある。逆流による右心室容量負荷の結果，右心室は遠心性肥大および拡張をきたし，右心室コンプライアンスの低下から，うっ血性右心不全症状（肝腫大，腹水貯留）を呈する。また，右心房化した右心室の奇異性運動（心房収縮期に拡張し，心房拡張期に収縮する）は本症の特徴的な所見である。重症例では肺血流量の低下ならびに右心室一回心拍出量の低下をきたす。心房レベルでの短絡（心房中隔欠損，卵円孔開存）を合併する症例では，右－左短絡からチアノーゼを生じる。

3）合併心奇形

ヒトにおいては，多くの合併心奇形が報告されている。とくに心房レベルでの短絡は，80～94%の症例で認められる[3]。犬においても，心房中隔欠損の合併例が報告されている[8, 13]。この場合，心房レベルでの右－左短絡が起こり，チアノーゼが必発する。その他，ヒトにおいては肺動脈弁狭窄あるいは閉鎖，大血管転換，両大血管右室起始，心室中隔欠損などがしばしば合併するといわれている[2]。

3．臨床所見
Clinical Findings

臨床症状は，奇形の程度によって非常に差がある。症状の発現は，三尖弁の異形成の程度，右心室の大きさと機能，右心房圧および右－左短絡の程度に依存し，実際には極めて高度な異常形態を示すものから，ほとんど臨床症状を伴わない"mild Ebstein"と呼ばれるものまで幅

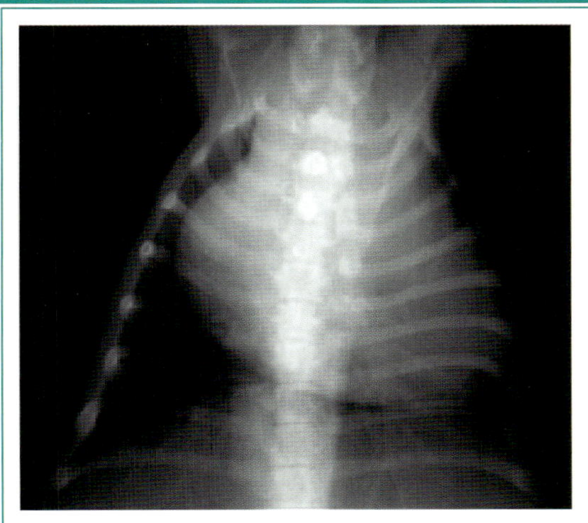

A 背腹像

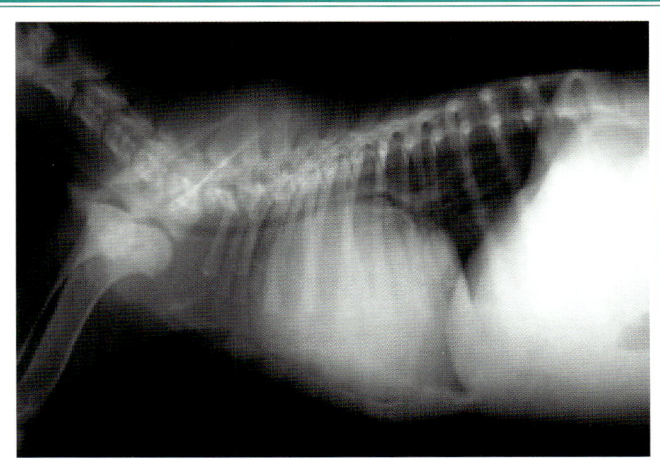

B 側方向像

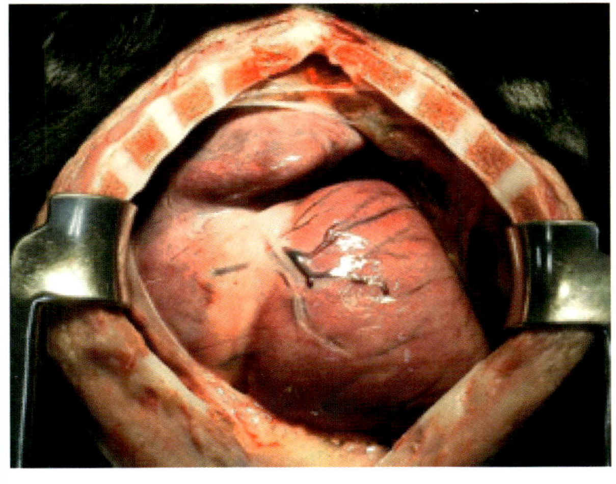

C 剖検所見

図1-117 エプスタイン奇形を呈したニューファンドランド（雄，4カ月齢）の胸部X線写真と剖検所見
胸部X線写真（A，B）では，極めて重度に拡大した心陰影が認められる。右心房，右心室の顕著な拡大とともに，気管の背側への偏位，後大静脈の拡張，肝腫大が認められる。同一症例の剖検所見（C）では，顕著に拡張した右心房および右心房化右心室が認められる。

広いスペクトラムを示す。一般的に右心房化右心室の容積が大きければ大きいほど，その壁が薄ければ薄いほど，正常に発育した右心室が小さく三尖弁閉鎖不全が強ければ強いほど，血行動態に対する障害は重度である[2)]。エプスタイン奇形の代表的な臨床症状は，うっ血性右心不全症状（腹水貯留，肝腫大，頸静脈怒張，浮腫など），チアノーゼおよび不整脈である。一般に末梢の脈拍は弱く，心尖拍動は広範囲にわたって弱く触知される。聴診上は，右側胸壁の三尖弁領域にて三尖弁逆流による収縮期雑音が聴取される。心不全を発現している場合はギャロップリズムが聴取される。

4．各種検査所見
Laboratory Findings

1）胸部X線検査

通常，著しく巨大な心陰影が認められる［図1-117］。これは三尖弁逆流に伴う著明な右心房および右心房化右心室の拡大による。また，後大静脈の拡大，肝腫大，腹水貯留といった右心不全所見が認められる。肺野は，血流低下によって透過性が亢進することが多い。

2）心電図検査

心電図は，深いS波がⅠ，Ⅱ，Ⅲ，aVF誘導で認められ，右軸偏位を示す。また，右心房拡大を示唆するP波の増高がみられる。通常，PR間隔は延長する。QRS群は幅が広く，右脚ブロックパターンを大部分の症例が示す。エプスタイン奇形を含め，三尖弁異形成を有する犬の50%に，rR'，Rr'，RR'，rr'パターンのQRS群の多棘化（splintering）が認められ，この所見は三尖弁異形成の診断的な価値が高い[10)]［図1-118］。右心房の拡大は，発作性上室頻拍や心房細動などの不整脈を伴いやすい。ヒトではWPW症候群が20%に認められる[2)]。

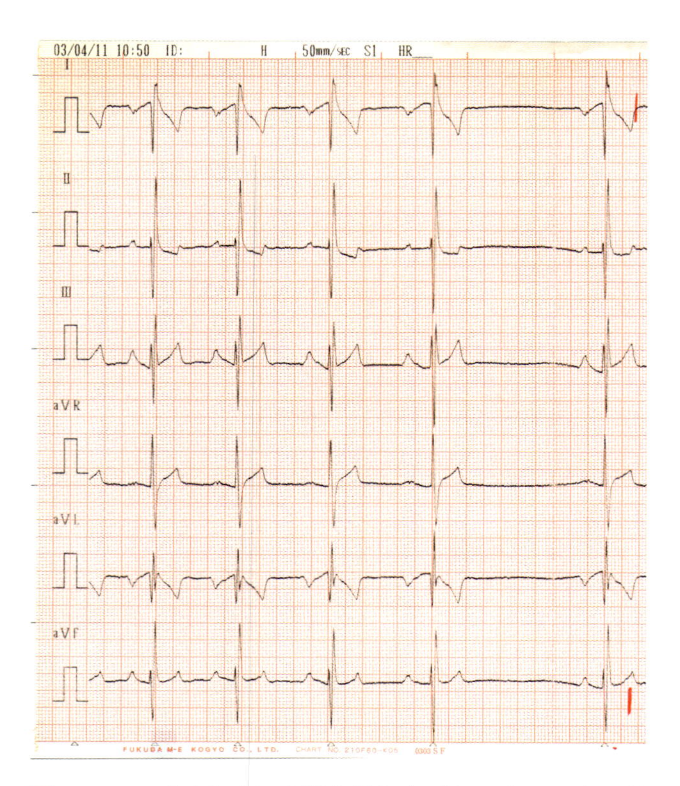

図1-118 エプスタイン奇形を呈したバセット・ハウンド（雌，8カ月齢）の心電図

右軸偏位や右脚ブロックパターンを示し，さらにQRS群の多棘化が認められ，PR間隔の延長や第2度房室ブロックもみられる。

3）心エコー図検査

心エコー図検査は，診断的価値が非常に高い。巨大な右心房が特徴的で，症例によっては右心房の大きさが，そのほかの心腔以上に拡張している場合もある。三尖弁異形成とエプスタイン奇形は，心エコー図検査によって鑑別することが可能である。心尖部からの四腔断面像において，心尖方向にずれて起始する三尖弁の中隔尖，巨大で長く伸びた三尖弁前尖，右心房化した右心室が本症の特徴的な所見である［**図1-119**］。カラードプラ法では通常，重度な三尖弁逆流が確認される。その他，合併する心房中隔欠損が認められる場合もある。また，心室中隔の奇異性運動などが認められる。

4）心臓カテーテル検査

エプスタイン奇形における心臓カテーテル検査の実施は，ほかの心奇形の場合より重篤な不整脈をきたしやすく，十分な注意が必要である［**図1-120**］。通常，本症の診断は心エコー図検査において可能なため，心臓カテーテル検査はほかの合併心奇形を疑う場合などに限られる。心臓カテーテル検査では，心内圧の測定および造影検査によって右心房化右心室，機能的右心室およびその部分の奇異性運動を証明するとともに，ほかの合併奇形の有無を診断する。

5）鑑別診断

重度な三尖弁逆流および右心拡張を示す心疾患との鑑別を必要とする。すなわち，三尖弁異形成，三尖弁弁膜症，不整脈源性右心室心筋症，三尖弁心内膜炎などが挙げられる。

5．治　療
Treatment

1）内科的治療

本症に伴う，うっ血性心不全や不整脈に対しては，それらに対する対症的な薬物治療を行う。一般的に，強心薬，血管拡張薬および利尿薬を中心とした治療が試みられるが，重度なうっ血性右心不全の管理は困難を極めることが多い。腹水貯留が重度な場合は，頻回な抜去が必要となる。これまでに犬の症例に対して内科的治療を試みた報告がなされている。1歳でうっ血性右心不全症状を発現し，本症の診断が下されたビーグルでは，ジゴキシン，硝酸イソソルビド，マレイン酸エナラプリル，フロセミドを用いた治療が試みられたが，20カ月後に心不全死している[15]。また，3歳で胸水貯留を呈し，本症と診断されたラブラドール・レトリーバーは，マレイン酸エナラプリル，カルベジロール，フロセミドによる治療で13カ月後の時点で良好な経過をとっていることが報告されている[14]。7カ月齢で本症と診断された珍島犬（韓国原産犬種）は，利尿薬，血管拡張薬に加え，強心薬であるピモベンダンの投与によって，10カ月間の内科的管理が可能であったことが報告されている[13]。

2）外科的治療

ヒトでは，チアノーゼが強い症例に対しては，Glenn手術やFontan手術など，右心を介さずに静脈血を直接肺動脈にバイパスする手術が行われる。また，三尖弁右心室機能の改善を目的とした右心房化右心室縫縮手術や三尖弁吊り上げ手術（Carpentier法，Danielson法，Hardy法など）と三尖弁人工弁置換手術などがあるが，いずれの手術法においてもリスクが高く，症例の選択が重要である[2]。小動物獣医学領域においては，これまで数例の体外循環下の修復手術が試みられているものの，長期生存例は報告されていない[8]。

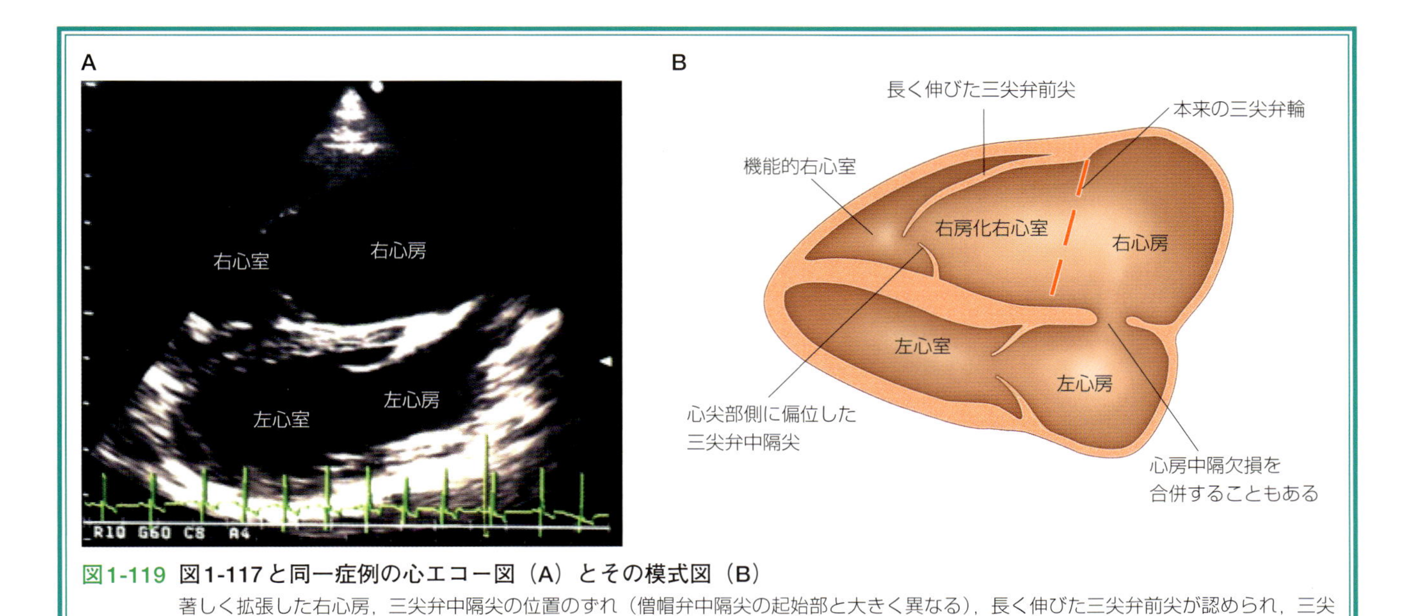

図1-119 図1-117と同一症例の心エコー図（A）とその模式図（B）
著しく拡張した右心房，三尖弁中隔尖の位置のずれ（僧帽弁中隔尖の起始部と大きく異なる），長く伸びた三尖弁前尖が認められ，三尖弁の心尖部側への偏位によって右心房化右心室が形成されている。

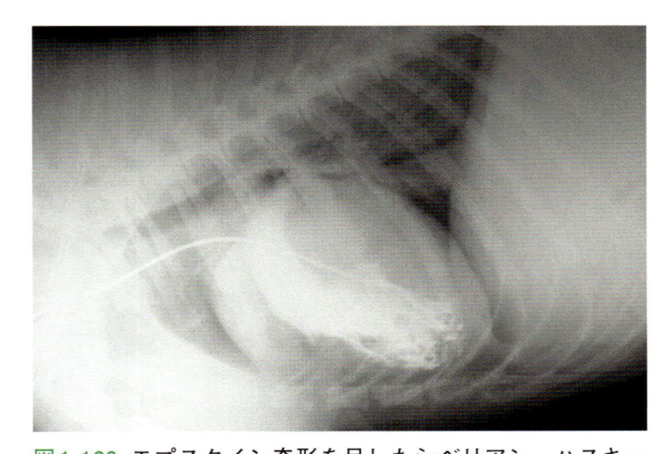

図1-120 エプスタイン奇形を呈したシベリアン・ハスキー（雌，6.5カ月齢）の右心系造影像
著明に拡張した右心房，右心房化右心室が認められる。本来の右心室は心尖部の一部を占めるのみ。

6．予　後
Prognosis

エプスタイン奇形と診断されたヒトの新生児の20〜40%は1カ月以上生存することができず，5歳まで生存できるのは半数以下であるとされる[2)]。臨床症状のある新生児の予後はほとんどが不良である。本症では右心室と三尖弁の機能が低下しているため，新生児期の肺血管抵抗の高い間は，チアノーゼや右心不全が高率に認められる。この時期を生存し得た症例では，重いチアノーゼ，心不全や繰り返す発作性頻拍がなければ，小児期の予後は比較的良好であるといわれる[1)]。肺動脈狭窄症，心室中隔欠損症，ファロー四徴症，修正大血管転換などの合併奇形を有する症例（complicated Ebstein）は，合併奇形のない症例（simple Ebstein）より著しく予後が悪いとされる[2)]。ヒトにおける本症の220症例の出生後の追跡調査では，1年生存率は67%，10年生存率は59%と報告されている[6)]。獣医学領域では報告されている症例数が少なく，予後に関するデータは乏しいが，ほとんど無症状で成長期を乗り切った場合でも，ひとたび右心不全徴候が発現すると経過は早く，4歳以上生存する症例はほとんどないといわれている[11)]。

◆参考文献

1) Andelfinger, G., Wright, K. N., Lee, H. S., Siemens, L. M., Benson, D. W. (2003) : Canine tricuspid valve malformation, a model of human anomaly, maps to dog chromosome 9. *J. Med. Genet.*, 40:320-324.
2) 安藤正彦 (2000) : 先天性心疾患 (2) , チアノーゼ性心疾患，Ⅲ房室管の奇形, B. Ebstein奇形. 循環器病学 (村田和彦, 細田磋一 編), pp.221-223, 医学書院, 東京.
3) Attenhofer, F. C. H., Connolly, H. M., Edwards, W. D., Hays, D., Warnes, C. A., Danielson, G. K. (2005) : Ebstein's anomaly - review of a multifaceted congenital cardiac condition. Swiss. *Med. Wkly.*, 135:269-281.
4) Becker, A. E., Becker, M. J., Edwards, J. E. (1971) : Pathologic spectrum and dysplasia of the tricuspid valve: features in common with Ebstein's malformation. *Arch. Pathol.*, 91:167-178.
5) Buchanan, J. W. (1999) : Prevelance of cardiovascular disorders. In: Textbook of Canine and Feline Cardiology, 2nd ed. (Fox, P. R., Sisson, D., Moise, N. S. eds.), pp.457-470, W.B. Saunders, Philadelphia.
6) Celermajer, D. S., Bull, C., Till, J. A., et al. (1994) : Ebstein's anomaly: presentation and outcome from fetus to adult. *J. Am. Coll. Cardiol.*,

23:170-176.
7) Chetboul, V., Tran, D., Carlos, C., et al. (2004) : Congenital malformation of the tricuspid valve in domestic carnivores : a retrospective study of 50 cases. *Schweiz. Arch. Tierheilkd.*, 146:265-275.
8) Eyster, G. E., Anderson, L., Evans, A. T., et al. (1977) : Ebstein's anomaly : a report of 3 cases in the dog. *J. Am. Vet. Med. Assoc.*, 170:709-713.
9) Famula, T. R., Siemens, L. M., Davidson, A. P., et al. (2002) : Evaluation of the genetic basis of tricuspid valve dysplasia in Labrador Retrivers. *Am. J. Vet. Res.*, 63:816-820.
10) Kornreich, B. G., Moise, N. S. (1997) : Right atrioventricular valve malformation in dogs and cats : an electrocardiographic survey with emphasis on splintered QRS complexes. *J. Vet. Intern. Med.*, 11:226-230.
11) Moise, N. S. (1995) : Tricuspid valve dysplasia in the dog. In: Kirk's Current Veterinary Therapy XII : Small Animal Practice, (Bonagura, J. D. eds.), pp.813-816, W.B. Saunders, Philadelphia.
12) Netter, F. H. (1980) : 第4章先天性奇形, 三尖弁の奇形, Ebstein奇形. The Ciba Collection of Medical Illustrations vol. 5 Heart, (今野草一 監訳), pp.143-144, 丸善, 東京.
13) Ran, C., Seung-Keun, L., Hyeong-S, M., et al. (2009) : Ebstain's anomaly with an arterial septal defect in a jindo dog. *Can. Vet. J.*, 50:405-410.
14) 進学之, 柴崎 哲, 針間矢保治, 片本 宏, 野村紘一 (2004) : 犬のエプスタイン奇形の1例. 日獣会誌, 57:591-593.
15) Takemura, N., Machida, N., Nakagawa, K., et al. (2003) : Ebstein's anomaly in a beagle dog. *J. Vet. Med. Sci.*, 65:531-533.
16) 龍野勝彦 (1996) : 心臓・大血管疾患の種類と治療, A.先天性心疾患, 2.非チアノーゼ性心疾患, 5.エプスタイン病. 心臓外科エキスパートナーシング, 第2版, p.125, 南江堂, 東京.

3. 複合心奇形

Complex Conpenital Heart Disease

田中　綾，髙島一昭
Ryo TANAKA，Kazuaki TAKASHIMA

複合心奇形とは，二つかそれ以上の心奇形が合併しているもので，多くのものは単一の心奇形と異なり，病態も重いものが多い。当然，それらの多くのものは分娩後早期に死の転帰をとる。本症は，単一の心奇形が複合的に重なったもので，その多くは肺動脈弁狭窄症に心房中隔欠損症が合併することが多いように，複合には何らかの傾向がみられる。

以下に，犬における複合心奇形の実際の症例の根治手術症例を紹介する。

1．動脈管開存症と左前大静脈遺残症との複合心奇形

田中　綾／Ryo TANAKA

動脈管開存症は，比較的発生率の高い先天性心疾患の一つである。治療は外科療法が第一選択となるが，開心術の必要がないため，開胸下でのジャクソン法などの結紮術をはじめとして[2,3]，コイルなどのデバイスを使用したインターベンションによる治療法も好成績をあげており[4,6,8,9,11,16]，どの治療法を選択すべきか迷う疾患であるともいえる。動脈管開存症におけるほかの心奇形の合併はそれほど多いとはいえないが，この度，動脈管開存症に左前大静脈遺残症を合併した犬に遭遇したため，その概要を報告する。

1）症例

症例は，パピヨン，雄，6カ月齢，体重1.9 kgで，鳥の骨を飲み込んだという主訴で来院した。臨床症状はなく，栄養状態も良好であった。聴診により左前胸部においてLevein Ⅴ/Ⅵの連続性心雑音が聴取されたため，心臓の精査を行うことにした。

2）各種検査所見

胸部X線検査：鳥の骨は認められなかった。背腹像および側方向像ともに，通常の動脈管開存症において認めら

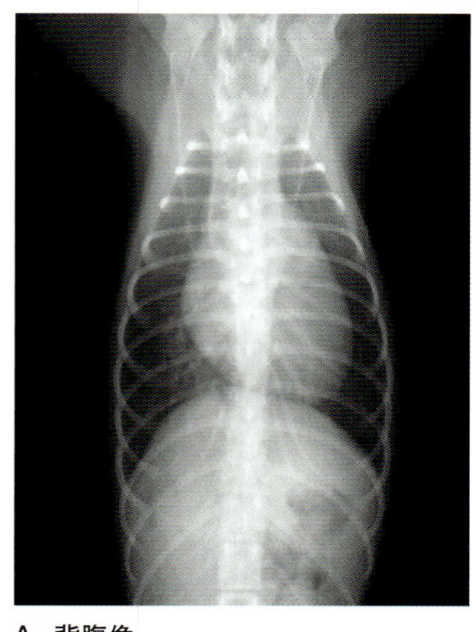

A　背腹像
右心系の心拡大がやや目立つ。

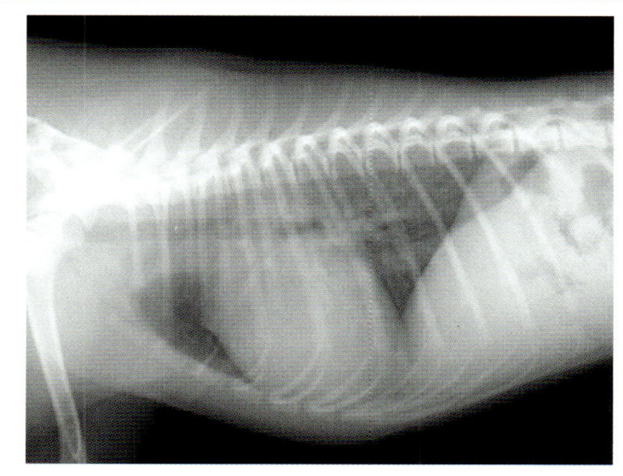

B　側方向像
右心系の心拡大および左心房の突出，肺血流量の増加が起因すると思われる肺野における不透過性の亢進が認められた。

図1-121　初診時における胸部X線写真

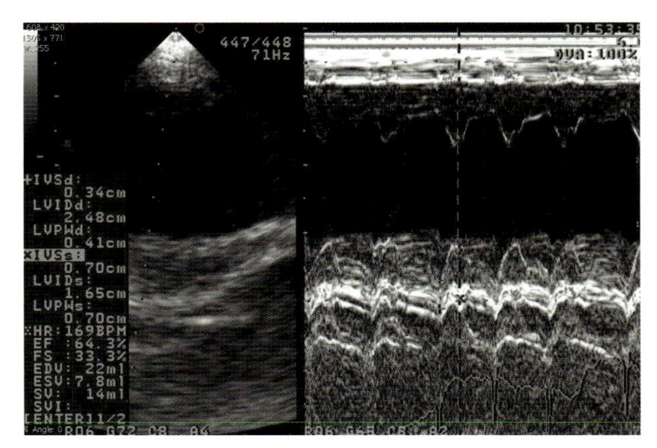

図1-122 初診時における心エコー図（Mモード）
動脈管開存症による容量負荷の結果，LVIDd＝2.48 cmと左心腔内径の拡張が認められ，その結果FSは33.3%と低値を示した。症例によっては，この断面で左心室の下側に冠状静脈洞が観察される例もあるようだが，本症例においては認められなかった。

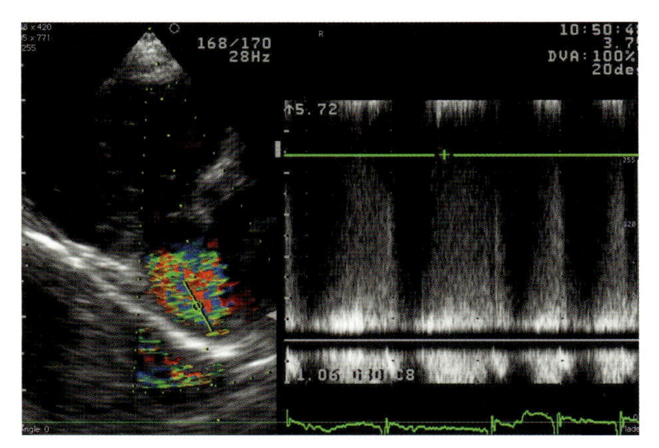

図1-123 初診時における心エコー図（右傍胸骨心基部短軸断面像）
右心室流出路において動脈管開存症に特徴的な連続的なモザイクパターンが認められ，その流速は4.43 m/sであった。

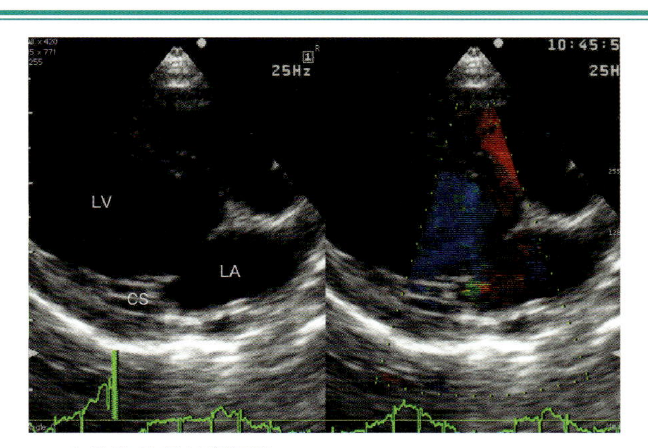

A 右傍胸骨長軸断面像

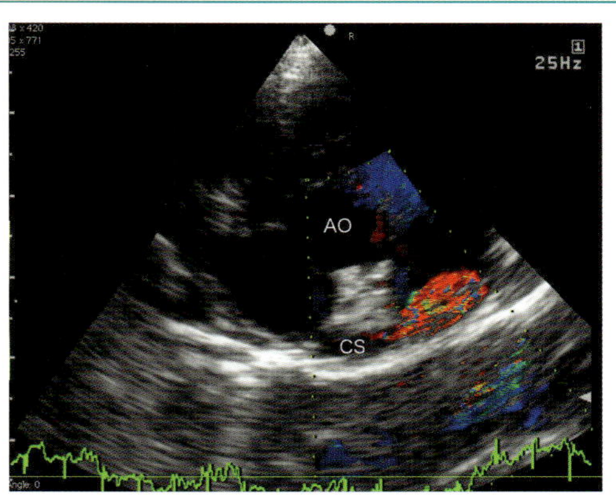

B 右傍胸骨心基部短軸断面像

図1-124 心エコー図検査にて，左心房と心外膜との間に観察された冠状静脈洞
LA：左心房，LV：左心室，AO：大動脈，CS：冠状静脈洞

れる心拡大所見は認められたが，それ以外に異常はみられなかった［図1-121］。

心エコー図検査：内腔が拡張（LVIDd＝2.48 cm）した左心室が認められた［図1-122］。内腔の拡張に伴い，左心室内径短縮率（FS＝33.3%）はやや低下していた。肺動脈内には収縮期，拡張期を通じて持続的に観察可能なモザイクパターンが認められ，その流速は4.43 m/sとやや低値であった［図1-123］。左心房と心外膜との間に心膜水を思わせるようなエコーフリーの空間を認めた［図1-124］。検査の結果，動脈管開存症であると診断し，犬が小型であることからもインターベンションによる治療は選択せず，開胸下での結紮術を行うことにした。

3）治療

麻酔は常法通りに導入し，挿管後に右横臥位で保定し，左側の頸静脈および頸動脈から4 Fr.の多目的カテーテルを挿入し，動脈管開存症の確認および肺高血圧の評価を行った。左頸動脈からカテーテルを挿入し，大動脈基部から造影剤を注入しながら透視撮影を行ったところ，大動脈だけでなく漏斗型の動脈管および肺動脈が造影された［図1-125］。一方，頸静脈からの透視下でのカテーテル挿入は，途中でカテーテルが引っかかってしまい，うまく右心室へカテーテルを誘導することができなかった［図1-126］。このため，前大静脈の位置で造影剤を流しながら撮影したところ，前大静脈から静脈洞を介して右心房へと造影剤が流れ込む様子が観察され，左前大静脈

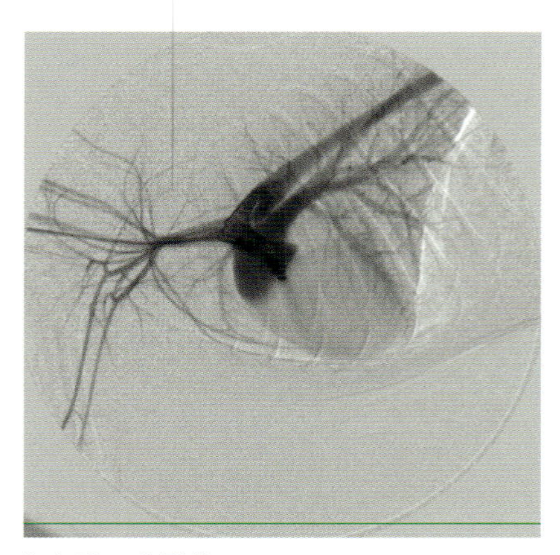

図1-125 左心系の造影像
大動脈起始部からの造影により，動脈管および肺動脈が描出された。

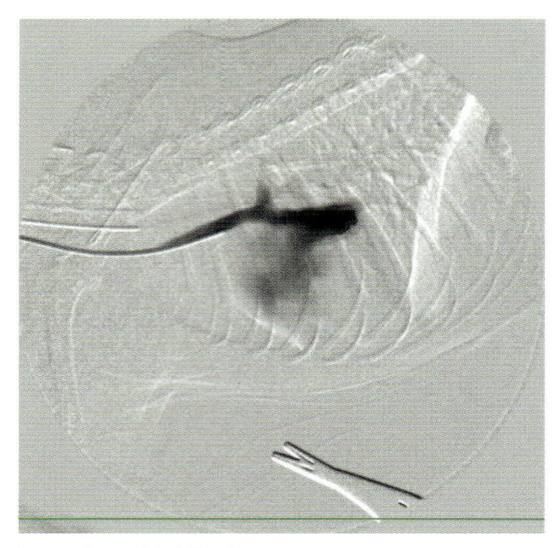

図1-126 右心系の造影像①
前大静脈からの造影により，前大静脈が冠状静脈洞を介して右心房へ開口していることが分かった。

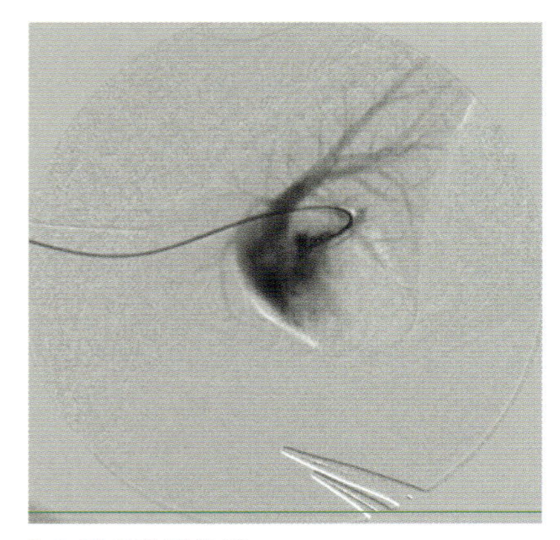

図1-127 右心系の造影像②
右心室にカテーテルを挿入するには，かなり急激なループを描かせる必要がある。

遺残が確認された。右心造影は**図1-127**のようにカテーテルを急角度に曲げないと右心室にまで挿入できないため，肺動脈圧は測定できなかったが，右心室圧は正常であり，肺高血圧はないことが確認された。

以上により，左第4肋間を常法通り開胸し，ジャクソン法による結紮術を行うことにした。開胸後，動脈管直上を頭側から尾側へ走行する極めて太い遺残した左前大静脈を認めた［**図1-128A**］。この血管は鉗子により剥離可能であり［**図1-128B**］，臍帯テープによって背側へ牽引することで良好な術野を確保でき［**図1-128C**］，無事動脈管にアプローチし［**図1-128D**］，分離・結紮することができた［**図1-128E**］。再度大動脈の起始部から造影検査を行ったが，短絡血流は消失していた［**図1-128F**］。その後は常法通り閉胸を行い，胸腔ドレーンからの液体および空気の抜去，抗生物質の投与を行った。術後の回復はスムーズで，心雑音は消失した。術後の心エコー図検査では残存血流は認められず［**図1-129A**］，心内腔も減少（LVIDd = 2.25 cm）し，FSも39.5%にまで上昇した［**図1-129B**］。

左前大静脈遺残症は比較的珍しい血管奇形である。胎生期には前大静脈は左右に2本あり，発生の過程で右側の１本に合流するが，左右の前大静脈が２本残り機能している病態である。左前大静脈遺残症は，冠状静脈洞に開口することがほとんどで，この場合の冠状静脈洞は拡大していることが多いとされている[7, 13]。左前大静脈遺残症は，いくつかのほかの心奇形と合併することが多く，心室中隔欠損症，肺動脈弁狭窄症[15]，ファロー四徴症，エプスタイン奇形[10]，三心房心，動脈管開存症[1, 12]などの合併例が報告されている。ジャーマン・シェパードにおいては，右大動脈弓遺残症と動脈管開存症を合併した症例が比較的発生率が高いといわれている[5]。

左前大静脈が冠状静脈洞を介して右心房に開口している症例の場合，一般的には臨床症状は呈さないし，血行学的にも大きな問題は生じないとされている。しかし，左前大静脈が遺残することによって食道狭窄を起こした症例が報告されているし[14]，そのほかの心奇形との合併症においては，外科的治療などを行う際に，いくつかの問題が生じてくることが報告されている。また，ペースメーカーの設置の際においても，本症例でもみられたように左頸静脈からのカテーテルの挿入が困難となるため，ペースメーカー植え込み時のリスクが高くなることが危惧される。これらのことを考慮すると，カテーテルまたは外科的治療を考慮しているような症例においては，事前に左前大静脈遺残症の有無を知っておくことが非常に重要であると考えられる。とくに，本症例のような動脈管開存症の場合，カテーテル検査と開胸後の外科的アプローチの双方において障害が起こる可能性があるため，動脈管開存症の診断の際には，常に左前大静脈遺残症の有無を確認しておくようにしたい。左前大静脈遺残症の診断は，注意深く心エコー図検査を行うことによって可

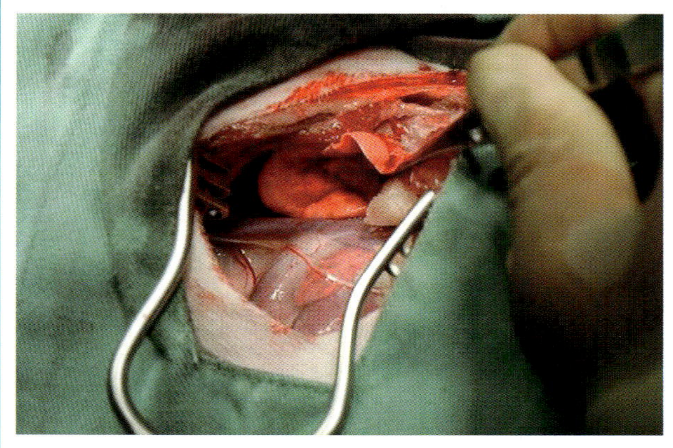

A 左第４肋間を常法通り開胸した直後の胸腔内の様子。動脈管直上を頭側から尾側へ走行する極めて太い遺残した左前大静脈を認めた。

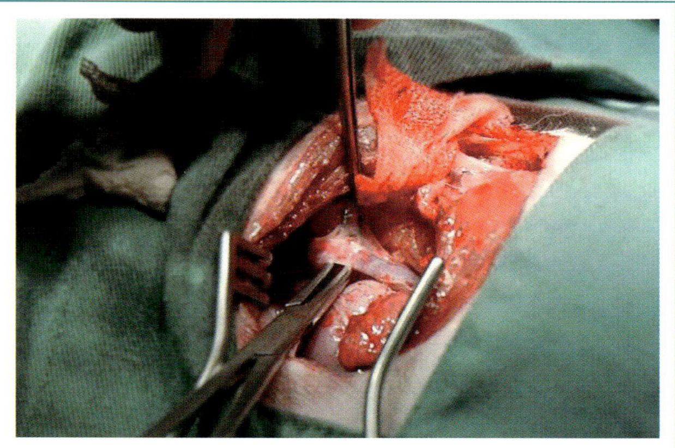

B 左前大静脈を鉗子を用いて剥離，分離しているところ。

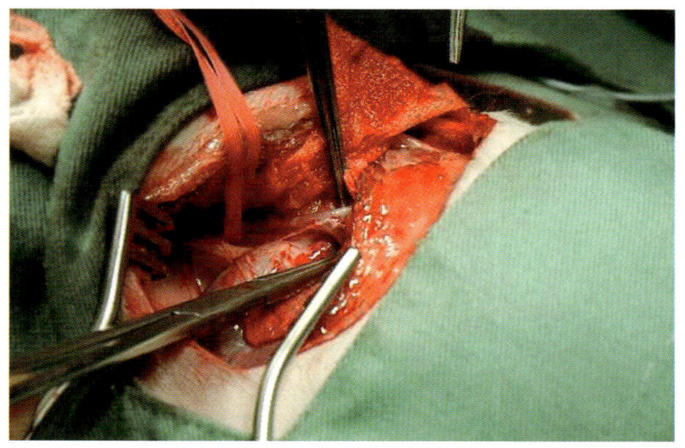

C 左前大静脈に臍帯テープをかけ，背側に牽引することによって視野の確保が可能となった。

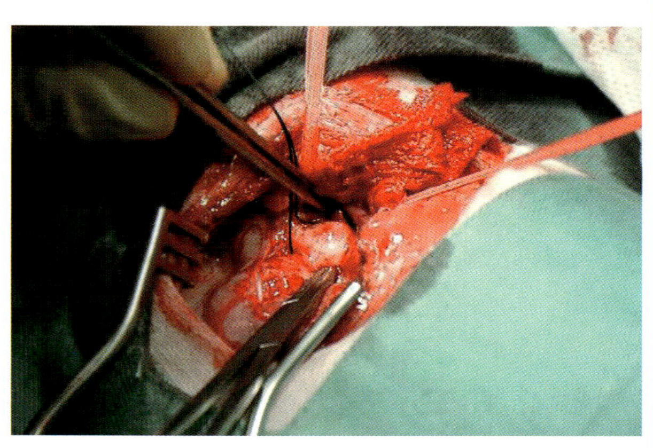

D 通常通り，動脈管にアプローチすることが可能となった。

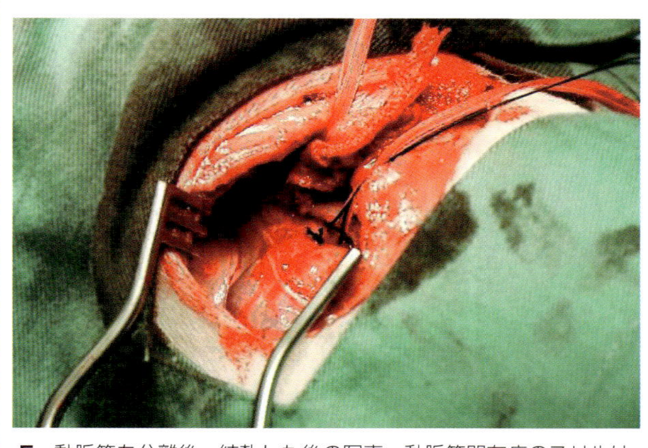

E 動脈管を分離後，結紮した後の写真。動脈管開存症のスリルは，すでに消失している。

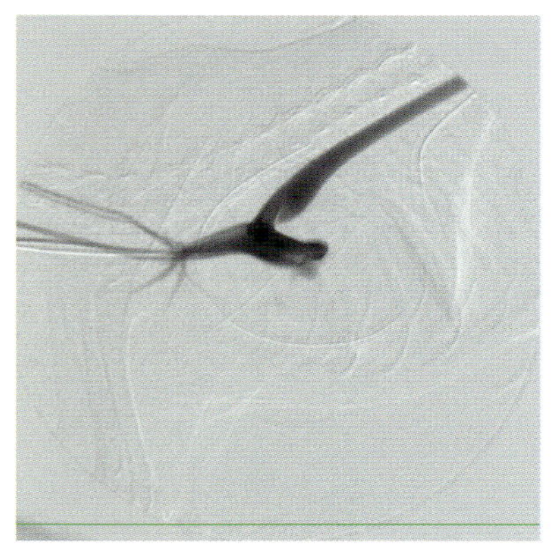

F 結紮後に行った大動脈起始部からの心血管造影像。短絡血流は完全に消失していた。

図1-128 ジャクソン法による結紮術

能となる。左前大静脈遺残症の症例では，冠状静脈洞を右胸壁からの長軸像または心基部短軸像で確認することが可能である。冠状静脈洞は，注意していないと見過ごす可能性が高い上に，鑑別診断として心膜水との鑑別が重要となる。本症例では実施していないが，冠状静脈洞の血流を測定することによって血流パターンから鑑別する方法もある。

左側開胸を実施した場合には，解剖学的に左前大静脈は動脈管開存症の上を走行している。外科的にアプローチするのに邪魔になる場所であるため，クリップ法に

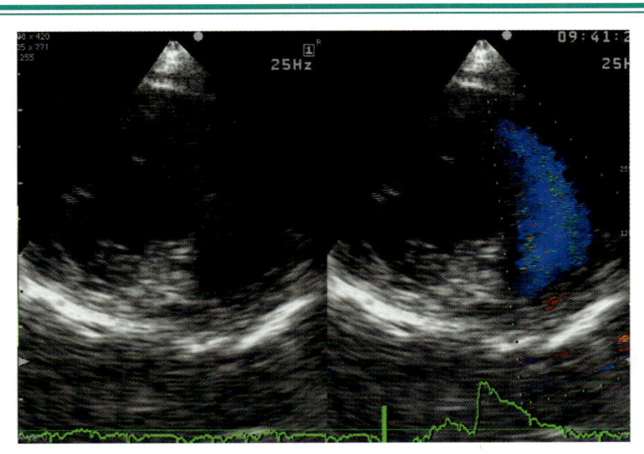

A　術後の心エコー図検査では残存血流は認められなかった。

B　術後（抜糸時）の心エコー図検査では心内腔も減少（LVIDd＝2.25 cm）し，FSも39.5%にまで上昇した。

図1-129　ジャクソン法による結紮術後の心エコー図

よってアプローチする方法や[12]，腹側へ牽引することで良好な術野を得て，通常通りに剥離および結紮を行っている例が報告されている[1]。筋性の膜に覆われていて分離が難しい例があるといわれているが[7]，本症例では比較的簡単に分離することが可能であり，背側方向に牽引することによって，その後のアプローチは簡単に行うことが可能となった。厳密には，左前大静脈遺残症にも二つのタイプがあるとされ[7]，タイプによってはアプローチがしにくいことがあるかもしれない。近年では，コイルなどのインターベンションの成績も良好であり，大腿動脈からアプローチするインターベンションであれば，カテーテル検査および外科的アプローチにおける二つの問題をいずれも回避することが可能となる。本症例は，小型犬であったためインターベンションは考慮しなかったが，もう少し大きな症例であれば，インターベンションが最も適しているといえるかもしれない。

左前大静脈遺残症自体が有している，血行学的な意義はあまり大きくなく，また左前大静脈遺残症があることによって生じるカテーテルならびに外科的アプローチにおける障害も致命的というわけではない。しかし，治療をよりスムーズに進めるためには，左前大静脈遺残症の有無を事前に知っておくことが重要であり，動脈管開存症の治療法の選択においても役立つ可能性がある。

◆参考文献

1) 安藤崇則 (2008)：太い左前大静脈遺残を伴った漏斗型大口径PDA犬の1例．第10回日本臨床獣医学フォーラム 記念大会プロシーディング．

2) Buchanan, J. W. (1994) : Patent ductus arteriosus. Semin. *Vet. Med. Surg. (Small Anim.)*, 9:168-176.

3) Buchanan, J. W., Soma, L. R., Patterson, D. F. (1967) : Patent ductus arteriosus surgery in small dogs. *J. Am. Vet. Med. Assoc.*, 151:701-707.

4) Campbell, F. E., Thomas, W. P., Miller, S. J., et al. (2006) : Immediate and late outcomes of transarterial coil occlusion of patent ductus arteriosus in dogs. *J. Vet. Intern. Med.*, 20:83-96.

5) Christiansen, K. J., Snyder, D., Buchanan, J. W., et al. (2007) : Multiple vascular anomalies in a regurgitating German shepherd puppy. *J. Small Anim. Pract.*, 48:32-35.

6) Fellows, C. G., Lerche, P., King, G., et al. (1998) : Treatment of patent ductus arteriosus by placement of two intravascular embolization coils in a puppy. *J. Small Anim. Pract.*, 39:196-199.

7) Fernandez del Palacio, M. J., Bayon, A., Agut, A. (1997) : Dilated coronary sinus in a dog with persistent left cranial vena cava. *Vet. Radiol. Ultrasound*, 38:376-379.

8) Fox, P. R., Bond, B. R., Sommer, R. J. (1998) : Nonsurgical transcatheter coil occlusion of patent ductus arteriosus in two dogs using a preformed nitinol snare delivery technique. *J. Vet. Intern. Med.*, 12:182-185.

9) Grifka, R. G., Miller, M. W., Frischmeyer, K. J., et al. (1996) : Transcatheter occlusion of a patent ductus arteriosus in a Newfoundland puppy using the Gianturco-Grifka vascular occlusion device. *J. Vet. Intern. Med.*, 10:42-44.

10) 平川 篤，高橋義明，柴山比奈子，他 (2004)：左前大静脈遺残を伴ったエプスタイン奇形の犬の1例．日本獣医循環器学会プロシーディング，197-198.

11) Hogan, D. F., Green, H. W. 3rd, Gordon, S., et al. (2004) : Transarterial coil embolization of patent ductus arteriosus in small dogs with 0.025-inch vascular occlusion coils: 10 cases. *J. Vet. Intern. Med.*, 18:325-329.

12) 伊藤哲哉，金本 勇，鈴木洋美，他 (2000)：左前大静脈遺残を合併した動脈管開存症にクリップ法により矯正を行った犬の1例．獣医畜産新報，53:991-994.

13) Jacobs, G., Bolton, G. R., Watrous, B. J. (1983) : Echocardiographic features of dilated coronary sinus in a dog with persistent left cranial vena cava. *J. Am. Vet. Med. Assoc.*, 182:407-408.

14) Larcher, T., Abadie, J., Roux, F. A., et al. (2006) : Persistent left cranial vena cava causing oesophageal obstruction and consequent megaoesophagus in a dog. *J. Comp. Pathol.*, 135:150-152.

15) 田中克明，土井口 修，松山琢哉，他 (1995)：肺動脈弁狭窄症に左前大静脈遺残を伴った犬の1例．第4回中部小動物臨床研究会プロシーディング．

16) Tanaka, R., Hoshi, K., Nagashima, Y., et al. (2001) : Detachable coils for occlusion of patent ductus arteriosus in 2 dogs. *Vet. Surg.*, 30:580-584.

2．心房中隔欠損および心室中隔欠損，右室二腔症を伴った複合心奇形

髙島一昭／ Kazuaki TAKASHIMA

1）症例

症例は，柴犬，雄，6カ月齢，体重6.7 kgで，発咳，運動不耐性，卒倒，チアノーゼなどを主訴に来院した。

2）各種検査所見

身体検査：症例はボディ・コンディション・スコア（BCS）＝2とやせ気味で，右側前胸部を最大とするLevine Ⅵ／Ⅵの収縮期雑音を聴取した。検査中に容易にチアノーゼを呈していた。NYHA Ⅳ，ISACHC Ⅲa。

胸部X線検査：心拡大を認めるが，肺野の陰影度の増加は認められなかった。

心電図検査：平均電気軸116度と右軸偏位が認められた。

心音図検査：駆出性収縮期雑音が認められた。

心エコー図検査：右心負荷所見，心房中隔欠損症，心室中隔欠損症（Kirklin Ⅱ型），右室二腔症，肺動脈逆流症と診断した。心室中隔欠損症は，すでに右－左短絡を示していた［図1-130］。

心臓カテーテル検査：複合心奇形を有するため，アイゼンメンジャーの確認には心臓カテーテル検査が必要不可欠であった。当然ながら，死亡のリスクが非常に高い検査と認識して行ったが，予想のごとく鎮静薬の投与で重篤なチアノーゼが認められ，エマージェンシー状態に陥った。検査を中止することも考えたが，肺動脈圧の計測をしなければこの検査を行った意味がないため，エマージェンシーのまま，右心カテーテル検査を行った。その結果，肺動脈圧は9 mmHgであり，肺高血圧所見は

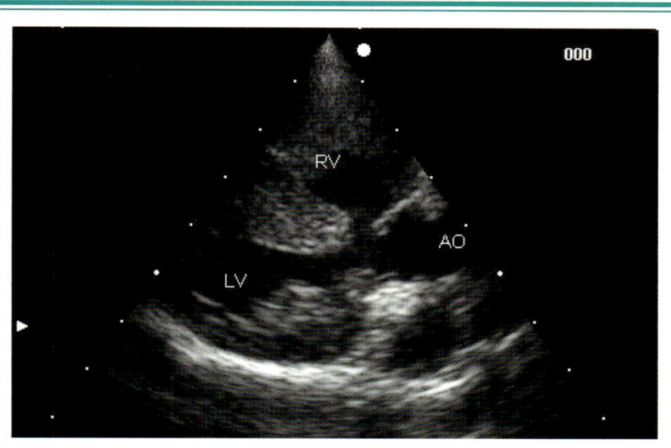

A 左心室（LV）と右心室（RV）に大きな欠損孔が認められ，心室中隔欠損と診断した。欠損孔の部位により，Kirklin Ⅱ型の心室中隔欠損症であった。

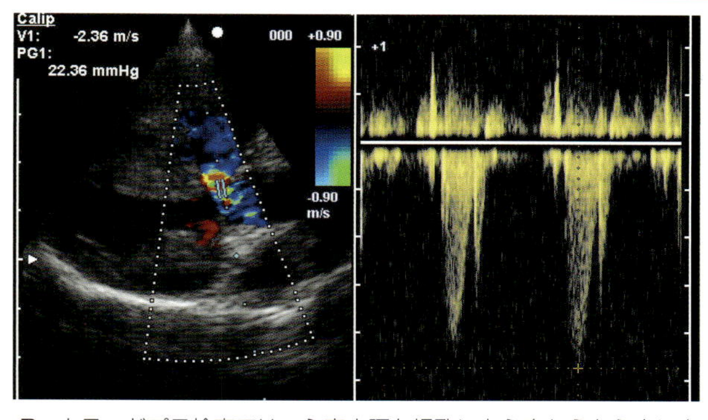

B カラードプラ検査では，心室中隔欠損孔に右心室から左心室に向かう短絡血流が確認できた。

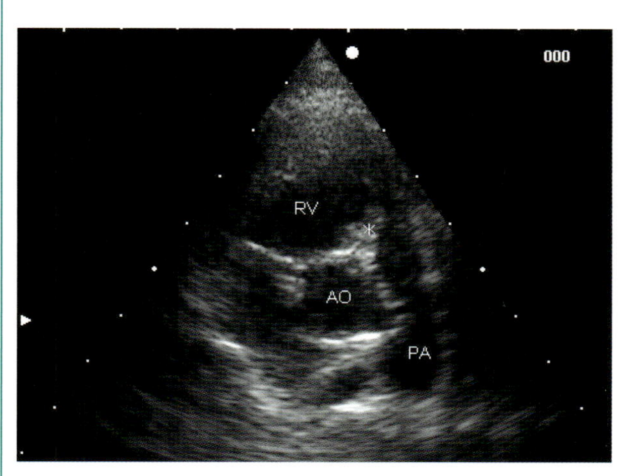

C 心基底部断面像であるが，右心室内に異常筋束（＊）が確認でき，右室二腔症と診断した。

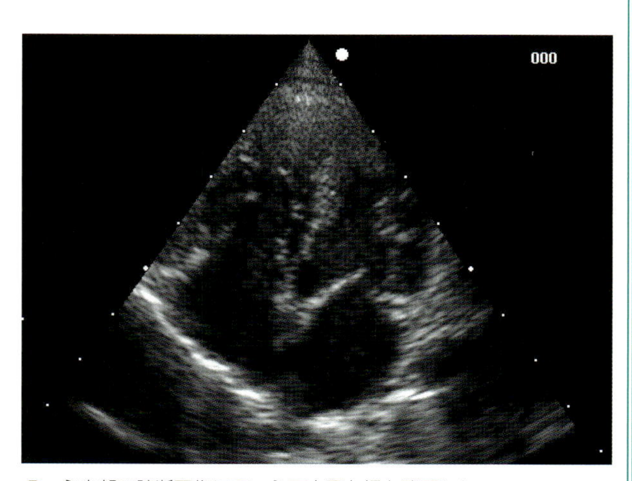

D 心尖部四腔断面像にて，心房中隔欠損を確認した。

図1-130 術前の心エコー図

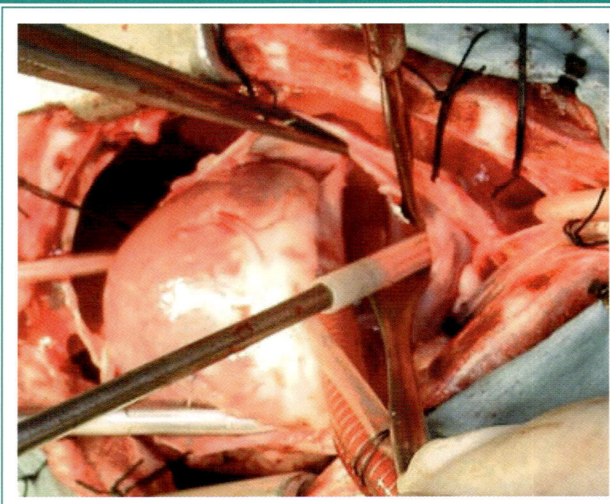

A　体外循環心停止下により，心房中隔欠損孔を閉鎖している。

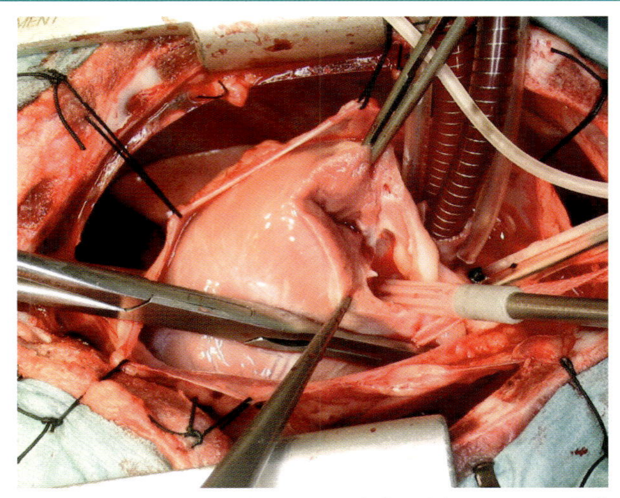

B　Aと同様に右心室流出路切開により右室二腔症の原因である異常筋束を切除し，次いで心室中隔欠損孔を閉鎖している。

図1-131　開心術による複合心奇形の根治術

認められなかった。検査後の覚醒は非常に悪く，数時間を有した。

3）治療

内科的治療：チアノーゼ性の短絡性疾患で，すでに臨床症状もNYHA Ⅳと予後が非常に厳しい状況であったが，右室二腔症があるため，アイゼンメンジャー症候群に至っていない可能性も否定できなかった。他院ですでにアンジオテンシン変換酵素（ACE）阻害薬などを投与されていたので，それらにβ遮断薬を追加した。

手術：肺高血圧がないということで手術適応ということが判明した。このままでは死を待つのみであるため，第30病日に体外循環下において開心根治術を行った。心室中隔欠損症の欠損孔は9 mm，心房中隔欠損症の欠損孔は10 mm，右室二腔症の流出口は2～3 mmであった。各欠損孔の閉鎖，右室二腔症の異常筋束の切除を行った後に［**図1-131**］，体外循環装置から離脱，閉胸し，覚醒させた。術後のケアが困難であることが予想されたが，手術により肺循環への血流が確保され，また欠損孔の閉鎖により循環動態も安定したためか，麻酔からの覚醒は非常に良好であった。

術後経過：術後はチアノーゼや運動不耐性も消失するなど，非常に良好な経過が得られた。

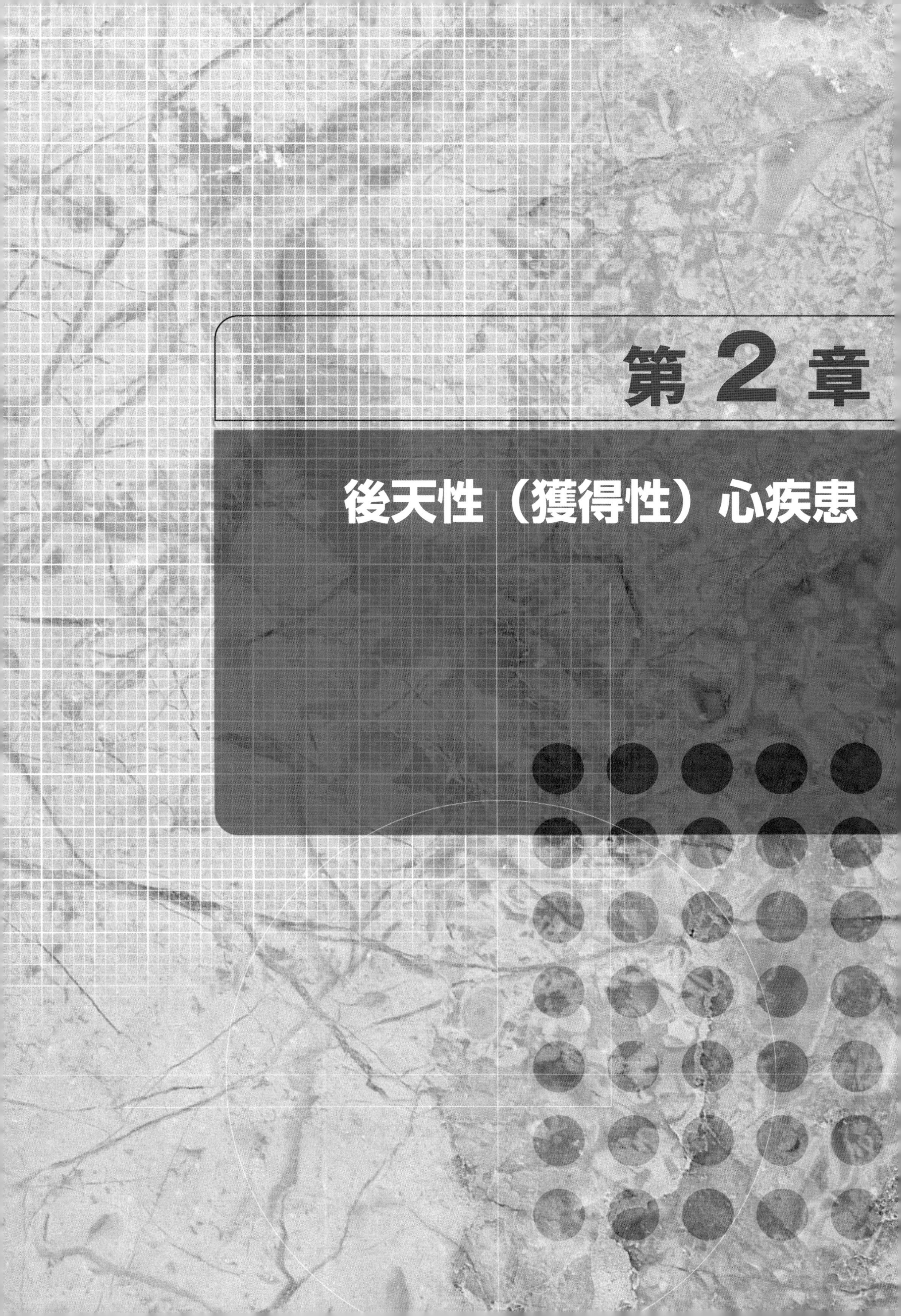

第2章

後天性（獲得性）心疾患

1. 僧帽弁閉鎖不全症
Mitral Insufficiency

山根　剛，髙島　一昭
Tsuyoshi YAMANE，Kazuaki TAKASHIMA

僧帽弁閉鎖不全症は，小動物において最も一般的に認められる後天性心疾患である。罹患率は，年齢および品種に関連しており，高齢の小型犬ほど罹患率が高い。しかし，キャバリア・キング・チャールズ・スパニエルは例外であり，かなり若齢からの発生が認められ[6]，遺伝的な素因も報告されている[23]。同様に，我が国ではマルチーズも発生率が高い。

僧帽弁閉鎖不全症は，弁それ自体の異常もしくは弁周囲の構造物の異常により生じる。最も多い原因は酸性ムコ多糖類沈着による粘液腫様変性であるが，そのほか細菌性心内膜炎の波及による弁尖異常，粘液腫様変性による腱索の断裂・伸長，肥大型心筋症に伴う乳頭筋および弁周囲構造の異常，あるいは動脈管開存症ならびに拡張型心筋症などの心室拡大に伴う弁輪径の増大などによっても生じる。ここでは僧帽弁閉鎖不全症の原因として最も一般的な粘液腫様変性について解説する。

1．分類と病理
Classification and Pathology

粘液腫様変性はその進行度において，３段階にクラス分けされている[31]。クラスⅠでは，病変は弁尖の辺縁に沿って孤立性の小結節として認められる。孤立性の病変は徐々に大きさを増し，互いに癒合して弁尖の辺縁により大きな結節を形成する。クラスⅡでは，遊離縁の肥厚は進行し，弁尖の辺縁はさらに不規則となる。腱索の弁尖付着部において部分的な肥厚も認められる。クラスⅢでは，弁の辺縁には著しい肥厚がみられ，時に弁尖の基部にまで肥厚が及ぶ場合がある。腱索は肥厚し，腱索断裂がみられることもある。

病理組織学的には，初期病変は僧帽弁の心房側に生じる。線維層の膠原線維束は断裂，硝子様化し変性し，海綿層は膠原線維や弾性線維の増加を伴わない細胞外基質（ヒアルロン酸およびコンドロイチン硫酸からなる酸性ムコ多糖類）の増加により肥厚する。

2．病態生理
Pathophysiology

粘液腫様変性の初期変化として，腱索・弁尖の伸長・伸展が起こり，僧帽弁の左心房側への逸脱が生じる。正常では僧帽弁の接点は僧帽弁起始部より左心室側に位置しているが，腱索・弁尖の伸長・伸展の結果，その接点が左心房側へ移動する[17]。僧帽弁の接点が僧帽弁起始部あるいは左心房側に認められる場合は，僧帽弁逸脱と診断される。僧帽弁逆流が認められない動物において，僧帽弁逸脱に伴う収縮期クリック音が聴取される場合がある。

僧帽弁逆流が生じると，左心室は逆流分の血液量を補うため遠心性肥大を呈する。遠心性肥大に伴う左心室拡張末期容量の増加により，前方拍出量は維持される。また，左心房も逆流分の血液量増大に対して拡大する。病態の初期段階では，このような代償作用が完全に維持されているため，動物は臨床症状を呈さない。病態（逆流量の増加）が進むにつれ，左心室の遠心性肥大はさらに進行し，より拡張末期容量を増加させ，前方拍出量を維持しようとする。このため左心室拡張末期径は増大するが，左心室収縮末期径は正常であるため，左心室内径短縮率（FS）の増大がより顕著になる。左心房も増加した逆流血流をリザーブするためにより拡大し，左心房圧の上昇を防ぐ。

僧帽弁逆流症の進行に伴う血圧，心拍出量，心筋の伸展などの変化は，交感神経活性の亢進，レニン－アンジオテンシン－アルドステロン系（RAAS），抗利尿ホルモンをはじめとした神経体液性因子による代償機構を働かせる。初期にはこれらの代償機構は生体に対して有益であるが，徐々に前負荷・後負荷の増大を招き，代償機構の破綻が生じる。

3．臨床所見
Clinical Findings

軽度から中程度の僧帽弁逆流症では，臨床症状はほとんど認められず，身体検査において心雑音が聴取される

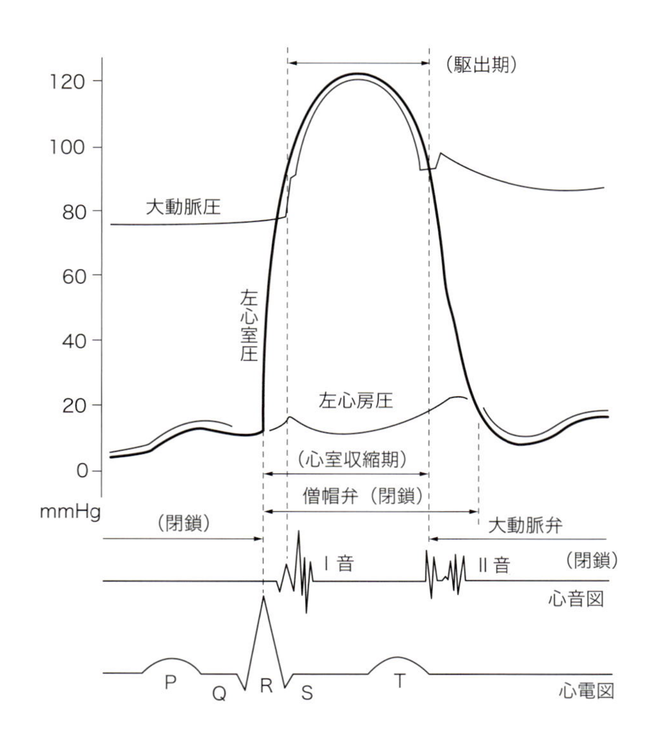

図2-1　**左心系の心臓収縮周期**
第Ⅰ音の発生時には左心室と左心房の圧較差はほとんどないため，左心室の収縮が始まった直後（第Ⅰ音とほぼ同時）に雑音が生じる。左心房圧が左心室圧を上回る時点まで雑音は継続する。このため，第Ⅱ音は雑音に重なって聴取される。

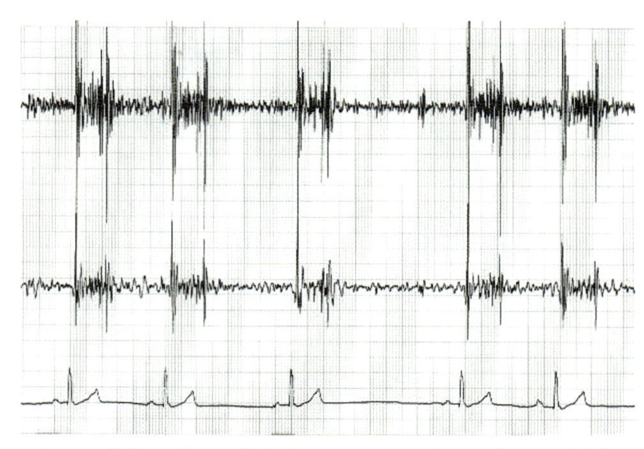

図2-2　**僧帽弁逆流を呈したシー・ズー（10歳）の心音図**
第Ⅰ音に連続して雑音が生じ，第Ⅱ音までほぼプラトーな雑音が記録されている。心音図を記録する際は，雑音が最も強く聴取される部位に集音マイクをあてる。また，僧帽弁逆流の雑音は低音域の場合が多いため，低音域のフィルターを用いて記録する。

のみである。このステージの動物は，飼い主が心臓病に気がついて来院することはほとんどなく，予防ならびにその他の疾病時に来院した際に心雑音を指摘される場合が多い。

中程度から重度の僧帽弁逆流症では，元気消失，食欲不振，発咳，呼吸困難あるいは運動不耐性などの臨床症状が一般的に認められる。重度の僧帽弁逆流，腱索断裂あるいは心房破裂を生じた動物は，喀血，重度呼吸困難を呈し，横臥状態で来院する場合もある。

聴診において，左側心尖部より収縮期逆流雑音が聴取される。心雑音の程度はLevine Ⅰ～Ⅵ/Ⅵまで，病態に応じて様々である。僧帽弁逆流症の場合は，一般的に雑音が大きいほど重症度は増す傾向がある。肺音は臨床症状のない動物では正常な場合が多いが，肺水腫が存在すれば異常な肺音が聴取される。

4．各種検査所見
Laboratory Findings

1）血液検査

通常の血液検査では，僧帽弁逆流症に関連した異常はほとんど認められない。腎前性腎不全を有する動物ではBUN，Creaの上昇が認められる。利尿薬の投与を行っている症例では，Kの低下やBUNの上昇が認められることもある。また，心不全を呈している症例では，うっ血肝による肝酵素値の上昇がみられる場合もある。

近年，循環血液中のA型ナトリウム利尿ペプチド（A-type natriuretic peptid：ANP），B型ナトリウム利尿ペプチド（B-type natriuretic peptide：BNP）などの心臓バイオマーカーの測定が可能となり，ヒトおよび動物において，心疾患の病態に応じて上昇することが報告されている[2, 22, 26]。それらの中でも不活性型のN-terminal pro-B-type natriuretic peptide（NT-proBNP）は比較的安定性があり，心臓のバイオマーカーとして利用されている。画像検査にこれらの結果を加え，総合的に判断することで，病態の進行，内科的治療への反応をより正確に判断することができると考えられる。

2）心音図検査

僧帽弁逆流は，左心室圧が左心房圧を上回った時点で生じる。したがって，僧帽弁逆流における心雑音は第Ⅰ音とほぼ同時に発生する。僧帽弁逆流は左心室圧が左心房圧を下回る時点，すなわち第Ⅱ音の発生まで継続する。雑音の強度はほぼ一定であり，収縮期を通して継続する[**図2-1，図2-2**]。僧帽弁逸脱の際に生じる収縮期クリック音は，第Ⅰ音と第Ⅱ音の間に聴取される。

3）心電図検査

軽度の僧帽弁逆流症では，心電図における異常はほとんど認められない。左心室の拡大に伴いR波の増高およびQRS群の延長が，左心房の拡大に伴いP波の延長（僧

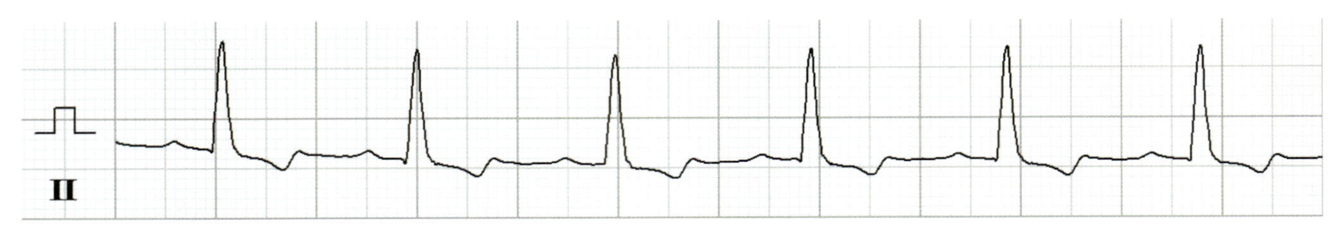

図2-3　僧帽弁逆流を呈したキャバリア・キング・チャールズ・スパニエル（9歳）の心電図
P波の延長（0.05 sec），R波の増高（4.5 mV），QRS群の延長（0.06 sec）が認められる。P波の延長は僧帽性P波と呼ばれ，左心房負荷所見である。R波の増高およびQRS群の延長は左心室負荷所見である。

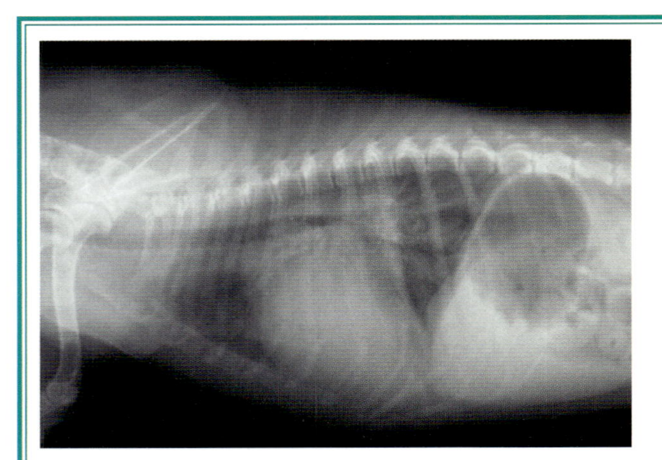
A　側方向像（入院時）

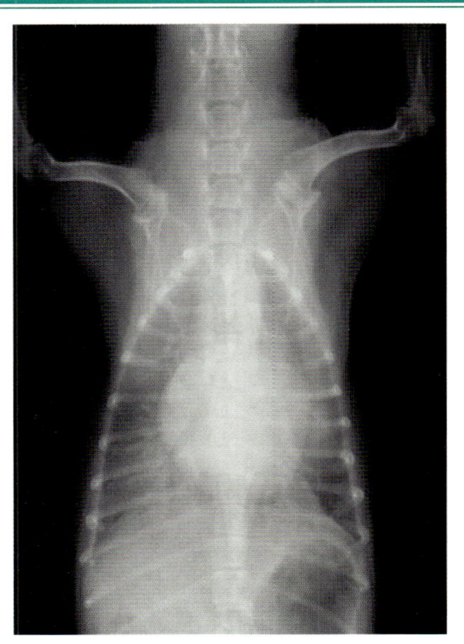
B　背腹像（入院時）

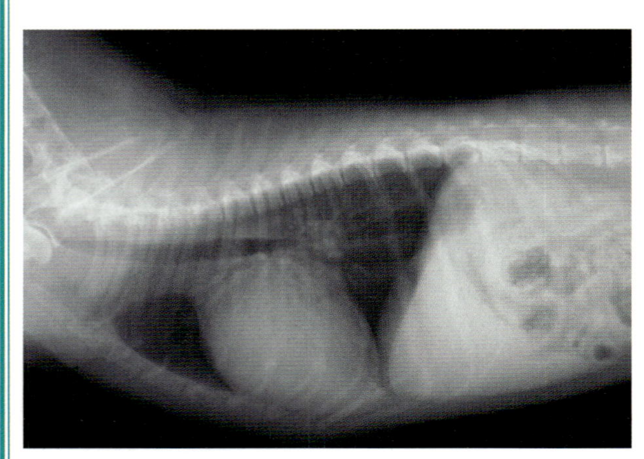
C　側方向像（退院時）

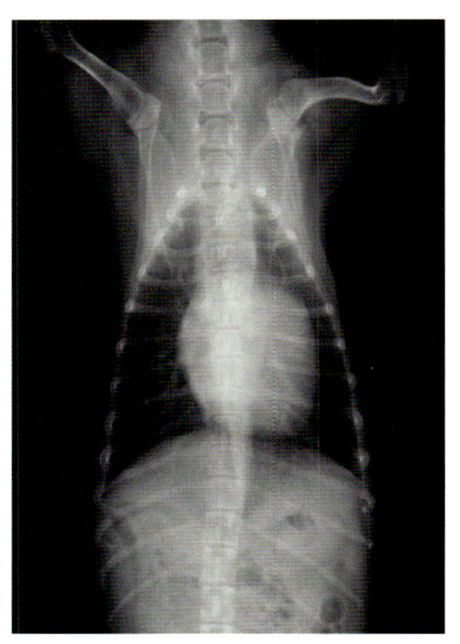
D　背腹像（退院時）

図2-4　僧帽弁逆流を呈したマルチーズ（11歳）の胸部X線写真
症例は呼吸困難を主訴に来院した。A，B：入院時の胸部X線写真。側方向像および背腹像ともに肺野全体的にX線不透過性が亢進し，エアーブロンコグラムも確認される。C，D：退院時の胸部X線写真（入院4日後）。肺野のX線不透過性がかなり改善され，左心房の拡大も確認できる。

帽性P波）が認められる［図2-3］。また，低酸素による S-Tスラー，T波の増高などの所見などが認められる場合もある。

僧帽弁逆流症における最も一般的な不整脈は，上室期外収縮あるいは心室期外収縮である。また，重度の心房拡大を有する動物では，心房細動が認められる場合もある。

4）胸部X線検査

僧帽弁逆流症では，僧帽弁逆流の程度に応じた左心領域の拡大（とくに左心房の拡大）および肺水腫の所見が得られる。軽度の肺水腫は，中心性肺水腫（肺門付近）として認められることが多く，側方向像においてより明瞭に観察される［図2-4］。咳を伴っている場合は，気管虚脱などの存在も確認する。僧帽弁逆流症は小型の老齢犬に多いため，咳の原因が心拡大による気管の挙上のほかに，気管虚脱によるものも比較的多い。

5）心エコー図検査

左心室長軸断面像，左心室流出路長軸断面像および心尖四腔断面像において，左心系の拡大に伴う心室中隔の湾曲，左心房の拡張ならびに僧帽弁弁尖の肥厚および左心房への逸脱，左心房内における逆流シグナルなどが観察される［図2-5，図2-6］。

左心室内径短縮率（FS）は，心筋不全がなければ前負荷の程度に応じて上昇するが，FSの低下がみられた場合は心筋不全が示唆される。

左心房拡大の程度を定量化する方法としては，左心房/大動脈径の比（LA/Ao比）が用いられている。以前はLA/Ao比の測定には左心室流出路長軸断面像が用いられていたが，最近では心基底部短軸断面像から求める方法が主流となっている。この方法は，まず心基底部短軸断面像において大動脈の弁尖ならびに左心房を描出する。次いで大動脈の無冠尖と右冠尖との交差ラインに沿って大動脈径を，無冠尖と左冠尖との交差ラインに沿って左

症例1：動脈管開存症に伴う二次的な僧帽弁逆流（ミニチュア・ダックスフント，4歳）

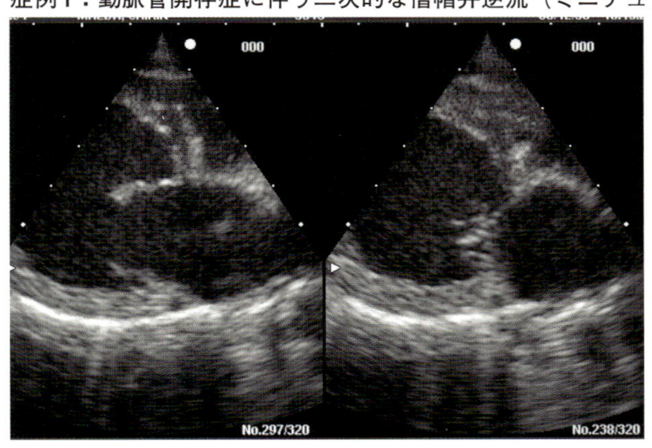

症例2：粘液腫様変性による僧帽弁逆流（マルチーズ，10歳）

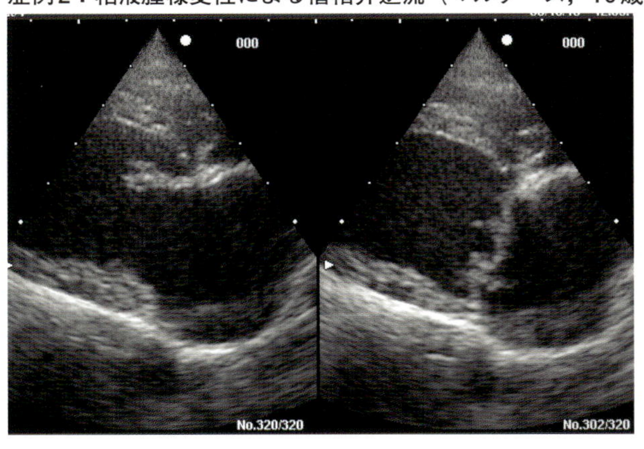

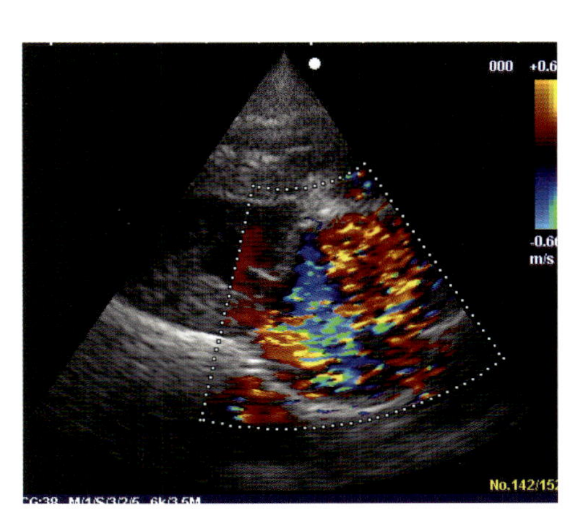

図2-5　僧帽弁逆流を呈した症例の心エコー図（左心室長軸断面像）

症例1，2ともに左心室の拡大が顕著に認められるが，症例1は左心房の拡大が軽度であり，僧帽弁の肥厚および左心房側への落ち込みはみられない。症例1は動脈管開存症に伴う左心室拡大により弁輪径が増大し，軽度の僧帽弁逆流が生じているため，弁尖にはほとんど異常を認めない。動脈管開存症による二次的な僧帽弁逆流の場合は，ほとんどが軽度～中程度である。

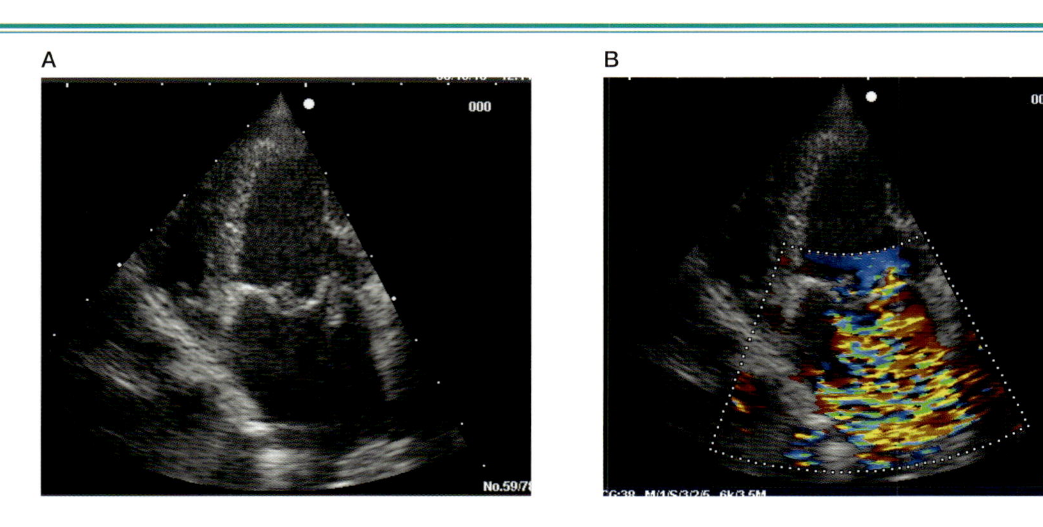

図2-6　図2-5の症例2と同一症例の心エコー図（心尖四腔断面像）

この断面では形態観察のほかに，左心室流入波形ならびに逆流速度の計測も行う。A：左心房の拡大，僧帽弁の変性が認められる。B：同部位におけるカラードプラ検査。左心房全体に広がる逆流シグナルが観察される。

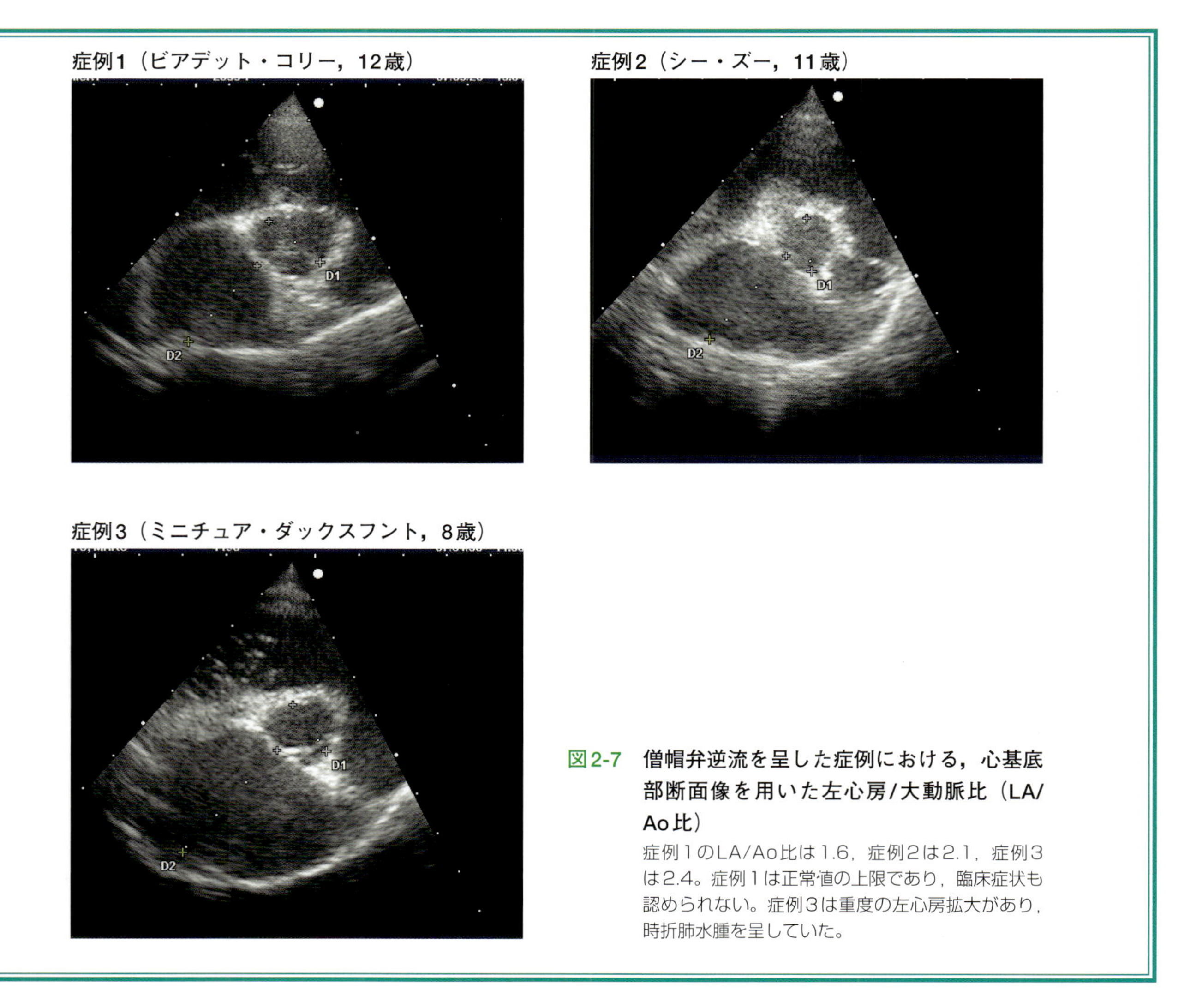

図2-7　僧帽弁逆流を呈した症例における，心基底部断面像を用いた左心房/大動脈比（LA/Ao比）

症例1のLA/Ao比は1.6，症例2は2.1，症例3は2.4。症例1は正常値の上限であり，臨床症状も認められない。症例3は重度の左心房拡大があり，時折肺水腫を呈していた。

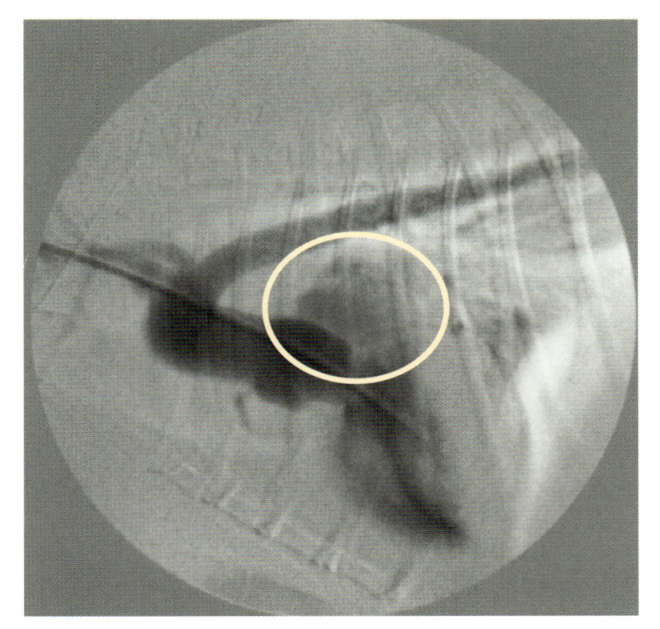

図2-8　僧帽弁逆流を呈した症例の左心室造影像
左心室に注入した造影剤の多くは大動脈に流れているが，一部造影剤が左心房に流入している。

表2-1　ACVIM Consensus Statement

ステージA	心疾患を生じるリスクは高いが，現時点で心臓に器質的変化が認められない。（小型犬，キャバリア・キング・チャールズ・スパニエルなど，将来僧帽弁逆流症になりやすい犬種）
ステージB	器質的変化は認められる（たとえば僧帽弁逆流の心雑音は存在する）が，心不全の臨床徴候はない。
ステージB1	無症状であり，X線検査あるいは超音波検査において心臓リモデリング（心拡大）の徴候が認められない。
ステージB2	無症状ではあるが，血行動態的に顕著な僧帽弁逆流があり，X線検査あるいは超音波検査において左心系の拡大が認められる。
ステージC	現在もしくは過去に器質的心疾患に起因する心不全の臨床徴候が認められるが，入院治療が必要でないもの。急性心不全により入院治療が必要なものはステージDに分類される。
ステージD	標準的な治療に抵抗を示す心不全の臨床徴候が認められる末期病態。入院下での治療が必要。

心房径を測定し，その比を算出する［図2-7］。正常のLA/Ao比は1.6以下である[20]。

6）心臓カテーテル検査

造影検査により僧帽弁逆流の有無および程度を確認するためには，カテーテルを頸動脈より大動脈を介し，左心室に挿入して造影する。僧帽弁逆流が存在すれば，造影剤が左心房に流入する所見が得られる［図2-8］。左心房圧を直接測定するのは困難なため，ほぼ左心房圧と等しい肺動脈楔入圧を測定する。頸静脈よりスワンガンツカテーテルならびにバルーンウェッジカテーテルを末梢の肺動脈まで挿入し，肺動脈楔入圧を測定することで左心房圧を推測する。

超音波検査が進歩・普及した現在では，僧帽弁逆流症において心臓カテーテル検査はほとんど行われていないのが現状である。

5．治　療
Treatment

1）内科的治療

内科的治療を行う上では，その動物の病態ステージを把握する必要がある。動物の病態ステージ分類としてはISACHC分類が長らく用いられてきたが，2009年にアメリカ獣医内科学会がConsensus Statement（ACVIM CS）として，犬の僧帽弁逆流症に対する新たな分類を提唱した[3]［表2-1］。ISACHC分類と大きく異なるのは，心疾患予備群（ステージA）が分類に含まれた点である。また，各ステージによる診断・治療のガイドラインも提唱されている。これらの中にはコンセンサスが得られているもの，得られていないものが含まれており，各々の獣医師の考えや経験などにより，一部治療方針（各ステージにおいて使用する薬物など）に相違がある。以下に，本症に用いられる薬物について概説する。

1．ACE阻害薬

ACE阻害薬はいうまでもなく，臨床徴候を有する僧帽弁逆流症に対しての第一選択薬である[5]。しかしながら，臨床徴候のない僧帽弁逆流症の犬にACE阻害薬を投与すべきかどうかは非常に難しい問題である。臨床徴候のない僧帽弁逆流症の犬にACE阻害薬の有効性を検討した主な研究としては，SVEP試験[14]ならびにVETPROOF試験[4]がある。この両者の結果は異なり，前者は無徴候期におけるACE阻害薬の投与は無効であるとし，後者はある程度の有効性があるとしている。前述したACVIM CSでは，ステージB2からのACE阻害薬投与の是非についてはコンセンサスが得られていない。現段階では，ステージB2からのACE阻害薬投与の是非については多くの獣医師が支持しているが，意見が分かれているのが現状である。一方，ISACHCでは，早期でのACE阻害薬の使用を推奨している。

２．β遮断薬

β遮断薬は，心拍数の減少などの陰性変時作用と陰性変力作用を有する薬物であり，以前はその陰性変力作用のため，心不全には禁忌とされていた。しかし，医学領域では1990年代から大規模試験が数々実施され，軽度から重度の慢性心不全に対するβ遮断薬の有効性が相次いで報告された[28,30]。β遮断薬は予後改善効果だけではなく，心機能の改善効果も認められている。

獣医学領域では初期段階からの低用量のβ遮断薬の使用を推奨する獣医師もいるが，現時点ではエビデンスが少なく，β遮断薬の使用には統一的な見解は得られていない。犬の僧帽弁逆流症による慢性心不全に対してメトプロロールを投与した報告では[13]，投与後より臨床ステージの改善が認められており，ヒトと同様に一定の効果があると考えられている。ステージB2におけるβ遮断薬の有効性については，現在臨床試験が行われており，今後何らかの指針が示されると思われる。

β遮断薬を使用する際は，先にも述べたように陰性変力作用を有するため，導入時の心不全の増悪には十分な注意が必要である。そのため，初期にジキタリスを投与してからβ遮断薬を投与するのが，より安全である。また，徐脈ならびに末期の心不全症例での使用は控えた方がよい。初期投与は0.25～0.5 mg/kg/日の低用量で開始し，状態を観察しながら数週間かけて１～２ mg/kg/日まで増量を行う方法が一般的である。

３．利尿薬

①ループ利尿薬

利尿薬は，肺水腫のコントロールを行う上で欠かすことのできない薬物である。最も一般的な利尿薬としては，ループ利尿薬であるフロセミドが挙げられる。また，近年はフロセミドより作用時間の長いトラセミドも使用されるようになっている。

フロセミドの利尿作用のピークは，投与後約２時間で最大となり，約６時間にわたり利尿作用は持続する。トラセミドは，投与後約４時間で最大となり，約12時間持続する。また，トラセミドはフロセミドの1/10量で同等の効果が得られると報告されている[29]。作用時間から考えれば，トラセミドは１日２回の投与により，24時間継続して利尿作用を得ることが可能である。また，連続投与によりフロセミドの利尿作用は減少するが，トラセミドは増加すると報告されている[10]。実際には，トラセミドの1/10の投与量では，フロセミドより利尿作用がより顕著にみられる場合が多いと感じる。著者は，臨床においては軽症例ではフロセミドを用い，肺水腫のコントロールが困難になってきた症例に対してトラセミドを使用している。

いくつかの洋書にはフロセミドの投与量がかなり高めに記載されているが，日常的な治療においては0.5～２ mg/kgの範囲での使用が適切と思われる。

食欲不振あるいは高用量のループ利尿薬の投与を行っている動物では，電解質のモニタリングを定期的に行い，必要があればKの補充を行う。また，強心薬にはある程度の利尿作用があるため，強心薬と併用する場合は注意が必要である。

②その他の利尿薬

サイアザイド系利尿薬は，遠位尿細管でのNa再吸収を阻害することにより利尿作用を発現する。濾過されたNaは，遠位尿細管に到達するまでにほとんど再吸収されているため，利尿作用としては弱い。

K保持性利尿薬であるスピロノラクトンは，アルドステロンと受容体との結合に拮抗する抗アルドステロン薬である。医学領域では，重症心不全に対して従来の治療にスピロノラクトンを加えることで予後が改善することが報告されている[19]。また，獣医学領域においても，スピロノラクトンの予後改善効果が報告され[7]，僧帽弁逆流症の治療薬として使用されている。

これらの利尿薬は利尿作用が弱いため，単独で使用するより，ループ利尿薬と併用して用いることが多い。これらの利尿薬は，ループ利尿薬のみでは胸水や腹水の貯留が消失しない症例あるいは低カリウム血症の症例に対して，ある程度有効な利尿薬である。

４．ジゴキシン

ジゴキシンは，細胞膜のNa/K ATPase活性を抑制することにより細胞内のNa濃度を高めて，細胞内のNaと細胞外のCaの交換を増加させ，心筋収縮力を高める陽性変力作用を有する。加えて，洞房結節からの放電頻度を遅くし，心拍数を減少させるなどの陰性変時作用も併せもつ。また，房室結節での伝導の抑制，神経内分泌調節などの様々な作用も有している。

ジゴキシンの治療域は，血中濃度で1.0～2.5 ng/mLであるが，ヒトでは0.5～0.9 ng/mLの低濃度でも死亡率の改善が認められており[1]，僧帽弁逆流症の犬においても，現在の治療域より低濃度でも効果が期待される。

ジゴキシンは安価で有効な薬物であるが，安全域が狭いという欠点もある。とくに低カリウム血症ではジゴキシンの血中濃度が上昇するため，利尿薬を併用している場合は注意が必要である。投薬後１週間以内にはジゴキシンの血中濃度が安定するため，１週間後をめどに血中濃度を測定することが重要である。僧帽弁逆流症の犬で

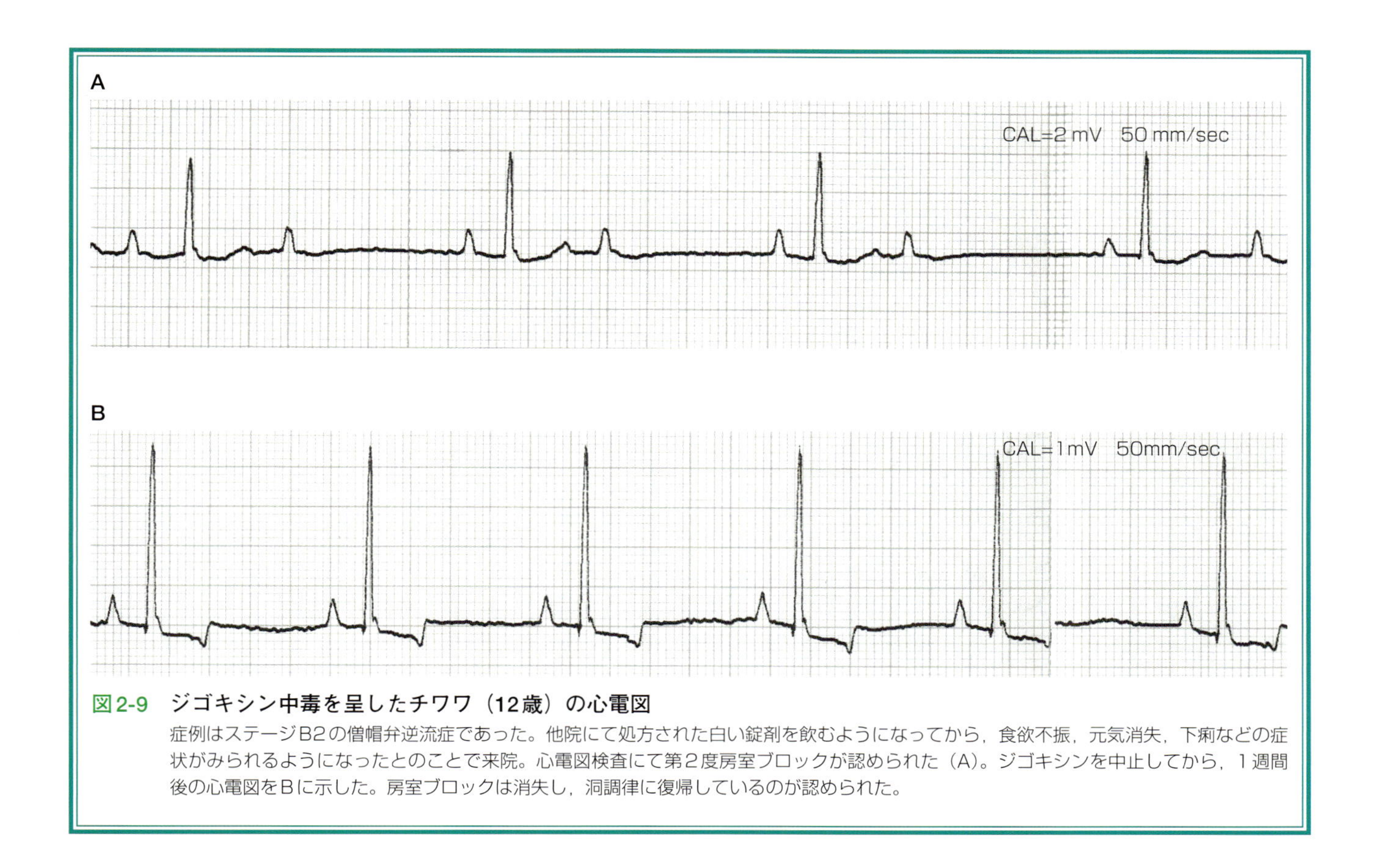

図2-9　ジゴキシン中毒を呈したチワワ（12歳）の心電図
症例はステージB2の僧帽弁逆流症であった。他院にて処方された白い錠剤を飲むようになってから，食欲不振，元気消失，下痢などの症状がみられるようになったとのことで来院。心電図検査にて第2度房室ブロックが認められた（A）。ジゴキシンを中止してから，1週間後の心電図をBに示した。房室ブロックは消失し，洞調律に復帰しているのが認められた。

のジゴキシン血中濃度は投薬後2時間で最大となり，10～18時間にかけては安定していると報告されており，血液サンプル採取は10～18時間後が適していると考えられる[16]。投薬中に食欲不振，元気消失，嘔吐，下痢，徐脈，不整脈などが認められた場合は，ジゴキシン中毒の可能性を考慮する必要がある［**図2-9**］。

5．ピモベンダン

ピモベンダンは，心筋のトロポニンCのCa^{2+}感受性増強作用と，ホスホジエステラーゼ（PDE）活性抑制作用を併せもつ薬物である。トロポニンは，トロポミオシンとの結合部（トロポニンT），Ca^{2+}との結合部（トロポニンC），ミオシンのATP分解酵素抑制部（トロポニンI）からなる。トロポニンやトロポミオシンは調節タンパク質と呼ばれ，トロポニンはカルシウムと結合して筋肉の収縮を開始させる。よって，ジゴキシンと異なり，Ca^{2+}濃度の増加なくして収縮力を高める作用がある。また，PDEⅢ阻害作用もあるため，血管を拡張させ，後負荷を軽減する作用も期待できる。

医学領域において，ピモベンダンは心不全治療薬として期待されたが，欧州における大規模試験の結果は，運動不耐性の改善はみられたが，死亡率は逆に高い傾向にあった[15]。その後，日本で行われた大規模試験では，死亡率の減少，身体活動改善など有効性が示された[27]。両者の結果の相違は，投与量（後者は低用量）ならびに重症患者率などに差があるためと考えられる。

一方，犬における無症候性僧帽弁逆流症に対するピモベンダンの長期投与の報告では，有効性があるとする報告もあるが[12]，明らかな有効性は認められていない[8, 18]。2008年に報告された自然発症の僧帽弁逆流症の犬を用いた大規模試験（QUEST Study）では，ベナゼプリル＋既存治療と比較して，ピモベンダン＋既存治療の方が，突然死，心疾患に起因する安楽死，治療停止などを長引かせる効果が認められた[9]。これらのことから，ピモベンダン投与の時期については，ステージC（肺水腫が認められる，あるいは過去に肺水腫になった病歴がある）からの投与が現在の指針である。

6．硝酸薬

硝酸薬の代表的なものとしては，ニトログリセリンおよび硝酸イソソルビドが挙げられる。前者は，作用時間が短く強力な血管拡張作用を有するのに対し，後者は作用時間が長く血管拡張作用も緩やかである。硝酸薬は一般に動脈系より静脈系に強く作用し，環血流量を減少させて前負荷を軽減する。ニトログリセリンは，ヒトの医療では狭心症および心筋梗塞の治療に使用されているが，獣医療では慢性心不全の末期治療に用いられることが多い。

一方，硝酸イソソルビド（徐放薬）はその性格上，緊急薬としてではなく維持治療に用いられている。緩やかな血管拡張作用が前負荷，後負荷を減少させ，心臓の負担を軽減する。硝酸薬の慢性投与は耐性発現が問題とされていたが，ラットにおける硝酸イソソルビドの慢性投与では，ある一定の休薬期間（約12時間）を設ければ耐性発現はみられず，長期の降圧効果に加え，心筋保護効果が得られたとの報告がなされている[21]。獣医療では使用に対するエビデンスは乏しいが，強力な血管拡張物質である一酸化窒素には血管拡張作用以外にも神経体液性因子への関与および心筋保護効果などが認められており，今後の研究が期待される。

2）外科的治療

犬の僧帽弁逆流症の外科的治療は，未だに発展途上な分野であるが，外科手術には大きく弁形成術と弁置換術に分類される。弁形成術は，医学領域でも盛んに行われ，弁の整復や弁輪縫縮など，損傷した自己弁などを修復して僧帽弁逆流を防ぐ方法である。犬の僧帽弁逆流症は，僧帽弁の酸性ムコ多糖類沈着による粘液腫様変性が主であり，僧帽弁自体がひどく傷害を受けているため，弁形成術のみでは限界があると考えられてはいるが，予後が比較的良い報告も散見される。弁置換術は，弁の修復が不可能である場合に用い，弁形成術に比べ，重度の僧帽弁逆流症にも適応可能な術式である。また，弁形成術を行う際にも，ヒトの医療がそうであるように，僧帽弁の傷害が重度である可能性を考え，人工弁のバックアップは必要不可欠であると考えられる。

僧帽弁逆流症は，物理的な弁の損傷に起因するものであるため，内科的治療のみでは管理できるものではない。そのため，僧帽弁逆流症の完治が可能な外科的治療の発展が望まれるが，獣医学領域における僧帽弁逆流症の外科的治療は歴史が浅いため，今後多くの検討が必要である。

1．術前検査と麻酔

心臓を停止させて行う手術であるため，一般の手術に比べるとリスクが高い。そのため，術前の評価が重要である。麻酔リスクの評価として，アメリカ麻酔学会（ASA）が定めた術前麻酔リスクの判断基準がある。全身状態分類（ASA-physical status：ASA-PS）として，全身状態をクラス1～6に分類し，その分類は小動物にも応用されている。クラス1は合併症もなく一般状態が良好な状態，クラス2は新生児や老齢のもの，クラス3は中程度の全身疾患を有する状態，クラス4は重度の全身疾患を有する状態，クラス5は瀕死状態で手術をしても救命できる可能性が少ない状態（24時間以内に死亡する可能性），クラス6は脳死状態とされている。これらの全身状態分類は重要であるが，ASA-PSとは別に，血液検査，心電図検査，胸部X線検査，心エコー図検査などを実施し，合併症となる貧血や高窒素血症，低タンパク血症，不整脈，肺水腫などの有無やその程度を把握しておくことも重要である。また，心エコー図検査では，心臓の動きの把握や僧帽弁の損傷の度合い，僧帽弁口部のサイズの測定は必ず行っておく。

麻酔前投与薬は，麻酔薬の投与前に投与される薬物であり，抗コリン作動薬，トランキライザー・鎮静薬，鎮痛薬などが挙げられる。

抗コリン作動薬は，洞性徐脈の予防や唾液や気道分泌液の分泌を抑制する目的で投与される薬物である。アトロピンやグリコピロレートが代表的な薬物である。アトロピンを使用する場合には，0.02～0.05 mg/kgを皮下投与もしくは筋肉内投与で用いる。僧帽弁逆流症の症例の場合には，徐脈を呈している症例はほとんどなく，また，アトロピンの投与により洞性頻脈を呈し，状態を悪化させる危険性があるため，実際にはアトロピンを前投与薬として使用する機会はあまりない。一方，グリコピロレートは，アトロピンに比べて心拍数の上昇が抑えられるので，唾液や気道分泌液を減少させる目的で使用することがある。グリコピロレートは0.005～0.01 mg/kgを皮下投与もしくは筋肉内投与で使用する。グリコピロレートは国内で販売されていないので，海外より入手する必要があるのが難点である。

トランキライザー・鎮静薬は，麻酔前投与薬としてよく使用される薬物である。トランキライザーは，動物の不安感を軽減し，攻撃性を抑制する薬物であるが，いずれの薬物も投与量を上げると鎮静作用を呈する。フェノチアジン系薬として，アセプロマジンが最も一般に使用されている薬物であり，0.05～0.1 mg/kgを皮下投与または筋肉内投与で用いる。抗不整脈作用，制吐作用があるほか，低用量では比較的呼吸抑制が少なく，また血圧の降下作用を有する。また，ベンゾジアゼピン系薬として，ジアゼパム，フルニトラゼパム，ミダゾラムなどが挙げられる。ベンゾジアゼピン系の薬物は，心肺抑制作用は小さく，中枢性に弛緩作用をもち，抗痙攣作用もあるため，てんかんをもつ動物にも使用できる。単剤として使用することもあるが，どちらかといえば，ケタミンや酒石酸ブトルファノールなどと併用して導入薬として使用することが多く，フルニトラゼパム0.01 mg＋ケタミン5 mg/kgの静脈内投与，ミダゾラム0.1～0.2 mg/kg＋ブトルファノール0.1～0.2 mg/kgの静脈内投与（NLA：神経弛緩鎮痛法）で用いる。α_2作動薬であるキ

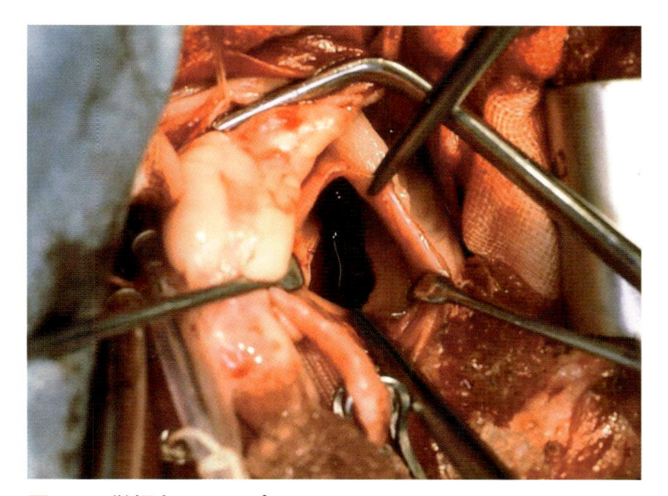

図2-10 僧帽弁へのアプローチ
左側肋間切開にて行い，脱血カテーテルと送血カテーテルを装着後，体外循環装置に接続し，心停止させ開心する。写真は，左心房を切開し，僧帽弁を確認しているところ。

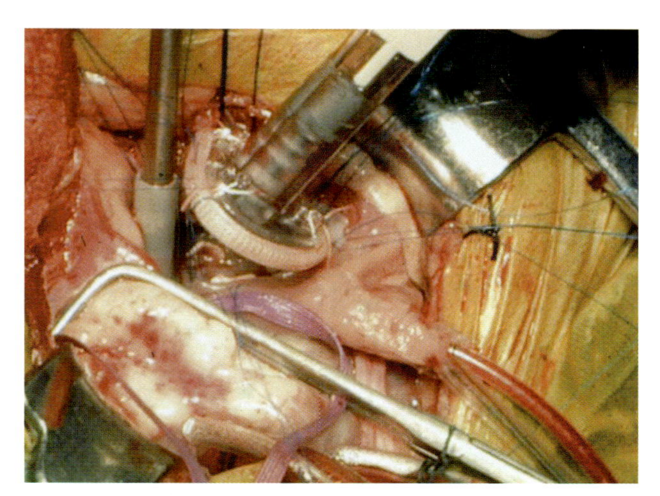

図2-11 リング形成術
僧帽弁口部にカーペンターリングを装着しているところ。

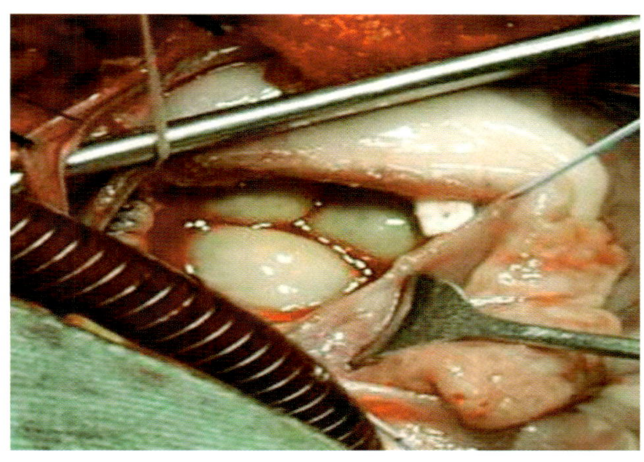

図2-12 弁置換術
生体弁による僧帽弁置換術を行ったところ。その後，心臓内のエアーを抜去し，心拍を再開させる。術後1カ月は抗血栓薬を使用したが，その後は無投与でも血栓形成が認められなかった。

シラジンやメデトミジンは，著しい徐脈や不整脈の発現，血圧の上昇や低下などをきたすため，循環器系に疾病を有する動物には使用すべきではない。

鎮痛薬としては，非ステロイド系抗炎症薬，オピオイド（非麻薬系，麻薬系）などが挙げられる。非ステロイド系抗炎症薬として，メロキシカムやカルプロフェンが利用可能である。しかしながら，僧帽弁逆流症の外科的治療は侵襲が大きく，術後の腎不全も危惧されることから，腎不全のリスクを高める可能性がある本薬物の術前からの使用は，当施設では行っていない。非麻薬性鎮痛薬としては，ブトルファノールやブプレノルフィンが挙げられる。ブトルファノールは，国内でも動物薬として販売されているので使用しやすい薬物であり，0.2～0.4 mg/kgを皮下投与もしくは筋肉内投与で使用する。麻薬として，モルヒネやフェンタニルなどが使用されている。モルヒネを前投与すると，高頻度で嘔吐を伴うが，マロピタントの使用により，ほとんどの嘔吐を抑制することができる。

麻酔の維持は，イソフルランや0.1%ケタミンの持続点滴やオピオイドなどを使用する。また，自発呼吸が手術の妨げになるため，筋弛緩薬である臭化パンクロニウムを併用し，術中も追加投与していく。

術後もフェンタニルなどの持続点滴などを用いて疼痛管理を行っていくが，徐脈，低血圧，呼吸抑制に注意する。

2．弁形成術

弁形成術の最も大きな特徴は，人工弁を使用せずに，自己弁の再建を行うことである。人工物の使用が最小限であるため，術後の血栓などの問題がほとんどないことが最大の長所である。一方，重度の僧帽弁逆流には適応できないことや，弁形成術の手術手技の問題，僧帽弁逆流の再発の問題などが短所として挙げられる。弁形成術には，逸脱した弁尖に対する弁輪縫縮術や，延長断裂した腱索に対しての腱索再建術（人工腱索形成術），僧帽弁交連部縫縮術，リング形成術などの弁輪縫縮術など様々な方法が知られており，獣医学領域でも弁形成術の長期報告がされてきている[26)]［図2-10，図2-11］。

3．弁置換術

弁置換術は，重度の僧帽弁逆流にも対応できることが長所として挙げられる。一方，コストの問題や血栓などの問題が短所として挙げられる。僧帽弁置換術に用いられる人工弁には，機械弁と生体弁があるが，犬では抗血栓療法がうまくいかないため，機械弁の予後は悪く，生体弁の移植が推奨されている。医学領域では生体弁として，Hancock II 生体弁（豚生体弁），Carpentier-Edwards 牛心膜弁，モザイク弁（豚生体弁）など様々なタイプの人工弁が発売され，長期経過が報告されている。著者らの研究では，生体弁を用いた犬の弁置換術では，術後1カ月は抗血栓薬を使用するが，それ以降は抗血栓薬を使用しなくても比較的良好な経過が得られているため，犬において生体弁を用いた弁置換術は，将来十分に獣医学領域で応用できる手法であるものと考えられる[24, 25]［**図2-12**］。

◆参考文献

1) Ahmed, A., Pitt, B., Rahimtoola, S. H., et al. (2008) : Effects of digoxin at low serum concentrations on mortality and hospitalization in heart failure: a propensity-matched study of the DIG trial. *Int. J. Cardiol.*, 123(2):138-146.
2) Asano, K., Masuda, K., Okumura, M., et al. (1999) : Plasma atrial and brain natriuretic peptide levels in dogs with congestive heart failure. *J. Vet. Med. Sci.*, 61(5):523-529.
3) Atkins, C. E., Bonagura, J., Ettinger, S., et al. (2009) : Guidelines for the diagnosis and treatment of canine chronic valvular heart disease. *J. Vet. Intern. Med.*, 23:1142-1150.
4) Atkins, C. E., Brown, W. A., Coats, J. R., et al. (2002) : Effects of long-term administration of enalapril on clinical indicators of renal function in dogs with compensated mitral regurgitation. *J. Am. Vet. Med. Assoc.*, 221(5):654-658.
5) Atkins, C. E., Keene, B. W., Brown, W. A., et al. (2007) : Results of the veterinary enalapril trial to prove reduction in onset of heart failure in dogs chronically treated with enalapril alone for compensated, naturally occurring mitral valve insufficiency. *J. Am. Vet. Med. Assoc.*, 231(7):1061-1069.
6) Beardow, A. W., Buchanan, J. W. (1993) : Chronic mitral valve disease in Cavalier Kking Charles Spaniels: 95 cases (1987-1991). *J. Am. Vet. Med. Assoc.*, 203(7):1023-1029.
7) Bernay, F., Bland, J. M., Haggstrom, I., et al. (2010) : Efficacy of spinorolactone on survival in dogs with naturally occurring mitral rogurgitation caused by myxomatous mitral value diseas. *J. Vet. Intern. Med.*, 24:331-341.
8) Chetboul, V., Lefebvre, H. P., Sampedrano, C. C., et al. (2007) : Comparative adverse cardiac effects of pimobendan and benazepril monotherapy in dogs with mild degenerative mitral valve disease: A prospective, controlled, blinded, and randomized study. *J. Vet. Intern. Med.*, 21:742-753.
9) Haggstrom, J., Boswood, A., O'Grady, M., et al. (2008) : Effect of pimobendan or benazepril hydrochloride on survival times in dogs with congestive heart failure caused by naturally occurring myxomatous mitral valve disease: The QUEST study. *J. Ve.t Intern. Med.*, 22:1124-1135.
10) Hori, Y., Takusagawa, F., Ikadai, H., et al. (2007) : Effects of oral administration of furosemide and torsemide in healthy dogs. *Am. J. Vet. Res.*, 68:1058-1063.
11) Kanemoto, I., Taguchi, D., Yokoyama, S., et al. (2010) : Open heart surgery with deep hypothermia and cardiopulmonary bypass in small and toy dogs. *Vet. Surg.*, 39(6):674-679.
12) Kanno, N., Kuse, H., Kawasaki, M., et al. (2006) : Effect of pimobendan for mitral valve regurgitation in dogs. *J. Vet. Med. Sci.*, 69(4):373-377.
13) 小林正行, 星 克一郎, 平尾秀博, 他 (2005) : 犬の僧帽弁閉鎖不全症による慢性心不全に対する β 遮断薬 (メトプロロール) の有効性の検討. 動物臨床医学, 14:51-57.
14) Kvart, C., Haggstrom, J., Pedersen, H. D., et al. (2002) : Efficacy of enalapril for prevention of congestive heart failure in dogs with myxomatous valve disease and asymptomatic mitral regurgitation. *J. Vet. Intern. Med.*, 16(1):80-88.
15) Lubsen, J., Just, H., Hjalmarsson, A. C., et al. (1996) : Effect of pimobendan on exercise capacity in patients with heart failure: main results from the Pimobendan in Congestive Heart Failure (PICO) trial. *Heart*, 76:223-231.
16) Nagashima, Y., Hirao, H., Furukawa, S., et al. (2001) : Plasma digoxin concentration in dogs with mitral regurgitation. *J. Vet. Med. Sci.*, 63(11):1199-1202.
17) Nakayama, T., Wakao, Y., Uechi, M., et al. (1997) : Relationship between degree of mitral protrusion assessed by use of B-mode echocardiography and degree of mitral regurgitation using an experimental model in dogs. *J. Vet. Med. Sci.*, 59(7):551-555.
18) Ouellet, M., Belanger, M. C., Difruscia, R., et al. (2009) : Effect of pimobendan on echocardiographic values in dogs with asymptomatic mitral valve disease. *J. Vet. Intern. Med.*, 23:258-263.
19) Pitt, B., Zannad, F., Remme, W. J., et al. (1999) : The effect of spironolactone on morbidity and mortality in patients with severe heart failure. Randomized Aldactone Evaluation Study Investigators. *New Engl. J. Med.*, 341(10):709-717.
20) Rishniw, M., Erb, H. N. (2000) : Evaluation of four 2-dimensional echocardiographic methods of assessing left atrial size in dogs. *J. Vet. Intern. Med.*, 14:429-435.
21) Shimamura, S., Ohsawa, T., Kobayashi, M., et al. (2006) : The effect of intermittent administration of sustained release isosorbide dinitrate (sr-ISDN) in rats with volume overload heart. *J. Vet. Med. Sci.*, 68(1):49-54.
22) Sugimoto, M., Manabe, H., Nakau, K., et al. (2010).: The role of N-terminal pro-B-type natriuretic peptide in the diagnosis of congestive heart failure in children. *Circ. J.*, 74:998-1005.
23) Swenson, L., Haggstrom, J., Kvart, C., et al. (1996) : Relationship between parental cardiac status in Cavalier King Charles Spaniels and prevalence and severity of chronic valvular disease in offspring. *J. Am. Vet. Med. Assoc.*, 208(12):2009-2012.
24) Takashima, K., Soda, A., Tanaka, R., et al. (2008) : Long-term clinical evaluation of mitral valve replacement with porcine bioprosthetic valves in dogs. *J. Vet. Med. Sci.*, 70(3):279-83.
25) 高島一昭, 曽田藍子, 田中 綾, 他 (2007) : 豚生体弁を用いて僧帽弁置換術を行った犬の1手術例. 動物臨床医学, 16:119-124.
26) Tarnow, I., Olsen, L. H., Kvart, C., et al. (2009) : Predictive value of natriuretic peptides in dogs with mitral valve disease. *Vet. J.*, 180(2):195-201.
27) The EPOCH study group. (2002) : Effects of pimobendan on adverse cardiac events and physical activities in patients with mild to moderate chronic heart failure: The effects of pimobendan on chronic heart failure study (EPOCH Study). *Circ. J.*, 66:149-157.
28) Tsutsui, H., Spinale, F.G., Nagatsu, M., Schmid, P.G., Ishihara, K., DeFreyte, G., Cooper, G., Carabello, B.A. (1994) : Effects of chronic β-adrenergic blockade on the left ventricular and cardiocyte abnormalities of chronic mitral regurgitation. *J. Clin. Invest.*, 93:2639-2648.
29) Uechi, M., Matsuoka, M., Kuwajima, E., et al. (2003) : The effects of the loop diuretics furosemide and torasemide on diuresis in dogs and cats. *J. Vet. Med. Sci.*, 65(10):1057-1061.
30) Waagstein, F., Bristow, M.R., Swedberg, K., Camerini, C., et al. (1993) : Beneficial effects of metoprolol in idiopathic dilated cardiomyopathy. *Lancet*, 342:1441-1446.
31) Whitney, J. C. (1974) : Observations on the effect of age on the severity of heart valve lesions in the dog. *J. Small Anim. Pract.*, 15(8):511-522.

2. 犬心臓糸状虫症

Canine Heartworm Diseases

山根　義久
Yoshihisa YAMANE

犬糸状虫（*Dirofilaria immitis*）は，犬の右心系（主に肺動脈）に寄生する線虫であり，感染すると多種多様な病態と臨床症状を呈するようになる。この状態を犬心臓糸状虫症と呼称する。犬心臓糸状虫症とは，犬糸状虫が寄生することにより生じる病理学的，臨床的所見であり，犬糸状虫感染とは同義語ではない。犬糸状虫は犬のみならず猫，キツネ，フェレットなどにも感染寄生する。

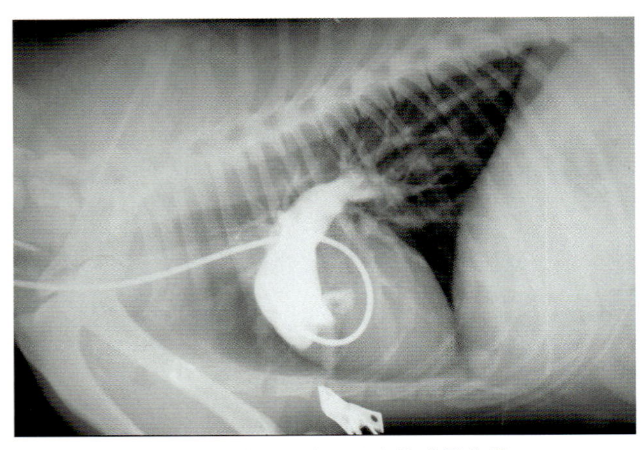

図2-13 犬糸状虫に感染した犬の心血管造影像①
肺動脈は大きく拡張し，末梢の肺動脈の血流は重度に障害されている。重度な肺高血圧が示唆される。

1．分類と病理
Classification and Pathology

本症は，蚊が中間宿主である。まず雌の蚊が，犬糸状虫の寄生している犬やその他の動物から，吸血時にミクロフィラリア（第１期幼虫）を血液とともに吸引する。そのミクロフィラリアは，蚊の体内で第３期幼虫まで育ち，次いで蚊の吸血後の刺し傷から次の宿主の体内へ侵入する。その後，第５期幼虫になるまでの数カ月間，宿主の組織内を移動し，最終的に肺動脈内や右心室などの右心系に寄生し，とどまることになる。その間は，宿主に対しては何ら大きな影響は生じさせないが，時間の経過とともに，虫体はもちろんのこと，肺動脈血管の増殖性病変や血栓形成などにより，肺高血圧を呈するようになる。そうなると徐々に臨床症状も明確になり，右心不全の徴候である腹水，胸水，浮腫などが認められるようになる［図2-13～図2-15］。

この肺循環障害による肺高血圧の要因としては，虫体や死滅虫体，さらに血栓などの塞栓によるものもあるが，最大の原因は肺動脈血管自身の増殖性病変である［図2-16，図2-17］。犬心臓糸状虫症の心不全症状発現の主要因は，前述の肺動脈血管の内膜，中膜の増殖性病変（丘状，ポリープ状，絨毛状など）であり，さらにそれに併

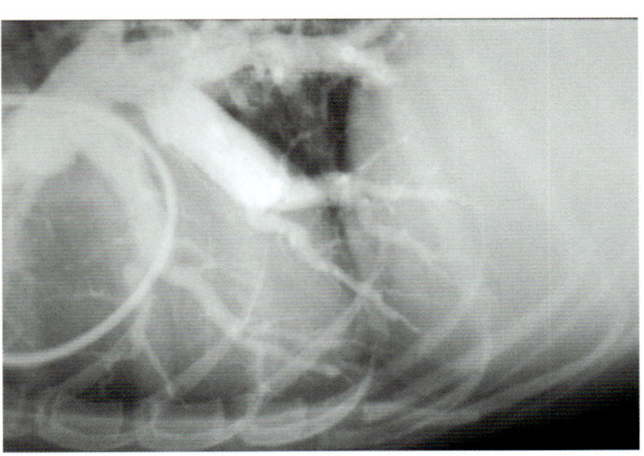

図2-14 犬糸状虫に感染した犬の心血管造影像②（重度な症状を呈している症例）
肺動脈の拡張・瘤状化が重度で，肺動脈の“キリツメ”所見も確認される。

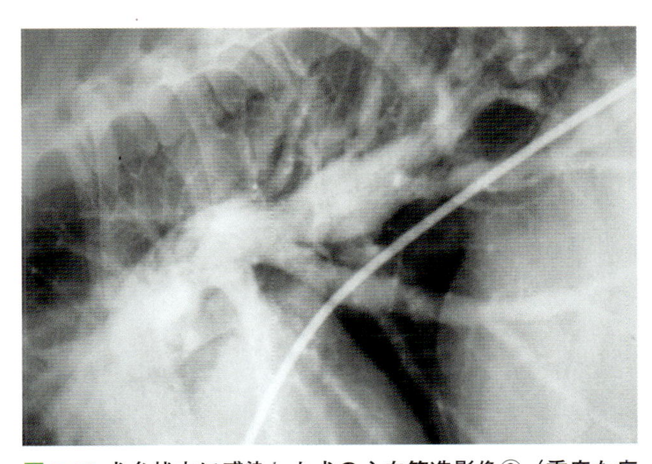

図2-15 犬糸状虫に感染した犬の心血管造影像③（重度な症状を呈している症例）
図2-14と同様な所見が全域にわたり確認される。

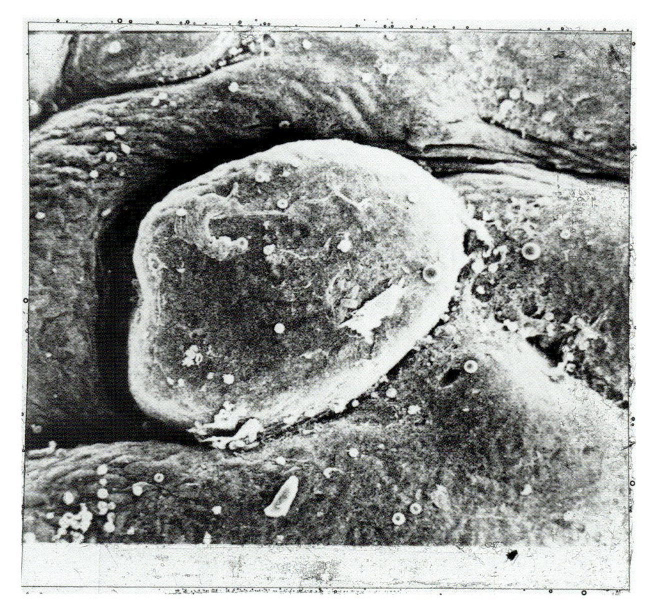

図2-16 犬心臓糸状虫症に罹患した犬における，肺動脈内壁の走査型電子顕微鏡像
血管内壁の上皮細胞は剥離消失し，その部分に白血球，血小板などが付着している。また，血管表面は大きく変形し，凸凹が激しく，血流障害の原因となっている。

発した血栓および死滅虫体である。

このような増殖性病変は，虫体の全く寄生のみられない肺動脈にも同様に認められることからすれば，免疫応答やアレルギー反応に起因しているものといえる。

2．病態生理
Pathophysiology

本症は極めて複雑な病態を呈する。**図2-18**は，本症の病態の関係を説明したものである。

いずれにしろ，肺動脈が諸々の要因により閉塞・狭窄すれば，二次的に肺高血圧を併発することになる。この肺高血圧は病態の進展とともに徐々に悪化していく［**図2-19**］。さらに肺高血圧が進展すれば，当然に右心系の負荷は増大することになる。その結果，右心不全の典型的な臨床症状である，腹水および胸水の貯留や，浮腫さらには肺水腫などを合併することになる。この病態形成の根源である肺動脈増殖性病変の発生メカニズムを考察してみると，以下のようである。まず，肺動脈の内皮細胞が虫体刺激や免疫応答，アレルギー反応で部分的に剥離すると，直ちに修復機序が働き，白血球および血小板が内皮の損傷部位に凝集する。血小板が活性化すると，血小板はアラキドン酸からトロンボキサン A_2 を放出し，さらなる血小板凝集を促進することになる。併せて，血小板放出反応（顆粒成分の放出）が起こり，血管平滑筋細胞増殖因子（PDGF）やセロトニン，アンチヘパリンな

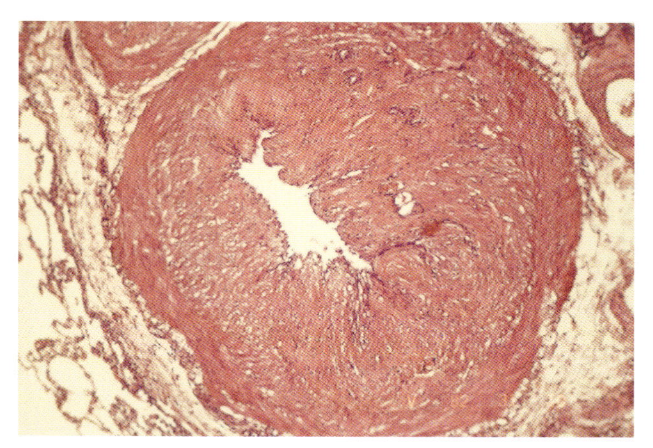

図2-17 犬心臓糸状虫症に罹患した犬における，肺動脈断端面の組織像
重度な犬心臓糸状虫症の肺動脈病変，中膜平滑筋細胞の増生が著明に認められる。血管腔は90%以上狭小化している。

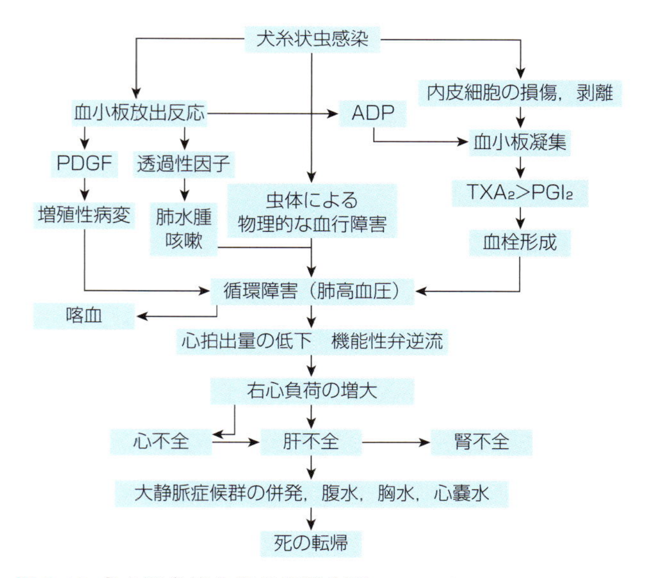

図2-18 犬心臓糸状虫症の病態生理

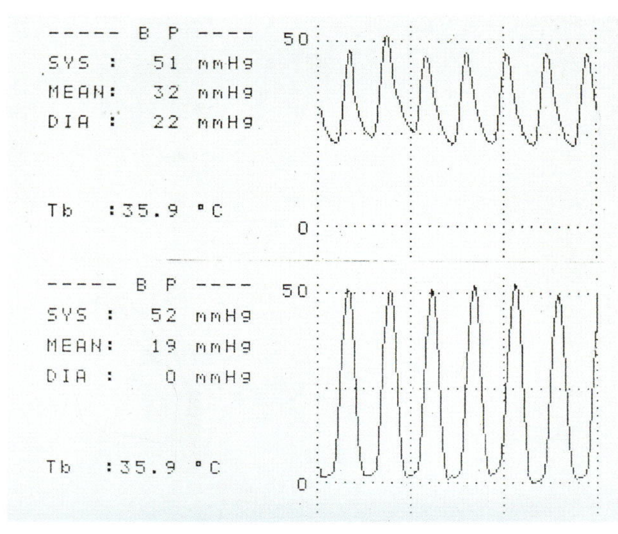

図2-19 犬心臓糸状虫症に罹患した犬の心内圧所見
本症の病態は中程度と診断された症例であるが，肺動脈圧（上），右心室圧（下）とも，正常時の倍以上に上昇している。

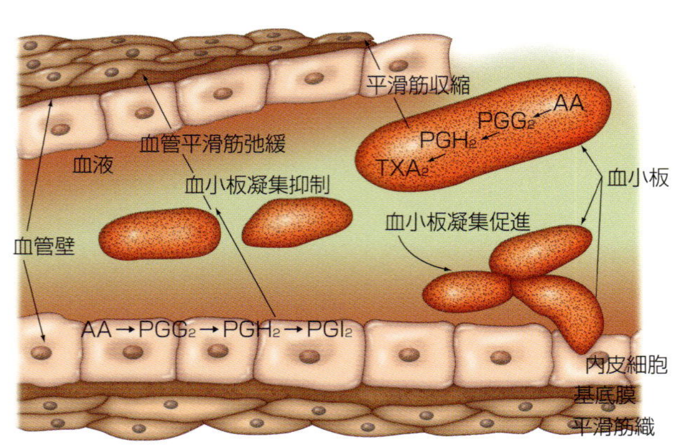

図2-20　血管系におけるPG I_2 とTX A_2 のバランス
犬心臓糸状虫症に罹患し，血管内壁の内皮細胞が剥離消失すると，血小板よりのTX A_2 と血管内皮よりのPG I_2 とのバランスがくずれ，血管攣縮，血小板凝集，さらに血栓形成が進展する。

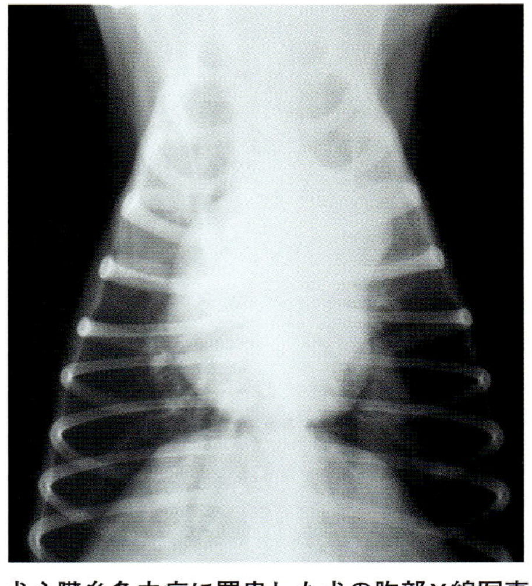

図2-21　犬心臓糸条虫症に罹患した犬の胸部X線写真
症例は雑種犬，７歳。１時から２時の方向の主肺動脈部分が著明に拡大し，かつ両側肺動脈の拡張，キリツメ所見が認められる。

どを放出し，血管の平滑筋細胞が内弾性板を通過し，管腔に向かって増殖し，血管の狭小化をもたらす増殖性病変を形成することになる。

併せてセロトニンにより血管攣縮，さらにアンチヘパリンにより血栓形成が促進され，さらに病態を悪化させる。さらに，放出因子の一つである血管透過性因子や肺高血圧症により，肺実質が水分過多に陥り，肺水腫の進展とともに呼吸障害も併発することになる。血管内においては血液中に流出している血小板より血管平滑筋を収縮したり，血小板凝集を促進するトロンボキサン A_2（TX A_2）と，血管内膜より放出される血管平滑筋弛緩作用と血小板凝集抑制のプロスタグランジン I_2（PG I_2）の反作用を有する両者のバランスがとれているから，正常な血流は確保されている。しかし，犬心臓糸状虫症では，虫体などの直接刺激や免疫応答などにより内皮細胞が剥離し，TX A_2 とPG I_2 の産生バランスが崩れ，TX A_2 ＞ PG I_2 となり，より病態を悪化させる血管攣縮と血小板凝集が進展することになる［**図2-20，図2-21**］。

３．臨床所見
Clinical Findings

犬糸状虫が感染，寄生しても，犬は本症の臨床症状を示すとは限らない。しかし，感染が濃厚であれば，加齢とともに本症に特有の臨床症状を発現することになる。それらの症状は，病態の程度により大きく異なる。

まず，一般的にみられる所見は咳，頻呼吸などの呼吸器症状であり，肺循環障害が重度になると低酸素血症を併発し，運動不耐性が顕著となる。さらに，肺循環障害よりもたらされる肺高血圧が進展すると，それとともに右心負荷も高まり，右心不全へと進むことになる。そうなると，右心不全の特徴的な所見である浮腫，腹水，胸水などの貯留が確認されることになる。

時には喀血も認められることもある。さらに虫体が三尖弁口部に寄生し，三尖弁逆流が起こる大静脈症候群（venae caval syndrome：VCS）では，コーヒー様の血色素尿を呈することになり，急激な死の転帰をとることになる。

猫における犬心臓糸状虫症では，犬と異なる症状がみられる。猫の犬心臓糸状虫症の診断は困難を伴うことが多い。それは，何ら症状を示すことなく，突然死が起こるためである。その場合，少数の虫体寄生でも突然死が起こることもあり，犬と同様に大静脈症候群を発することもある。一般的な猫における臨床症状は，食欲不振，元気消失，嘔吐，咳嗽，呼吸困難，失神などである。また，猫喘息と症状が類似しているので注意を要する。

４．各種検査所見
Laboratory Findings

１）血液検査

犬心臓糸状虫症に罹患すると，病態の程度にもよるが，貧血と低タンパク血症（低アルブミン）を伴うことになる。血液中にミクロフィラリアが産出されると，血中ミクロフィラリア検査により確定診断が可能となる。さらに，診断には血液，血清，血漿中の成虫抗原の検出が応用できる。

2）心音図・心電図検査

多くの症例では心雑音は聴取できないが，大静脈症候群では特徴的なⅠ～Ⅱ音にわたる漸減性の収縮期逆流雑音が確認される。また，心電図では程度の差はあるが，右心負荷所見である右軸偏位を呈し，肺性P波や，時には不整脈を伴うこともある。

4）胸部X線検査

胸部X線検査では，臨床症状を呈する以前より，異常な所見が確認される。程度の差はあるものの一般的に認められる所見としては，主肺動脈の突出・拡大，肺動脈の拡張などである［図2-21］。時には，肺出血病巣も広範囲に確認されることがあり，胸水貯留も認められることがある。

5）心エコー図検査

心エコー図検査では，右心室の拡張が中程度発症犬より確認される。また，大静脈症候群の犬では，ドプラやカラードプラ心エコー図により，右心室より右心房への逆流所見が認められる。さらに，肺動脈拡張所見と同時に犬糸状虫の虫体が確認される。

猫においては，心エコー図検査は虫体確認の強力な方法の一つとなる。また，猫の心臓は小さいので，虫体は肺動脈より右心室・右心房に至るまで連なっていることが多い。

6）心臓カテーテル検査

前述の図2-14と図2-15で示したような，本症罹患犬の心臓カテーテル検査では，右心系（右心房，右心室，肺動脈）の圧の上昇が確認され，血液ガス検査所見では病態の程度の差はあるものの，各部位の酸素飽和度や酸素分圧は低値を示す。さらに心血管造影像では，肺動脈の拡張，キリツメ所見が確認され，肺循環障害が示唆される。

5．治　療
Treatment

本症は，ほかの疾病と異なり，極めて多種多様な病態を呈する。よって，治療においても複雑となり，従来より多くの内科的および外科的治療法が報告されている。

1）内科的治療

本症罹患犬は，程度の差はあれ肺高血圧，およびそれに伴う右心不全の病態にある。よって，一般的な心不全治療は当然であるが，最も重要なことは，本症の病態の主要因である肺循環障害をもたらす虫体の殺滅と肺動脈増殖性病変の除去である。

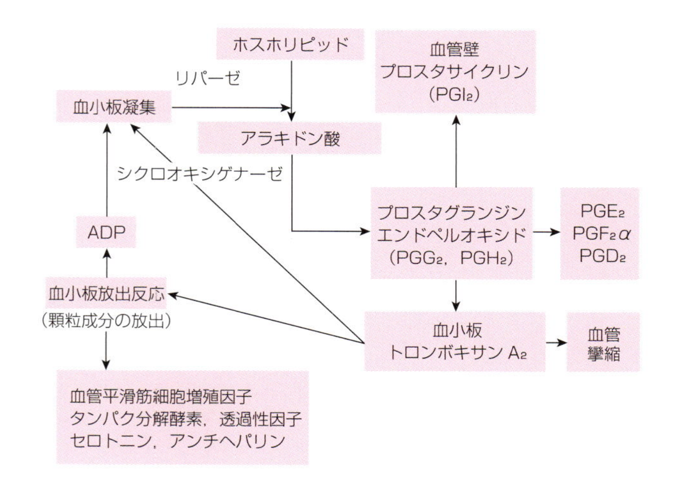

図2-22　犬心臓糸条虫症罹患犬の病態
アラキドン酸からプロスタグランジンG_2，H_2の産生に関与しているシクロオキシナーゼを抗血小板薬（アスピリン）で抑制し，結果的に放出因子の一つである血管平滑筋細胞増殖因子を抑制して病変を減退させる。

1．犬糸状虫の成虫駆虫法

成虫を駆除すれば，前述の肺動脈の増殖性病変の進展を抑制することになる。現在，成虫駆除剤として認可されている薬物は，いずれも有機ヒ素剤であるチアセタルサミドとメラルソミンの二つであるが，我が国では後者の方が多く用いられており，その使用方法や副作用の程度も理解されている。少数寄生の症例では比較的安全に使用でき，その後の経過も良好である。しかし，濃厚感染の場合には，死滅虫体の急激な塞栓による副作用が生じ，死に至ることもあるため，注意が必要である。よって，著者らはメラルソミンの使用に際しては，一定の基準に沿って実施している[2)]。

2．肺動脈増殖性病変に対する治療法

一方，すでに感染，寄生があり，肺動脈の増殖病変により肺循環障害の生じている症例では，その要因が血小板の活性化によりもたらされることから，抗血小板薬の投与により病態改善をする。このことは，抗血小板薬を用いて血小板内のアラキドン酸からプロスタグランジンG_2，H_2を通してトロボキサンA_2の産生に関与しているシクロオキシナーゼを永久に不活化し，血小板の活性化と同時に血小板の放出反応を抑制するものである［図2-22］。それに用いる抗血小板薬としては，血小板を永久

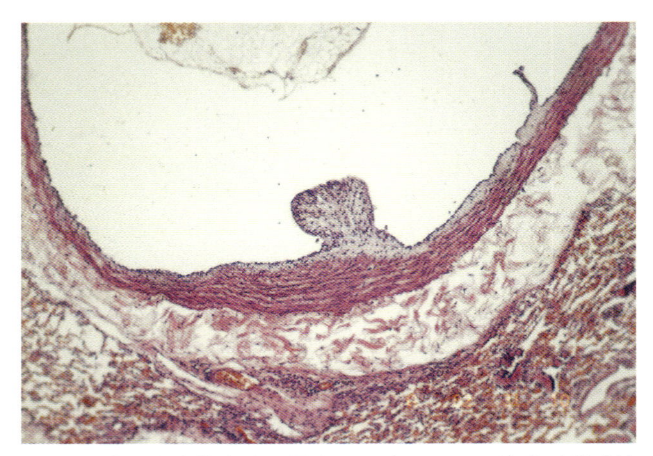

図 2-23　犬心臓糸状虫症に罹患した犬における肺動脈増殖性病変の組織像

管腔に向かってポリープ状の増殖性病変が認められる（薬物投与前）。

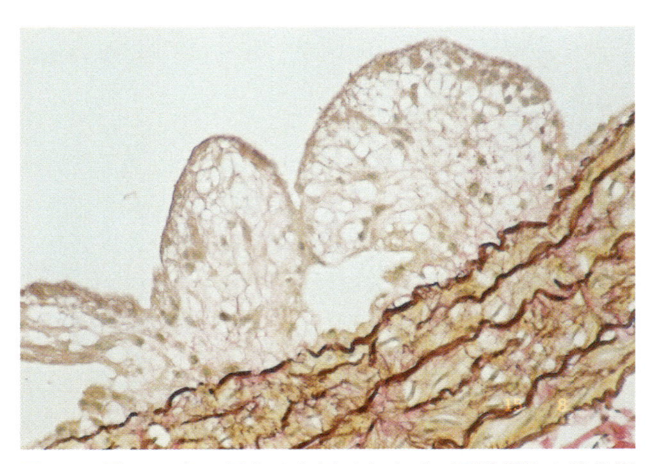

図 2-24　図 2-23 とは異なる症例であるが，同様部位の薬物投与後のポリープ状の増殖性病変の組織像

増殖した病変部はすべて空胞化し，血管の再疎通が示唆される。

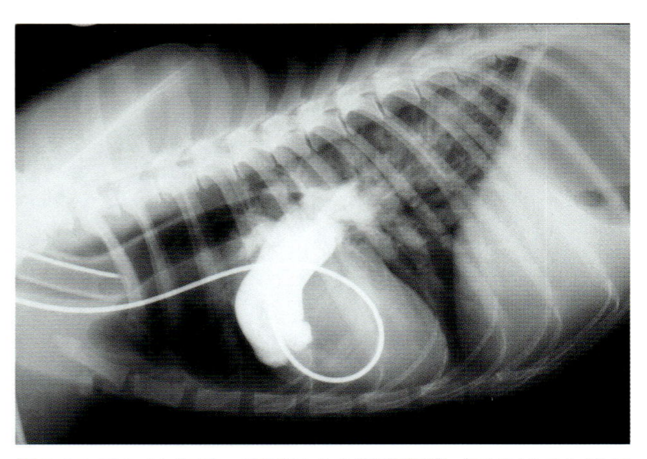

図 2-25　図 2-21 と同一症例の心血管造影像（アスピリン投与前）

肺動脈は大きく拡張し，血流は中途より重度に遮断されている。

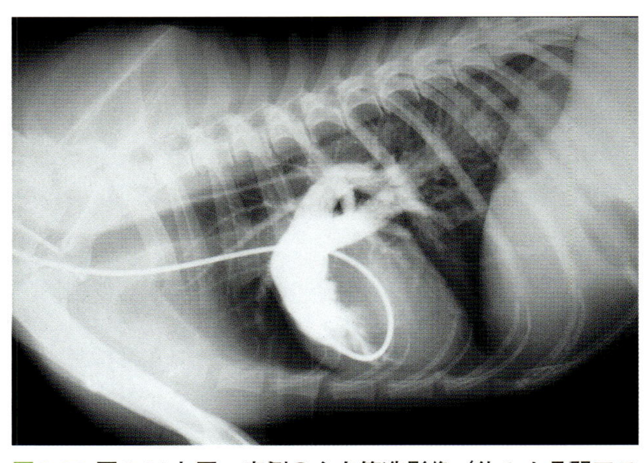

図 2-26　図 2-21 と同一症例の心血管造影像（約 1 カ月間アスピリンを投与した後）

図2-25と同一条件で造影した所見であるが，血流障害が大幅に改善されていることが分かる。

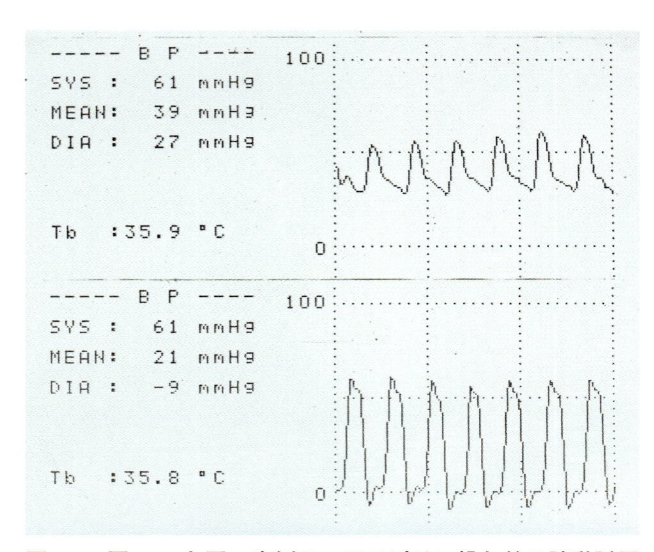

図 2-27　図 2-21 と同一症例の，アスピリン投与前の肺動脈圧および右心室圧の所見

肺動脈圧，右心室圧とも61 mmHgと，かなりの肺高血圧を呈している。

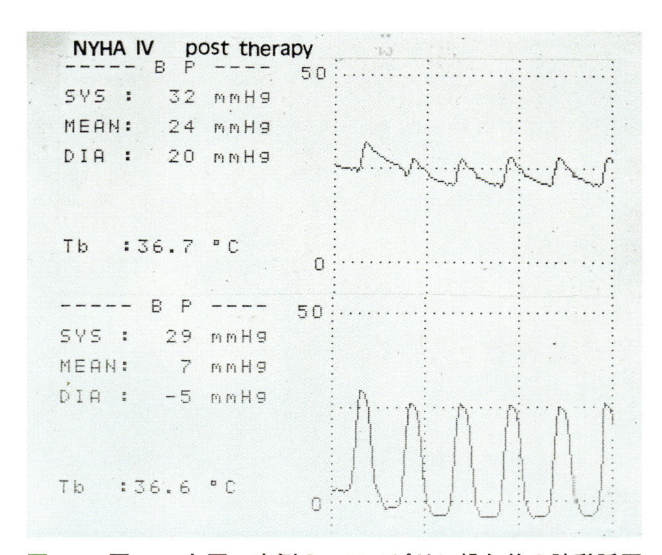

図 2-28　図 2-21 と同一症例の，アスピリン投与後の肺動脈圧および右心室圧の所見

肺動脈圧は32 mmHg，右心室圧は29 mmHgと，どちらも大幅に低下し，血流の改善を示唆する。

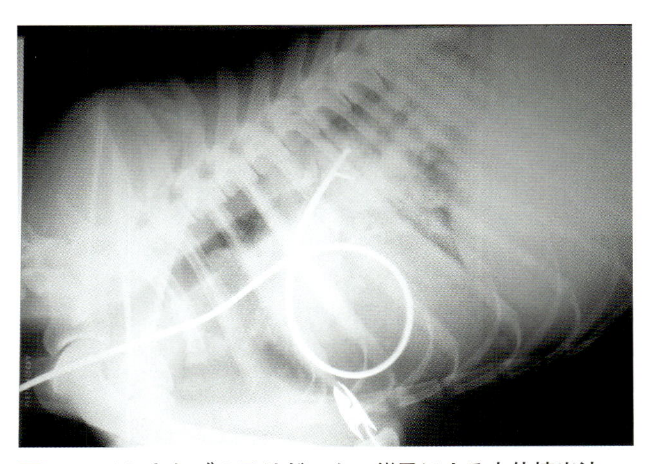

図2-29 フレキシブルアリゲーター鉗子による虫体摘出法
頸静脈よりフレキシブルアリゲーター鉗子を肺動脈内まで挿入し，虫体を把持して体外に吊り出す方法である。

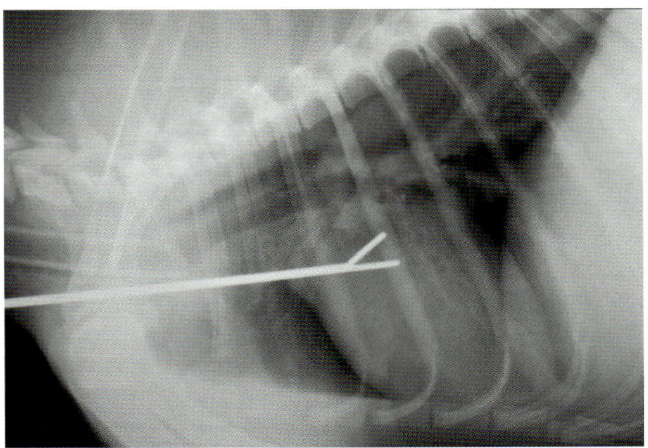

図2-30 アリゲーター鉗子による虫体摘出法
アリゲーター鉗子の先端を右心房内へ進め，虫体を把持し吊り出す方法であり，大静脈症候群の病態の犬心臓糸状虫症が適応となる。

に不活化するアスピリンである。

アスピリンの投与後には肺循環の改善が認められ，その結果，大幅に肺動脈高血圧も改善する［図2-23～図2-28］。現在の薬物投与方法は，アスピリンジレンマ防止のため，アスピリン0.5 mg/kg/日とし，他剤の抗血小板薬のトラピジル（ロコルナール）5 mg/kg/日の両薬物の1カ月連続経口投与を原則としている[4]。

2）外科的治療

外科的治療法とは，すでに感染・寄生している犬糸状虫の成虫を，寄生している肺動脈，右心室，右心房より体外に取り出すことである。

本症の病態の複雑さ，さらに寄生部位の違いにより，いくつかの方法が実施されている。

1．頸静脈からの虫体摘出法

本法は，主に虫体が三尖弁を介して右心房，右心室に寄生している，いわゆる大静脈症候群の急性タイプに一般的に適用されるものである。フレキシブルアリゲーター鉗子を用いる場合は，肺動脈内の虫体も除去することが可能なこともある[1]［図2-29，図2-30］。また，針金の先端部分でブラシのついた器具を右心房内に挿入し，虫体をブラシに絡めて吊り出す方法も簡便でよく用いられている方法である（田原式）。この場合の適応症は，大静脈症候群のみが対象となる。いずれにしても重篤な症例が多いため，本手術法では，可能な限り軽い麻酔下か局所麻酔を施すことが推奨されている[3]。

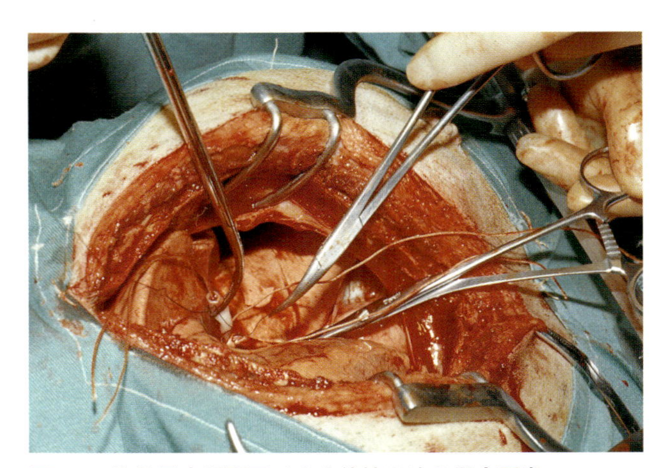

図2-31 胸骨正中切開下での虫体摘出法の術中写真
症例は重度寄生犬（ポインター）であり，右心室および主肺動脈はもちろんのこと，両側肺動脈の虫体も摘出した。

2．開胸下での虫体摘出法

慢性犬心臓糸状虫症においては，左側開胸や胸骨正中切開法により虫体摘出が試みられてきたが［図2-31］，濃厚感染が少ない現在では，ほとんど適用されなくなった。大静脈症候群では極めて重篤であるため，開胸下での虫体摘出は困難とされていたが，著者らは0.1％ケタミン微少点滴麻酔法を用いて[4]，肺動脈内の虫体除去も可能な右側開胸下での手術方法を報告した[5]。また，三尖弁に虫体がてん絡し，三尖弁逆流のみられる症例では，体外循環下開心術で摘出することも可能である。

内科的治療法であれ，外科的治療法であれ，本症では完全なる予防方法があるので，最良の治療方法は予防することである。

◆参考文献

1) Ishikawa, K., Sasaki, Y., Kitagawa, H. (1986) : Development of a flexible alligator forceps : a new instrument for removal of heartwaorm in the pulmonary arteries of dogs. *Jpn. J. Vet. Sci.*, 48:989.
2) 小口洋子, 松本英樹, 増田裕子, 他 (1995) : Melarsomine dihydrochloride を用いた犬糸状虫駆虫におけるVet-RED（犬糸状虫成虫抗原検出キット）陽性度判定の臨床的評価. 第16回小動物臨床研究会, プロシーディング (3), pp.93-100.
3) Yamane, Y., Nakaniwa, S., Sato, N., et al. (1985) : 0.1% Ketamine"Micro-Mini"Drip Administration Technique for Small Animal Anesthesia: Proc. 2nd Int. Cong., 128-129.
4) 山根義久 (1989) : 各種病態にある犬糸状虫症へのアプローチ法：少量アスピリン投与とトラピジル併用を中心とした最近の新しい治療法. 第10回小動物臨床研究会, プロシーディング, pp.111-123.
5) 山根義久 (1976) : 犬のVenae Cavae Syndrome (V.C.S.) の外科的療法－特に肺動脈・前大静脈（右房）切開による－. 全日本小動物臨床獣医師協議会機関誌, 12:5-9.

3. 心タンポナーデ
Cardiac Tamponade

髙島　一昭
Kazuaki TAKASHIMA

心膜（心嚢）とは，心臓を包む線維性の丈夫な膜である。心膜と心臓の間を心膜腔といい，その中に貯留しているのが心膜（心嚢）水であり，心臓と心膜との摩擦を軽減する目的で生理的に存在する液体である。この心膜水の過剰な貯留をきたす病態を心膜（心嚢）水貯留といい，心臓内への血液の充満が阻害される病態を心タンポナーデという。

一般的に，犬と猫の心膜水貯留の発生は少なく，ミネソタ大学での調査では，新患として来院した犬20,282頭中87頭（0.43%）に主な病気として心膜水貯留が認められたと報告している[4]。一方，心疾患を有する犬300頭中では心膜水貯留が21頭（7%），心肺疾患をもつ猫500頭のうち心膜疾患が11頭（2.1%）に認められたとの報告もあり[5]，犬猫とも循環器疾患を有する場合では，心膜水貯留を合併することは，それほど珍しいことではない。

犬と猫の心膜疾患の一覧を**表2-2**に示したが[6]，心膜疾患は，先天性疾患では腹膜心膜横隔膜ヘルニアが最も多く，後天性疾患ではうっ血性心不全や感染，腫瘍による併発が多い。また，原因不明の特発性疾患も多く認められる。心膜水のほとんどは二次性であることから，原疾患に対する診断治療が大変重要であり，それらの治療が心膜水の治療にもつながる。心膜疾患が臨床的に問題になるのは，心臓腫瘍やうっ血性心不全などに合併した心タンポナーデであり，心臓への血液の流入障害をきたし，死の危険性が生じる。

表2-2　犬と猫の心膜疾患

〈先天性疾患〉
- 心膜欠損*
- 腹膜心膜横隔膜ヘルニア
- 心膜嚢胞（?）

〈後天性疾患〉
- 心膜水貯留
  - 心膜水腫（漏出液）
    - うっ血性心疾患
    - 低アルブミン血症
    - 腹膜心膜横隔膜ヘルニア
  - 心膜炎（滲出液）
    - 感染性（細菌，真菌）
    - 無菌性（特発性，代謝性，ウイルス性）
  - 心膜血症（出血性）
    - 新生物
    - 外傷性
    - 心臓破裂（とくに左心房）
    - 特発性
- 心膜腫瘤性病変（± 滲出液）
  - 心膜嚢胞
  - 新生物
  - 肉芽腫性（放線菌症，コクシジオイデス真菌症）
  - 心膜膿瘍
- 収縮性心膜疾患
  - 特発性
  - 感染性
  - 異物
  - 新生物

*稀に心機能に影響を及ぼす。　（文献6より引用，改変）

1．解　剖
Anatomy

心臓は，心外膜といわれる漿膜性心膜の臓側板でその表面を覆われている。そして，その外に心膜があり，心臓を包んでいる。この心膜は，臨床的に心嚢（膜）と呼ばれており，肉眼的には一つの膜であるが，組織学的には三層構造であり，心臓側から漿膜性心膜の壁側板，線維性心膜，心膜縦隔膜の三つの膜よりなっている［**図2-32**］。漿膜性心膜は，臓側板としていわゆる心外膜を，壁側板として心膜を形成している。この漿膜性心膜の臓側板と壁側板の間が心膜腔となる。漿膜性心膜の壁側板と線維性心膜とは，強固に結合しているので，両者を分離することは難しい。心膜への血液供給は，大動脈の心膜枝，内胸動脈および心膜横隔膜動脈からなされており，迷走神経，反回神経，食道神経叢などにより神経支配を受けている。この心膜腔は，三つの体腔のうち最も小さく，健康な犬や猫では心膜水として0.25（±0.15）mL/kgの貯留があり，無色透明の液体が生理的に存在する。また，低濃度のタンパクがあり，1.7～3.5 g/dLを有している。

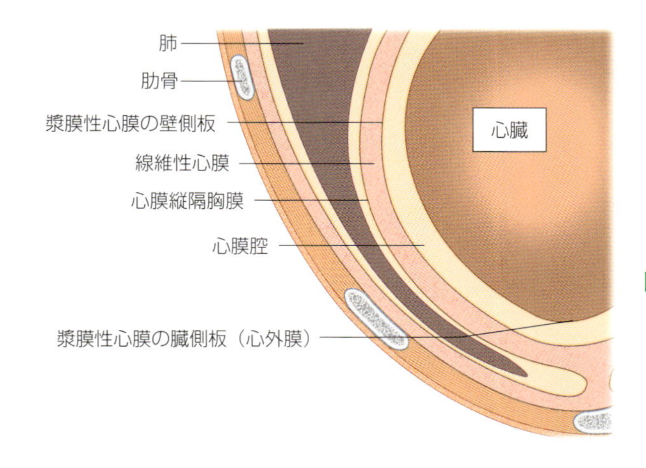

図2-32 心臓周囲の局所解剖図
心臓の表面に心外膜があり，その心臓を包むように心膜（心嚢）がある。心膜と心外膜（心臓）とのスペースが心膜腔であり，ここに液体の過剰な貯留がみられ，心タンポナーデを発症していく。心膜は，臨床的には一つの膜であるが，組織学的には，漿膜性心膜の壁側板と線維性心膜，心膜縦隔膜の三層構造になっている。

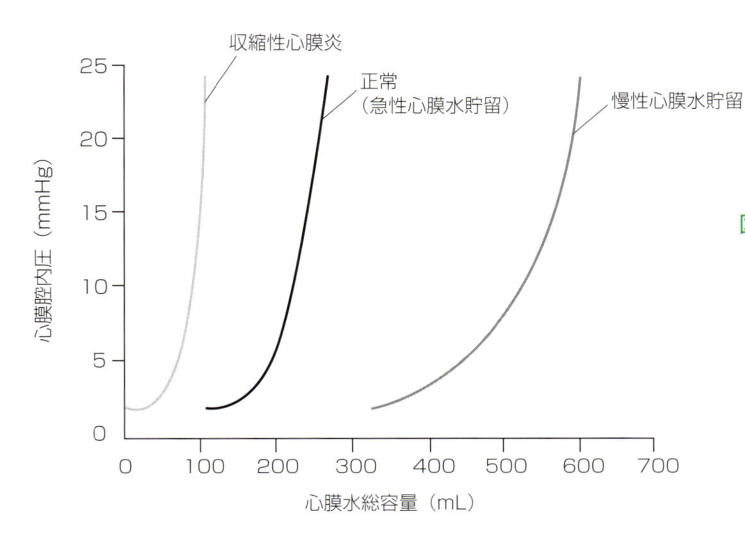

図2-33 心膜水の貯留と心膜腔内圧との関係
収縮性心膜炎の犬，正常犬（急性心膜水貯留の犬），慢性心膜水貯留の犬における圧と容量の関係を示している。収縮性心膜炎の場合には，心膜が拡張しないため少しの心膜水貯留で心膜腔の上昇がみられる。慢性的な心膜水貯留では右の曲線になり，心膜が進展することで，心膜水が貯留しても心膜腔内圧の上昇が抑制されていることが分かる。この慢性例では，X線像で著明な心拡大を示す球状心を示すが，急性例ではわずかに心拡大を認める程度であるため，心タンポナーデの診断はX線検査のみに頼ると誤診を招く。（文献6より引用，改変）

2．病態生理と分類

Pathophysiology and Classification

心膜の生理的な機能としては，心臓の解剖学的な固定，すなわち体位の変化に伴う心臓の過度の動きを防止することが挙げられる。また，心臓への感染防止，心臓の過度な拡張防止，生理的な心膜水により心臓とほかの臓器との摩擦を減少させるなどの機能がある。

心膜水は通常，胸膜腔内圧と等しく，正常な状態ではいずれの心周期でも心膜腔の内圧は上昇しない。心膜水が貯留したとしても，貯留速度が緩徐な場合では，心膜は心膜水の増加に対応して拡張し，心内圧の上昇が抑制される（慢性例）。しかし，急速もしくは大量に心膜水が貯留した場合には，心膜の伸張が追いつかず，心膜内圧の急激な上昇をきたす（急性例）［図2-33］。

心タンポナーデの定義として，心膜水の貯留により心膜内圧が上昇し，右心房圧や右心室拡張内圧と等しくもしくはそれを超えるような状態で，心臓の拡張不全をき

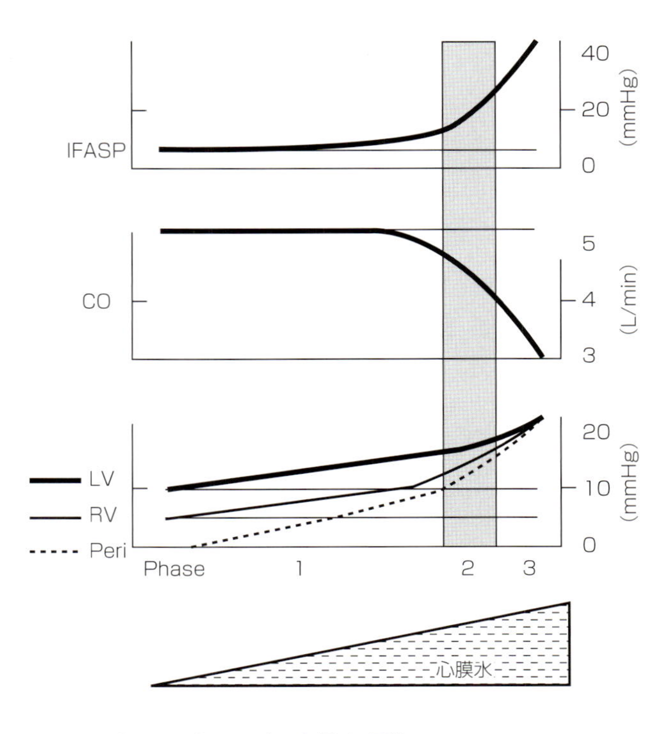

図2-34 心タンポナーデの病態生理学（文献7より引用，改変）
IFASP：吸気時の収縮期動脈圧の減少圧，CO：心拍出量，LV：左心室圧，RV：右心室圧，Peri：心内膜圧，Phase1：心膜水貯留，Phase2：右心タンポナーデ，Phase3：左心（または両心）タンポナーデ

たし，心拍出量を維持できない状態をいう。すなわち，心膜水の貯留の増加に伴い心膜内圧が上昇すると，心膜水は右心系の拡張を障害し，心臓内への血液の還流量を減少させる。その結果，心拍出量の減少をきたし，血圧低下などを引き起こしショックに至る。これらの病態は，病態の進行とともに変化していき，心膜内圧の上昇に従って1～3段階に病態が示されている[5,7]［図2-34］。

Phase1：心房圧の上昇や心拍出量の減少はほとんどないが，心膜内圧の上昇，左心室拡張期圧と右心室拡張期圧の上昇がみられる。心膜内圧が右心室拡張期圧と同等になるまでの病態である。

Phase2：右心タンポナーデ。心膜内圧が右心室拡張期圧に等しいかそれ以上になる。前負荷の上昇がみられ，腹水などを生じることもある。

Phase3：左心（または両心）タンポナーデ。心拍出量が著しく低下する。左心室拡張期圧と心膜内圧が等しくなる。脈は弱く，奇脈が認められる。

3．臨床所見
Clinical Findings

心タンポナーデの犬では，元気消失，食欲不振，運動不耐性，呼吸困難，起座呼吸，肘の外転，開口呼吸，呼吸促迫，発咳，血圧低下，奇脈，チアノーゼ，虚脱，卒倒などがみられる。とくに発咳が特徴的である。基礎疾患があり慢性経過した犬では，栄養状態も悪く，削痩，虚脱や卒倒を呈している場合もある。急性例でも発咳や虚脱，卒倒，ショックなどを示すことがあり，エマージェンシーに陥ることもある。心タンポナーデは緊急疾患であることを認識しなくてはならない。

4．各種検査所見
Laboratory Findings

1）ヒストリー

発症時期や外傷の有無，過去の病歴，（治療）経過などを聴取する。幼若症例であれば，先天性心疾患なども鑑別診断に入れる。

2）身体検査

古典的には，Beckの3徴候すなわち血圧低下，静脈圧上昇，心拍動微弱がヒトの心タンポナーデでは知られているが，何の疾患であれ，身体検査は大変重要である。削痩やチアノーゼの有無やその程度，呼吸状態，肺音，心音，血圧なども確認する。心音が低く，小さく聴取されれば，胸水または心膜水の増加が示唆される。また，心雑音の有無も必ず確認する。また，心タンポナーデの症例では，独特の頑固で大きな発咳を呈して来院する割合が非常に多いので，発咳の有無も確認する。また，ショック状態で来院することもある。

3）胸部X線検査

胸部X線検査は大変有用な検査である。心陰影，心拡大の有無，気管の走行，肺陰影（肺水腫の有無とその程度），心膜腔内のガス貯留，胸水の有無などを系統立てて診断していく。心タンポナーデは特発性が多いが，二次性にも多く発生するので，心疾患および腫瘍，心膜横隔膜ヘルニア，胸水，腹水などの鑑別も重要である。

心膜水貯留が軽度であれば心拡大はあまりみられないが，慢性の心タンポナーデの場合には球状心を呈する［図2-35］。ただし，急性の心タンポナーデの場合には，重症例でも心拡大が軽度であることがあるため，心陰影の大きさのみで心タンポナーデを診断することは危険であり，必ず心エコー図検査なども実施する。

4）心電図検査

胸水や心膜水の貯留があれば，QRS群の低電位が認められる（1 mV以下）。また，電気的な交互脈が，重度貯留の場合に認められることがある。また，多くの症例に頻脈が認められる。

5）心エコー図検査

心タンポナーデの診断は，必ず心エコー図検査を行った後に下す必要がある。心膜水が貯留している場合，心外膜と心膜の間にエコーフリー像が観察される。心内膜腔に腸管などがみられれば心膜横隔膜ヘルニアであり，高エコーな粒状のものが浮遊している場合は感染が疑われる。また，心臓の評価や腫瘍の鑑別も重要である。

心膜水の貯留が認められるからといって，必ずしも心タンポナーデを呈しているわけではないので，注意が必要である。また，心膜水の量によっても心タンポナーデを診断してはならない。心膜水貯留が軽度でも心タンポナーデを呈することがあるし，心膜水が大量であっても心タンポナーデとは限らないからである。慢性経過症例では，心膜水の貯留にあわせて，心膜も徐々に伸展しているため，多くの心膜水を認めるが，急性症例の場合には心膜水の貯留スピードが心膜の伸展スピードを上回り，心タンポナーデを生じていることがあるためである。したがって，心膜水の貯留の程度で心タンポナーデと診断してはならない。

心膜内圧が右心房内圧に等しくなると右心房の虚脱が認められ，右心室内圧に等しくなると右心室の虚脱が認

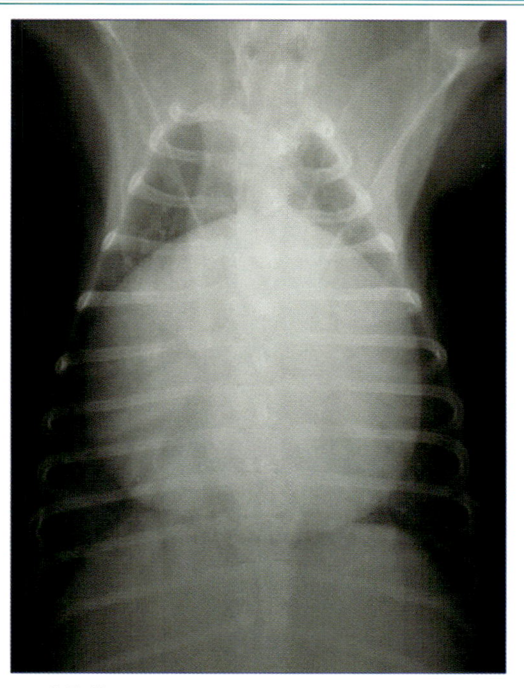

A 背腹像
心拡大，球状心が認められる。慢性心タンポナーデの典型的なX線像である。

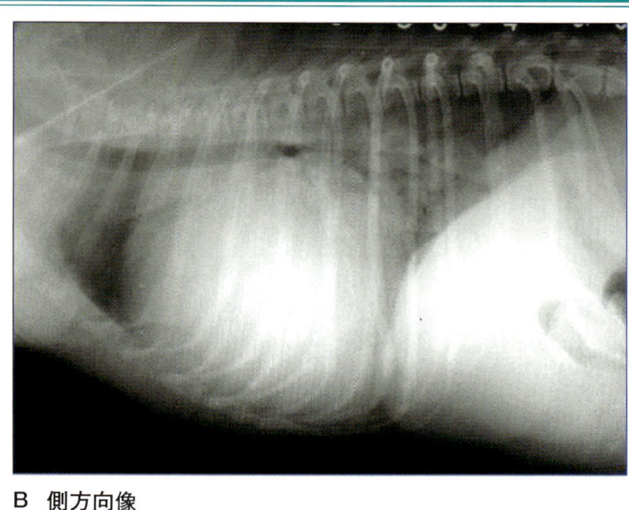

B 側方向像
心拡大，球状心，気管の挙上，肺水腫，肝臓腫大などが観察される。

図2-35 慢性の心タンポナーデを呈した症例の胸部X線写真

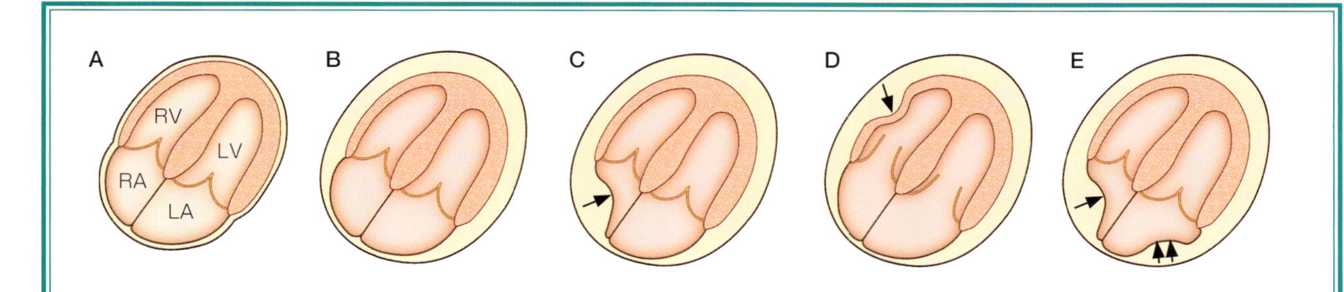

図2-36 心タンポナーデの心エコー図所見の模式図（文献9より引用，改変）
A：正常の心臓像で，心臓と心膜内には心膜水の貯留が認められない。B：心膜水の貯留がみられるが，エコー的には何も心臓に変化が認められない単なる心膜水貯留である。C：右心房の虚脱が認められた時点でエコー的に心タンポナーデと診断する。D：心膜腔内圧の上昇とともに右心室の虚脱も認められるようになる。E:心膜腔内圧のさらなる上昇により，左心房の虚脱も認められるようになる。RA:右心房，RV：右心室，LA：左心房，LV：左心室

められ，その後さらなる心膜内圧の上昇に伴い左心房の虚脱も認められる。これらの所見がみられれば，心タンポナーデと診断する［図2-36，図2-37］。重度の心タンポナーデになると血液灌流が阻害され，左心室が拡張できずに左心室肥厚が認められ，肥大型心筋症のようなエコー図が観察されることがあるが，これは偽性肥大といわれる所見であり，心膜水の抜去により速やかに改善する［図2-38，図2-39］。また，後大静脈の拡大もみられることがある［図2-40］[1, 9]。

また，心基底部腫瘍の存在や心不全の有無を必ず検査しておく必要があるが，前述の右心房虚脱などの所見があれば心タンポナーデであるため，じっくりと心エコー図検査を行っている状況ではない。まずは心膜水の抜去処置を行い，動物の状態が安定した後に，改めて心エコー図検査を実施する。心疾患を有する数パーセントの犬猫に心膜水貯留が認められるので，とくに心疾患の鑑別診断は重要である。心膜水貯留を呈する心疾患は主に右心系疾患であるため，先天性では肺動脈弁狭窄症や三

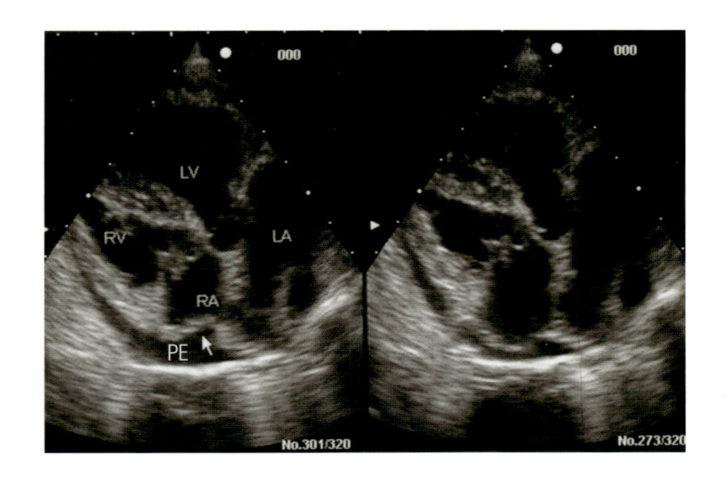

図2-37　急性の心タンポナーデを呈した症例の心エコー図
心膜水の貯留が認められるが，貯留量はわずかである。しかし，右心房が心膜水に押されて虚脱（矢印）しているのが分かる（右心房側への陥没）。この右心房の虚脱所見をもって心タンポナーデと診断する。PE：心膜水，RA：右心房，RV：右心室，LA：左心房，LV：左心室

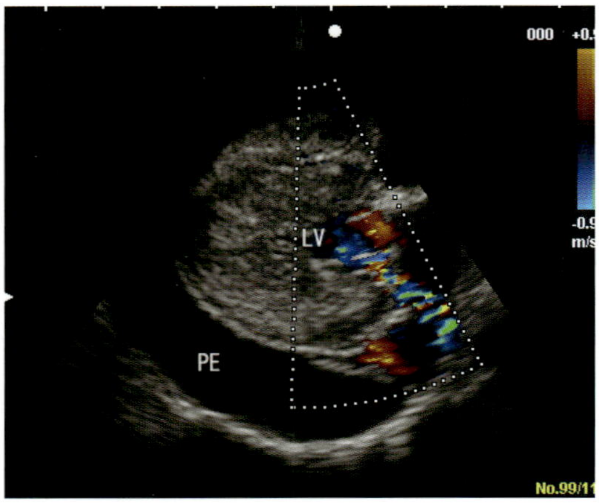

図2-38　心タンポナーデ，偽性肥大を呈した症例の心エコー図
心タンポナーデにより，左心室腔の狭小化や左心室の肥大が認められ，僧帽弁閉鎖不全も合併している。肥大型心筋症のような所見であるが，左心室の偽性肥大が認められた症例である。

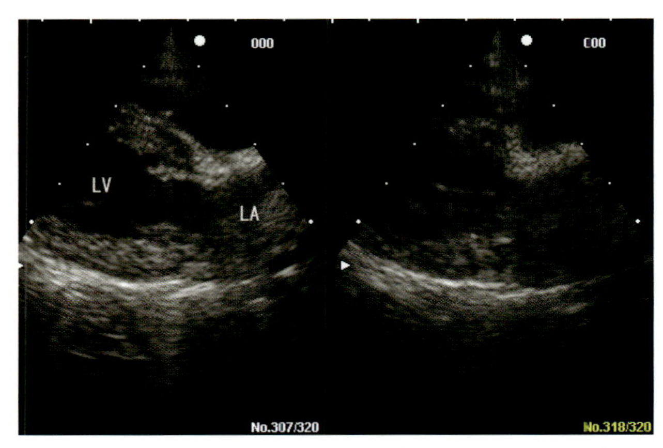

図2-39　心膜水除去後の心エコー図（図2-37と同一症例）
心膜穿刺後の心エコー図。狭小化していた左心室腔や，肥大しているように見えていた左心室がもとに戻っている。

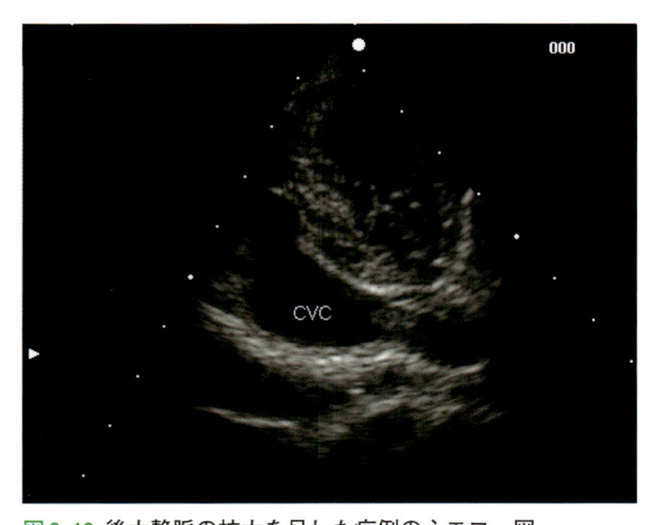

図2-40　後大静脈の拡大を呈した症例の心エコー図
心タンポナーデの症例では，前負荷が増加しているため，後大静脈の拡張が認められることが多い。CVC：後大静脈

尖弁奇形などが挙げられる。また，動脈管開存症や心室中隔欠損症などの短絡性心疾患の末期には，アイゼンメンジャー症候群に陥り右心不全を呈するため，これらの疾患の鑑別も必要である。後天性疾患として，犬心臓糸状虫症や三尖弁閉鎖不全症などが挙げられる。また，僧帽弁閉鎖不全症などの合併症として，左心房破裂を生じ，出血性タンポナーデを生じることがある。特発性心タンポナーデと診断される症例の中には，腫瘍症例が多く占めていると思われるので，心基底部腫瘍の鑑別を十分にしておく。残念ながら心エコー図検査は，心臓内部の腫瘍であれば，ある程度の大きさになれば診断が容易であるが，心臓の表面から発生する小さな心基底部腫瘍は描出されにくいため，心エコー図検査のみで心基底部腫瘍を除外することは不可能である。ただし，その場合は出血性であり，出血部位に血餅がエコーで認められる。

6）心膜水検査

心膜水を採取して，嫌気性培養および好気性培養，細胞診などの検査を行う。心膜水の性状は，心タンポナーデの原因を鑑別するのに有用である［表2-3，表2-4］。

表2-3　心膜水の診断

	漏出液	変性漏出液	滲出液・出血
比重	< 1.018	1.018～1.025	> 1.025
TP（g/dL）	< 2.5	2.5～6.0	> 2.5
外見	透明	透明～漿液	混濁　血様
細胞数（/μL）	< 1,000	< 5,000	> 5,000
細胞成分	単核球 中皮	リンパ球 単核球 中皮 赤血球	好中球 単核球 赤血球

表2-4　心膜水の性状と鑑別診断

漏出液	変性漏出液	滲出液・出血
低タンパク血症	慢性心疾患	FIP
初期心疾患	腫瘍（リンパ腫）	腫瘍
	横隔膜ヘルニア	横隔膜ヘルニア
		感染
		特発性

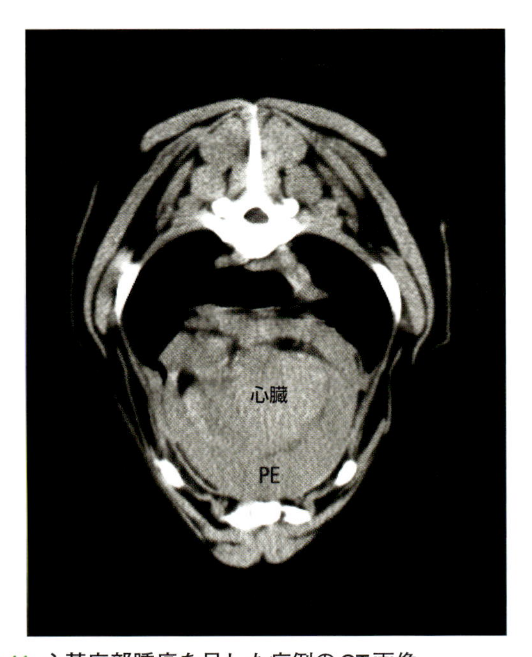

図2-41　**心基底部腫瘍を呈した症例のCT画像**
X線CT検査のアキシャル像であるが，心臓と心膜の間に貯留する心膜水が明瞭に描出されている。この症例は心基底部腫瘍であった。

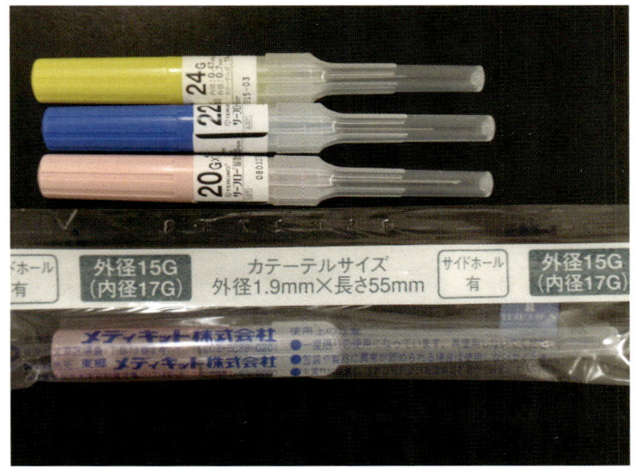

図2-42　**胸膜穿刺に用いる静脈留置針**
胸膜穿刺を行う際には，より安全な静脈留置針を用いる。メーカー各社で種々のサイズのものがあるが，あまり細いものではなく，16G程度の太いものを用いる。なお，著者はサイドボールがはじめからついているメディキット社製のハッピーキャスNの15Gを好んで使用している。

7）血液検査

全血球計算および血液生化学検査を行う。とくに出血傾向がある場合は凝固検査は必須であり，また感染症が疑われる場合は，FIP抗体価の検査や培養，タンパク分画などの諸検査が必要である。

8）その他の検査

小さい腫瘍などでは，心エコー図検査ではその診断に限界があるため，必要であればCT検査やMRI検査を行う［図2-41］。これらの検査は，より詳細な病態の把握に有用であるが，鎮静薬や麻酔が必要になることが多いので，動物の状態が安定した後に，詳細な追加検査として実施する。

5．治　療
Treatment

心タンポナーデと診断されたら，まず心膜穿刺により心膜水の抜去が必須である。犬が虚脱している場合はそのまま穿刺を行うが，通常，局所麻酔もしくは鎮静下にて穿刺処置を行う。穿刺針は静脈留置針を使用する。普通の静脈留置針にサイドホールをメスなどで開けて使用することもできるが，留置針の強度が落ちるため（途中で折れたり切れたりして体腔に残ったりする），著者は，サイドホール付きのメディキット社製のハッピーキャスNを心膜穿刺ばかりでなく，胸腔穿刺や腹腔穿刺に好んで使用している［図2-42］。

心膜穿刺時の局所麻酔薬はキシロカインを使用し，必要であれば鎮静薬としてケタミン50倍液（0.1%ケタミン）を効果があるまで静脈内投与している。心タンポナーデの症例は弱っているため，小型犬であれば10 mLまで，大型犬でも20 mL程度で処置がおおよそ可能である。心膜穿刺は右側胸壁より行い，超音波ガイド下で穿刺する

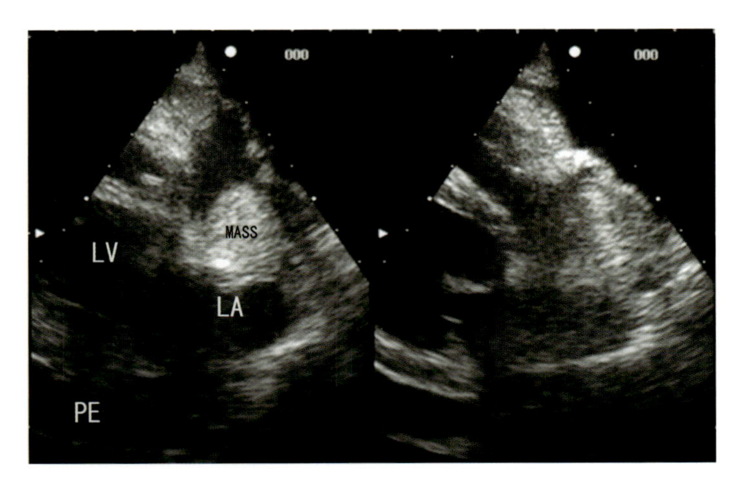

図2-43　腫瘍病変および心膜水貯留を呈した症例の心エコー図
心臓内に腫瘍病変および心膜水貯留が観察された。

のが最も安全であるが，必ずしも不可欠ではない。穿刺部位は第4～6肋間の肋軟骨結合部付近である。心膜穿刺を行う際にはリスクを伴うので，リスク回避のために必ず右側より穿刺を行う。すなわち，左側からの穿刺であれば，左心房もしくは左心室へ，また右側からでも高い位置での穿刺を行えば右心房へ誤穿刺する可能性があるため，大変危険である。消去法ではあるが，右心室領域の心膜に針を刺すのが最も安全な部位となる。

また，肋骨の尾側に肋間動静脈および神経が分布しているため，肋骨の頭側縁を刺入する。針が皮膚皮下組織，筋肉を通過し，胸腔内に達すると，針の進みが軽くなる。そのままゆっくり針を進めていくと心膜に達するが，針先が心膜に触れると手元まで心臓の拍動が感じられる。そのまま針を少し刺入し，心膜水が出てくるのを確認後，静脈留置針の外套を残して中の針を抜去する。針のハブ部分にX1のエクステンションチューブを連結し，その先に三方活栓をつける。そしてゆっくりと注射シリンジで心膜水を抜去する。心エコーで心臓の動きをモニターしながら行うと，心膜水の抜去に伴い，心膜腔の縮小化および右心房や右心室の虚脱がなくなる。心膜水が血様でも，あわてずに抜去する。心膜水が出血性のこともあるので，血様な心膜水が必ずしも心臓への穿刺が原因とは限らない。除去した心膜水を膿盆などにとり，しばらく置いておく。血餅ができれば新鮮血なので心臓穿刺の可能性が高まるが，凝固しなければ出血性の心膜水である。凝固がなければそのまますべての心膜水を抜去し，もし血餅になるようであればゆっくりと針を除去し，心エコーで確認し，心膜腔に針先を移動させ，心膜水を抜去する。

心膜水が順調にすべて抜去できればそれに越したことはないが，もし動物が暴れたりして心膜水の抜去が途中でできなくなっても，あわてずに処置を一時中止する。急性例など，心膜の肥厚が認められない症例では，心膜穿刺で開けた穴から心膜水が胸腔内に漏れ出ることにより，心タンポナーデから脱するため，再穿刺の必要がほとんどない。しばらくして，心エコーや胸部X線にて確認する。胸水へ漏れ出た心膜水は胸腔に対しては少量であるため，胸腔穿刺にて抜去する必要はない。ただし，慢性例では心膜が肥厚しており，針の抜去とともに心膜に開けた穴が閉じるため，その後の心膜水の胸腔内への流出が阻害される。そのため，再度の心膜穿刺が必要になる場合が多い。なお，心膜水の完全な抜去を行っても，数時間で再貯留することもあるため，入院下で観察する必要がある。再貯留が認められなければ内科療法を行い，再貯留が認められる場合には外科的治療を視野に入れて治療を行う。

1）内科的治療

心タンポナーデは必ず心膜穿刺が必要で，その後に内科的治療も併用する。心タンポナーデの原因によるが，心不全からの心タンポナーデであれば，うっ血性心不全の治療を行う。心タンポナーデを呈する病態は，主に右心不全もしくは両心不全の病態である。ACE阻害薬（エナラプリル0.25～0.5 mg/kg，sid～bid，アラセプリル1～3 mg/kg，sid～bid），血管拡張薬（硝酸イソソルビド2～8 mg/kg，bid，アムロジピン0.1～0.2 mg/kg，bid），利尿薬（フロセミド1～3 mg/kg，bid～tid，トラセミド0.1～0.3 mg/kg, bid），ピモベンダン（0.25 mg/kg，bid～tid）などを使用することにより，前負荷の増大を防ぐ。なお，心タンポナーデの治療として，利尿薬の使用は禁忌である。前負荷を軽減してしまうため，右心房への血液灌流量が減少し，かえって心拍出量を低下させてしまうためである。ただし，右心不全の治療に利尿薬を使用していて，次の診察時に心タンポナーデを合併していた症例など，結果的に利尿薬を心タンポナーデ症例に使用してしまっていた経験があることも事実である。繰り返すが，心タンポナーデは心膜穿刺が必須である。

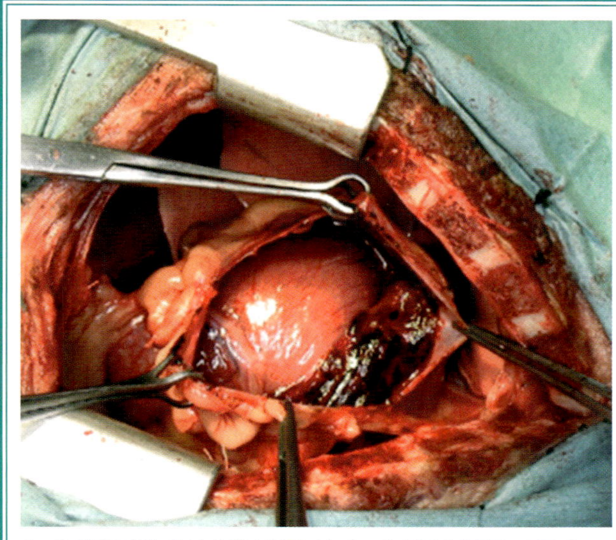

A　数時間で繰り返す心膜水貯留のため，胸骨正中切開にてアプローチを行った症例（写真右が頭側）。心膜を切開すると心エコー図上でも確認できた出血（血餅）が認められた。

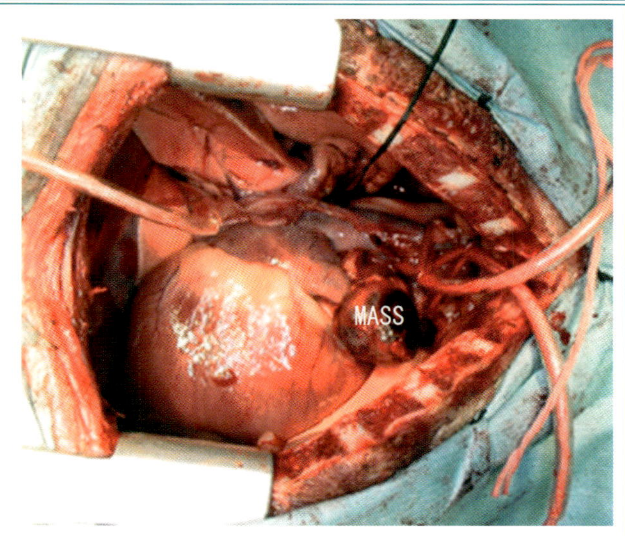

B　心基底部に腫瘍が確認でき，出血はここからであった。全心膜切除を行い，前大静脈と後大静脈にターニケットを装着し，奇静脈には絹糸をかけた。

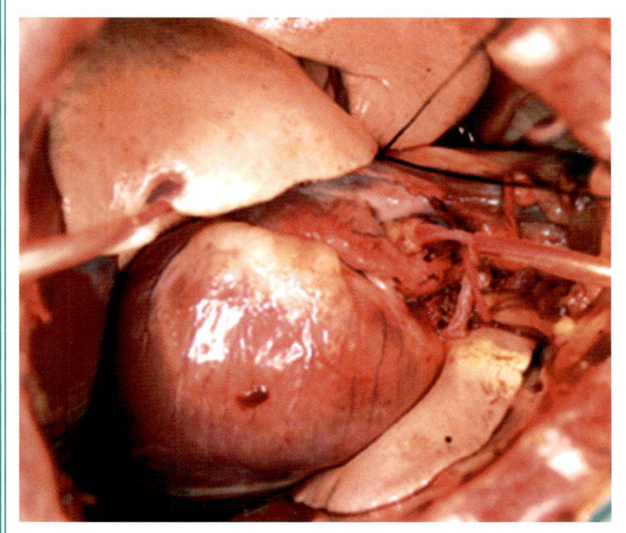

C　腫瘍をすべて摘出した。この症例の腫瘍は血管肉腫であった。

図2-44　全心膜切除を胸骨正中切開にて実施した症例

特発性心タンポナーデであれば，ステロイド薬を中心とした治療を行ってみる。ただし，心臓の腫瘍が潜んでいることがあるため，可能な限り精査を行う。心臓腫瘍は右心房などに発生している場合が多いので，右心房，肺動脈の周辺を中心に精査する。心エコー図上では，腫瘍と血餅は鑑別不可能であるので，十分に注意する［図2-43］。細菌性心膜炎の場合や心筋性のこともあるので，ステロイド薬を使用する場合には感染性疾患を除外することが重要である。

また，腫瘍症例に対しては，可能であれば化学療法を行う。

2）外科的治療

外科的な治療を選択する適応として，再発性の心タンポナーデが挙げられる。外科手術は侵襲的であるため，一度の心膜穿刺にて症状が落ち着いている場合に外科手術を選択する意味合いは低い。ただし，外傷性の場合や心房破裂，出血などの場合には，一刻を争う事態であるため，状態が安定した後にすぐに手術を行う必要がある。

心タンポナーデの外科的治療法は，大きく原因治療と心膜切除に二分される。原因治療として，左心房破裂症例などでは，出血により心タンポナーデをきたしているため，開胸して心膜を切開し，左心房の出血部位を縫合し，心膜を閉じて閉胸する。外傷性の場合も同様で，心

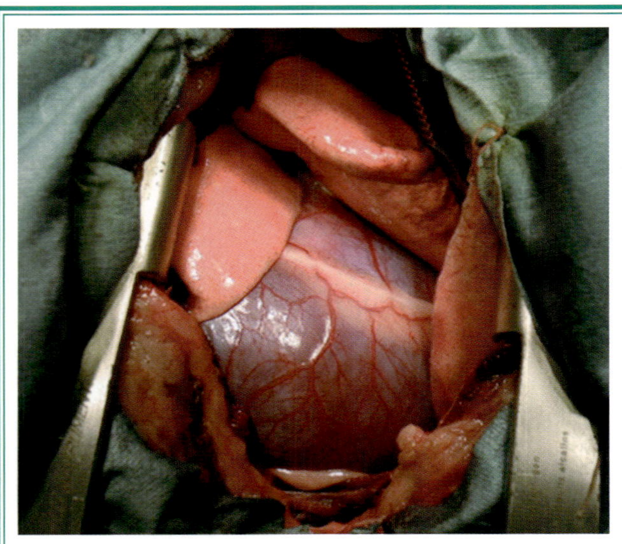

A　再発性の心膜水貯留症例であるが，心エコーにて摘出不可能な腫瘍が認められ，左側第５肋間切開にて開胸した（写真左が頭側）。血管に富んだ心膜が確認できる。

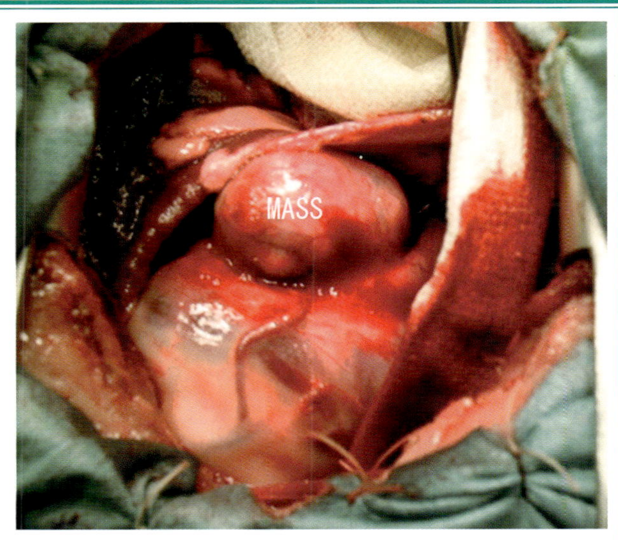

B　心臓を手前に牽引し，反対側（右側）の心膜も横隔神経より腹側の心膜を摘出した。大きな腫瘍が心基底部に認められるが，コア生検にて神経内分泌腫瘍と診断された。

図2-45　部分的心膜切除を肋間切開にて実施した症例①

血管の縫合などにより対応し，心タンポナーデの発生を防ぐことができる。これらの疾患の場合には心膜切除は基本的に不要であるが，心膜は間隔をあけて軽く縫っておく。

心タンポナーデの対症療法的治療法は心膜切除である。心膜を切除すれば心タンポナーデは起こらない。この心膜切除を行うことで，心タンポナーデがなくなり，度重なる心膜穿刺より解放され，症例のQOLは飛躍的に向上する。特発性の症例はもちろんであるが，腫瘍症例でも心不全症例でも，原発性疾患がコントロールできない場合にでも，心膜切除は術後のQOLの改善が期待できる。腫瘍など根治しないからといって，治療法の中から心膜切除を除外すべきではない。

心膜切除には，部分的心膜切除と全心膜切除の二通りあるが，部分的な摘出では癒着により再発することがあるので，全心膜切除を行うことが推奨されている。

全心膜切除は胸骨正中切開で行う。このアプローチ法は術野が非常に広いため，全心膜切除が容易に実施でき，また，心基底部腫瘍症例などの腫瘍摘出術にも適している［図2-44］。動物を麻酔下にて仰臥位に保定し，胸骨直上の皮膚を切開し，内胸骨動脈などに注意しながら胸筋正中を分離する。胸骨正中が露出したところで骨鋸および軟骨鋏を用いて胸骨を切開し開胸する。手術の範囲により，胸骨柄から剣状軟骨まで完全に切断する方法や，胸骨柄は残したまま，尾側を部分的に切開する方法などがある。開胸後，心膜を切開し，中の心臓を確認する。まず横隔神経より腹側（胸骨側）の心膜をすべて取り除き，その後，横隔神経の背側（胸椎側）の心膜も切除する。この際，横隔神経を傷つけないことが重要であるが，その背側の迷走神経にも注意が必要である。正常犬では心膜が半透明であるため，これら神経の走行が容易に確認できるが，慢性症例では心膜の肥厚や炎症で神経の走行がよく分からない場合がある。その場合には，無理をせずに可能な範囲で心膜切除を行う。心膜からも出血があるため，できれば電気メスなどを使用して行うとより容易である。

部分的心膜切除は，胸骨正中切開もしくは肋間切開にて可能であるが，麻酔のリスクが高い場合や摘出不能の腫瘍症例など，手術時間を最小限にしたい場合には肋間切開にて行う［図2-45］。著者は，左側の第５肋間にてアプローチを行うことが多いが，腫瘍を確認したい場合など，右側からのアプローチでも手術自体は全く問題なく行うことができる。まず，皮膚を切開し，広背筋，胸腹鋸筋，外腹斜筋，外・内肋間筋などを分離し切開する。肋骨が確認できたら，肋骨の尾側の血管などを傷つけないように肋骨の頭側を切開していく。なお，広背筋は切開せずに，背側に牽引しておく方法もあるが，術野は狭くなる。肋間筋を切開すると胸膜が露出するが，胸膜切開の際には呼吸を止め，肺の損傷がないようにする。その後，開胸器を装着し，肋間を広げていく。開きが足りないようであれば，手術の目的に合わせて，背側および腹側へ追加切開する。心基底部腫瘍の発生は右心房付近

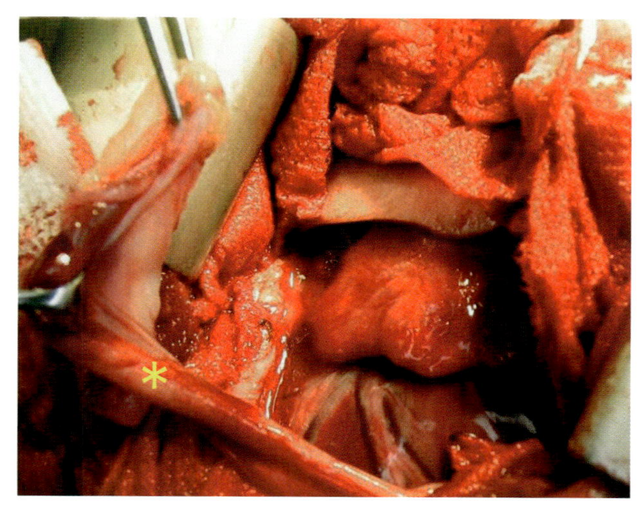

図2-46 部分的心膜切除を肋間切開にて実施した症例②
僧帽弁閉鎖不全症から三尖弁閉鎖不全症まで合併し，心膜水の慢性貯留症例である。定期的に心膜穿刺を行っていたが，度重なる穿刺のため飼い主が心膜切除を決断した。両心不全の末期症例であったため，最小限の手術にとどめ，肋間切開にて心膜を切除した。術後は心膜水の貯留が消失し，QOLの明らかな改善が認められた。

が多いため，腫瘍の局在が不明な場合で胸骨正中切開を行わない症例では，腫瘍の確認のため，右心系が確認できる右側切開の方がよいかもしれない。ただし，肺動脈の起始部周辺に発生した腫瘍の確認は右側切開では難しい。開胸し心膜を確認したら，横隔神経の腹側を360度ぐるりと切除しなくてはならないが，心臓をそのままの状態で心膜を切除するのは難しい。心尖部を心膜ごと肋間から出すような形にすると，反対側の心膜の確認ができるが，すべてが見えるわけではない。また，心臓の牽引の際には，静脈灌流を阻害する可能性があるので，心臓の張り具合や血圧などに注意を払う。反対側も同様に横隔神経を傷つけないように可能な限り心膜を切除する。三尖弁閉鎖不全症より心タンポナーデを呈しているような心不全症例でも，部分的心膜切除の適応対象になる。麻酔リスクとの天秤になるが，再発性の心タンポナーデ症例では，手術に耐えてくれれば，術後は非常に良いQOLが得られる［図2-46］。

閉胸時には，温かい生理食塩水で胸腔洗浄を行い，出血や肺葉捻転などがないことを確認して，胸腔ドレーンを設置する。肋間切開であっても，左右胸腔に入るように2本のドレーンを設置した方がよい。ドレーンは術後しばらくして抜去するが，その際に気胸にならないように設置時に十分に皮下トンネルをつくり，また開胸した部位以外のところから胸腔内にドレーンを誘導しておく。胸骨正中切開の場合には，体重にもよるが，胸骨の癒合不全防止のために胸骨を数カ所のワイヤーで固定した後に胸筋を縫合する。肋間切開の場合には，肋骨を寄せて糸で結紮し，切開した筋肉を縫合する。気胸を防ぐため，閉胸の際に肺を大きく膨らませて胸腔内の抜気を行い，その後はドレーンからエアーを抜く。ドレーンを抜去する時期は症例により異なるが，胸水を伴わない場合には，胸部X線検査で評価した後に手術翌日には抜去する。

なお，閉胸後にドレーンからエアーが過剰に抜去できる場合には，胸腔内へのエアーのリークが疑われる。ドレーンからのリーク，術創からのリークもあるが，あまりにも多い場合には肺損傷であることが多いため，再度開胸する必要がある。肺の損傷であれば，閉胸の最中，筋肉縫合している間に緊張性気胸を生じることが多く，呼吸モニターの指標の悪化がみられる。肺の損傷は閉胸時の縫合針によるものもあるため，針の刺入時には呼吸を止めて肺を拡張させないことが重要である。

6．予　後
Prognosis

予後は，それぞれの原因疾患に左右される。循環器疾患であれば，術後もうっ血性心不全の治療を行うことで予後が改善できる。腫瘍症例であれば，その腫瘍のタイプにもよるが，Dunningらは，心膜水貯留の犬46頭の調査を行ったところ，特発性の場合の生存期間中央値は15.3カ月，血管肉腫症例では16日，中皮腫は13.6カ月と報告し，心膜切除により中皮腫と血管肉腫の再発性もしくは生存期間には影響しないと報告している[2)]。一方，Ehrhartらの報告によると，大動脈小体腫瘍の犬24頭で検討したところ，心膜切開術を行った犬の生存期間中央値は730日（1～1,621日）で，心膜切開をしない犬の生存期間中央値42日（1～180日）と有意差な予後の改善が認められている[3)]。また，Vicariらも，25頭の犬の心基底部腫瘍に対して心膜切除を行った場合の平均生存期間は661±170日（±SD）であったが，内科的治療のみ行った場合の平均生存期間は129日±51日と，心膜切除の予後改善効果を報告している[8)]。

◆参考文献

1) Boon, J. A. (1998) : Manual of Veterinary Echocardiography, Lippincott Williams & Wilkins, Philadelphia.
2) Dunning, D., Monnet, E., Orton, E. C., et al. (1998) : Analysis of prognostic indicators for dogs with pericardial effusion: 46 cases (1985-1996). *J. Am. Vet. Med. Assoc.*, 212(8):1276-1280.
3) Ehrhart, N., Ehrhart, E. J., Willis, J., et al. (2002) : Analysis of factors affecting survival in dogs with aortic body tumors. *Vet. Surg.*, 31(1):44-48.
4) Ettinger, T. J., Feldman, E. C. (2005) : Textbook of Veterinary Internal Medicine, 6th ed., Elsevier Saunders, St. Louis.
5) Fox, P. R., Sisson, D., Moise, N. S. (1988) : Textbook of Canine and Feline Cardiology, Saunders, Philadelphia.

6) Kittleson, M. D. (1998) : Small Animal Cardiovascular Medicine, Mosby, St. Louis.
7) Reddy, P. S., Curtiss, E. I,, Uretsky, B. F. (1990) : Spectrum of hemodynamic changes in cardiac tamponade. *Am. J. Cardiol.*, 66(20):1487-1491.
8) Vicari, E. D., Brown, D. C,, Holt, D. E,, et al. (2001) : Survival times of and prognostic indicators for dogs with heart base masses: 25 cases (1986-1999). *J. Am. Vet. Med. Assoc.*, 219(4):485-487.
9) 吉川純一編 (2005) : 臨床心エコー図学, 第2版, 文光堂, 東京.

4. 心臓血管腫瘍
Tumor of the Cardiovascular

柴﨑　哲
Akira SHIBAZAKI

心臓血管腫瘍は，心臓や大血管に腫瘍が発生して内部や周辺組織に浸潤，増殖したもので，原発性と転移性に大別される。動物における心臓血管腫瘍の発生は稀で，腫瘍発生全体の１％未満を占めるにすぎないとされるが，心エコー図検査の普及に伴って診断する機会が増加している疾患である。発生は，中齢～老齢のレトリーバー種やボクサーなどの中～大型犬に多く認められているが，若齢動物や小型犬および猫でも認められることがある。

1．分類と病理
Classification and Pathology

心臓，大血管周辺に発生する腫瘍は，良性腫瘍と悪性腫瘍に分類される。小動物ではヒトに比較して悪性腫瘍の発生が多いのが特徴で，血管肉腫が最も一般的な心臓血管腫瘍として報告されている［図2-47］[2, 10]。そのほかには中皮腫，大動脈体腫瘍，異所性甲状腺癌，リンパ腫，横紋筋肉腫，線維肉腫，軟骨肉腫などが含まれ，良性腫瘍では粘液腫，線維腫などが報告されている[1, 4, 8, 10, 11, 12, 13, 15]。猫ではリンパ腫や上皮系腫瘍が多く報告されている[3]。発生部位は，右心房や右心耳，あるいは心基底部近傍が一般的であるが［図2-47，図2-48］，心膜，房室弁弁尖，心室壁などに発生をみる場合もある。

2．病態生理
Pathophysiology

心臓血管腫瘍の病態は，腫瘍浸潤による組織障害，腫瘍増大による血流障害，出血や液体産生に伴う心膜水貯留，刺激伝導障害，その他（遠隔転移，塞栓症など）に分類して考えることができる。

1）腫瘍浸潤による組織障害

心筋組織に腫瘍が浸潤することによって生じる障害で，

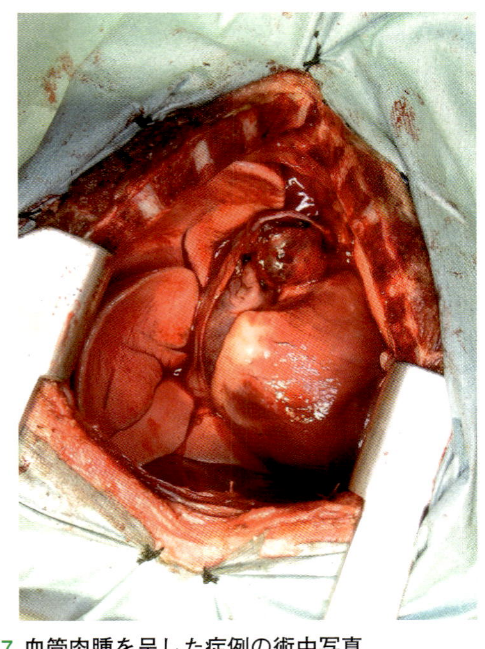

図2-47 血管肉腫を呈した症例の術中写真
ミニチュア・シュナウザー，7歳，雄。右心耳に血管肉腫が認められる。

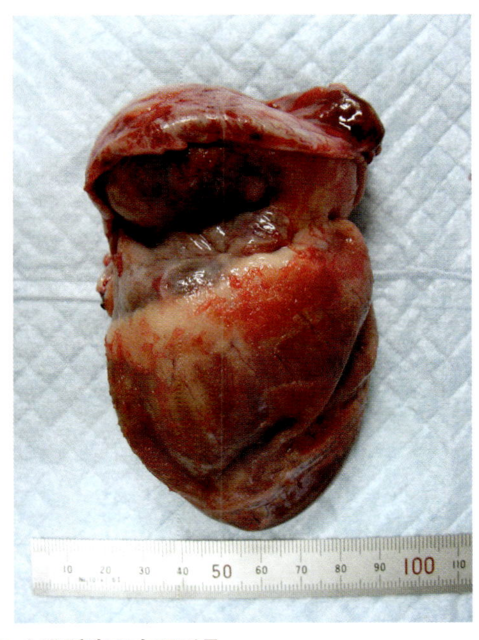

図2-48 心臓腫瘍の内眼所見
雑種犬，12歳。右心房から右心耳にかけて直径4.5 cmの巨大な腫瘍（異所性甲状腺癌）が認められる（心膜は切除してある）。

拡張機能や収縮機能の低下，刺激伝導に対する反応性の低下などの心臓に及ぼすものから，全身状態悪化，多臓器不全，悪液質などの全身性に及ぼすものまで様々である。心臓以外の腫瘍においても一般に認められるものであるが，心臓ポンプ機能の低下は心不全，ショック，突然死などの原因となる。

2）腫瘍増大による血流障害

心臓血管内腔に向けて腫瘍が増大することによって血流障害を生じるもので，流入，流出障害や，弁機能障害などが含まれる。障害を受けた程度に応じてうっ血，循環血流量減少などが生じ，代償機能の破綻に伴い末梢循環が障害され，臨床徴候が出現する。

3）心膜水貯留

心臓血管腫瘍の症例では，高い確率で心膜水貯留が認められる。腫瘍の心外膜への浸潤に伴う出血，炎症，液体産生に起因すると考えられるが，心膜水量の維持機能（分泌，再吸収）に異常をきたしている可能性もある。滲出液，漏出液など，様々な性質の液体成分が心膜腔内に貯留するが，最も多いのは血様液である。心膜水貯留量の増加に伴い心タンポナーデを起こしたり，貧血や肺拡張障害を引き起こすことで臨床徴候が生じる。

4）刺激伝導障害

腫瘍組織が心臓の刺激伝導系周辺に浸潤することによって，刺激伝導障害が認められる。主に伝導障害が発生するため，洞機能不全や房室ブロック，脚ブロックなどの徐脈性不整脈が出現するが，時に心室細動などの致死的な不整脈を生じて突然死を起こすこともある。

5）その他（遠隔転移，塞栓症など）

心臓血管腫瘍の好発部位が右心房，右心耳などであることから，遠隔転移は血行性に肺に認められることが多い。そのほかに，肝臓，脾臓，腎臓，脳，骨髄，リンパ節など血流の分布に応じた転移が認められる。また，心臓血管内腔に浸潤した腫瘍が血栓を形成したり，微細な腫瘍塊となって遠位血管の塞栓症を生じる。前述の刺激伝導障害も血栓形成を助長する可能性がある。

3．臨床所見
Clinical Findings

心臓血管腫瘍に認められる臨床所見は，元気消失，沈うつ，食欲低下，削痩，呼吸促迫，発咳など非特異的なものから，失神，虚脱，ショック，腹囲膨満，浮腫など特異的なものまで様々である。これらは，心臓腫瘍の種類，発生部位，増殖速度，合併症などに影響を受け，動物の年齢や飼育環境によっても異なる所見を示す。

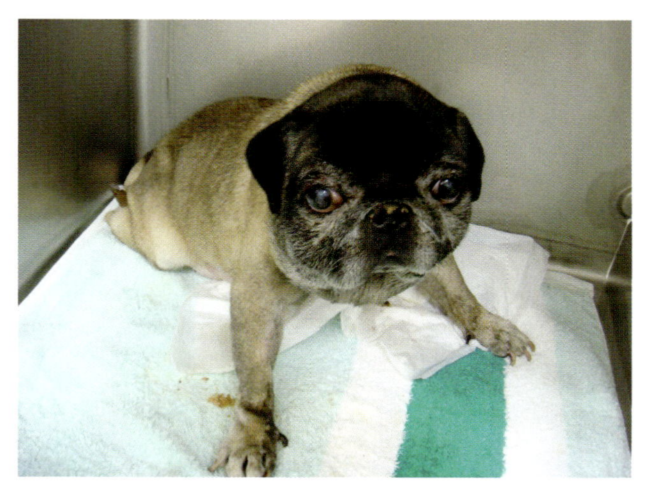

図2-49　頭部に著しい浮腫を呈したパグ（12歳）
右心房腫瘍が前大静脈の血流を障害しているため，頭側に局所的な浮腫が発生している。

4．各種検査所見
Laboratory Findings

1）一般身体検査

心臓血管腫瘍が発生したのみで，心膜水貯留，末梢循環障害，呼吸障害などの病態が認められていなければ，一般身体検査では著変は認められない。以下は，括弧内に記した病態が生じている場合に認められる所見である。

1．触診

腹囲膨満（腹水貯留，右心不全），可視粘膜蒼白（貧血，末梢循環障害），毛細血管再充満時間延長（末梢循環障害），脈圧異常（奇脈：心タンポナーデ，弱脈：末梢循環障害），浮腫（右心不全）［図2-49］

2．聴診

心音微弱（心膜水貯留），頻脈（末梢循環障害，貧血），調律異常（不整脈），肺音粗励（肺うっ血）

3．血液検査

非再生性あるいは再生性貧血（繰り返す，あるいは多量の出血），白血球（好中球）数増加（炎症），腎前性高窒素血症（末梢循環障害）など

2）胸部X線検査

心血管腫瘍がX線検査によって確認できるようになるためには，心陰影を変形させるほどの腫瘍体積が必要で

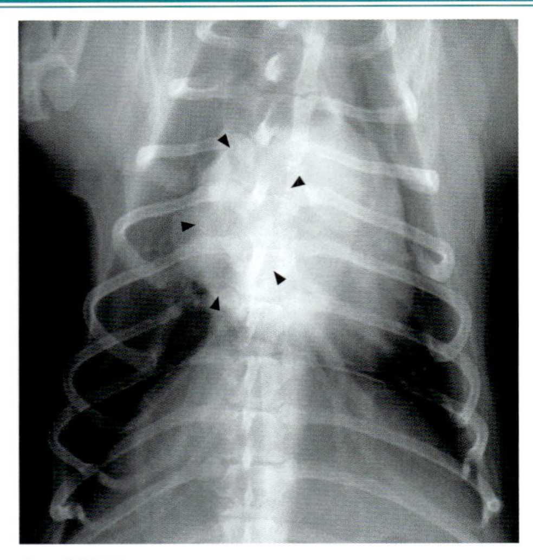

A　背腹像
X線像で確認できるのは巨大な心臓血管腫瘍のみであり，心陰影に重なるマス陰影（矢頭）として観察される。

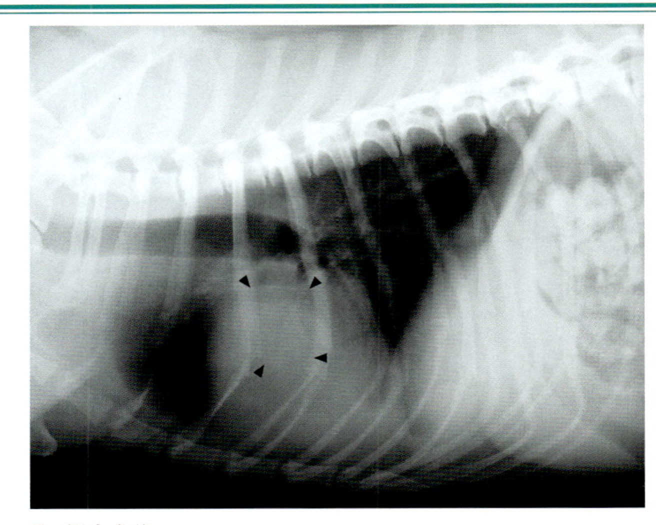

B　側方向像
右心房に発生した腫瘍（矢頭）は，背腹像よりも側方向像の方が観察しやすい。

図2-50 心臓血管腫瘍を呈したウェルシュ・コーギー（8歳）の胸部X線写真

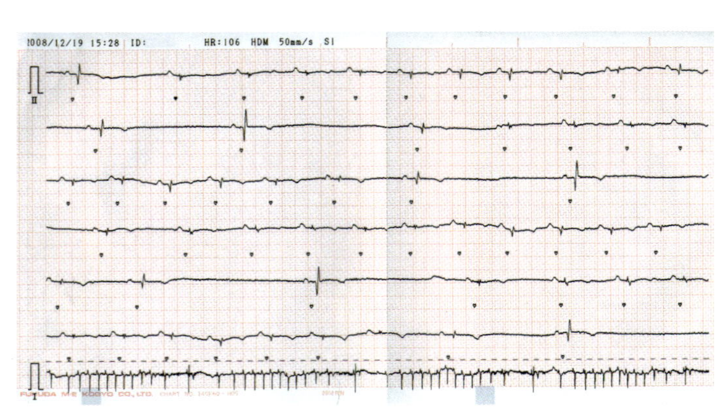

図2-51 心臓血管腫瘍が刺激伝導系に影響を及ぼし，不整脈を認めたパグ（12歳）の心電図
本症例は心膜水貯留も伴っているため，低電位の心電図が記録されている。

ある。したがって，心臓血管腫瘍の初期では，X線検査で異常を検出することは難しく，むしろ合併症である心膜水貯留や各部のうっ血像が確認されることで，心臓血管腫瘍を疑う。巨大な心臓血管腫瘍は，X線検査において確認することができる［図2-50］。

3）心電図検査

心臓血管腫瘍が心電図検査に及ぼす影響は，心膜水貯留に伴う変化が生じた場合や，刺激伝導障害を生じて不整脈を発生した場合などに限られる。心膜水貯留を呈している場合には，低電位のQRS群（いずれの誘導でも0.5 mV以下）が認められることが多く，刺激伝導障害では洞機能不全や房室ブロック，脚ブロックなどの不整脈が出現する［図2-51］。

4）心エコー図検査

心血管腫瘍診断の最も一般的な検査で，高い感度と特異性が報告されており[10]，心臓血管内腔や近傍に様々なエコー源性を示す腫瘤塊を確認することで診断が可能である［図2-52］。また，腫瘍の有無のみならず，発生部位，腫瘍形状，合併症，心臓機能などを併せて評価することができる。しかし，腫瘍が小さい，描出しにくい，周辺組織との境界に乏しいなどの理由で，腫瘍が描出されない場合もある[6]。また，腫瘍像に類似する構造（血栓，

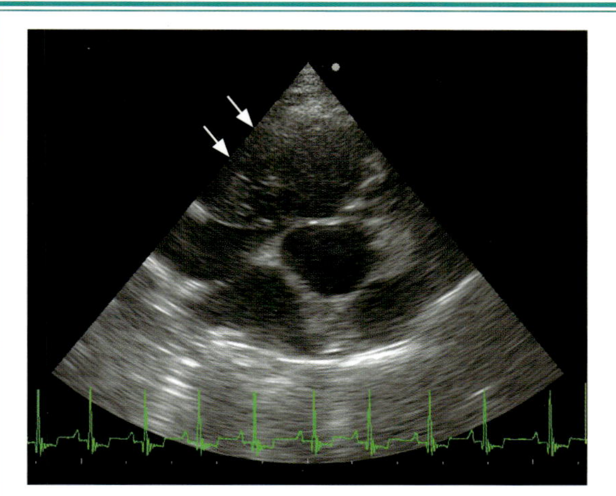

A ウェルシュ・コーギー，8歳。右心房内を占拠するように腫瘍が認められる（矢印）。

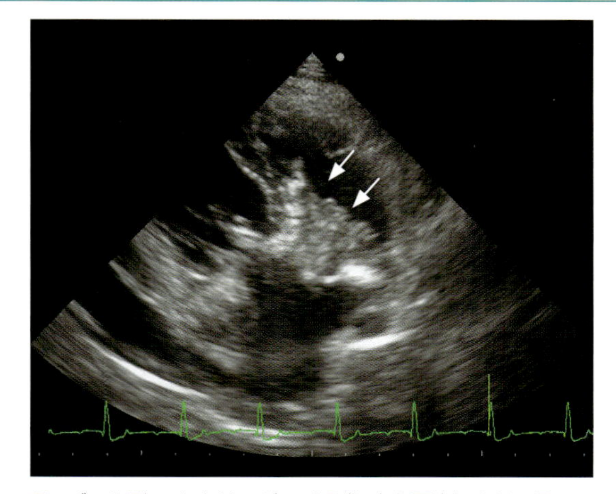

B ゴールデン・レトリーバー，13歳。右心房内にカリフラワー状の腫瘍が認められる（矢印）。

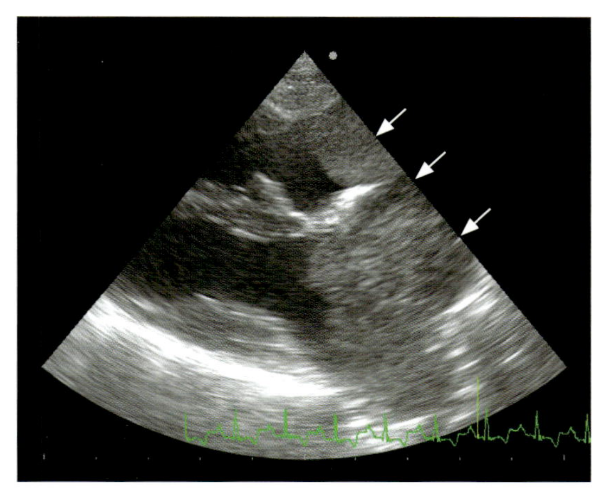

C ミニチュア・ダックスフント，8歳。両心房に腫瘍が認められる（矢印）。

図2-52 心臓血管腫瘍を呈した症例の心エコー図

フィブリン塊，脂肪塊など）との鑑別は難しいため，経時的な観察による腫瘍増殖や，その他の画像診断，組織診断をもって確定診断することもある。

5）細胞診検査

心臓血管腫瘍の経皮的な細胞診は，周辺を取り囲む組織の損傷（肺，大血管，心室壁など）や不整脈を誘発し，穿刺後に心タンポナーデを引き起こす可能性が高いために，超音波ガイド下でさえも一般的ではない。開胸下で心膜切開術を行うときが，外科的細胞診を行う唯一の機会である［図2-53］。細胞診によって腫瘍の病理学的診断が下されると，予後判定の一助となることが多い。心膜水の細胞診は，心臓血管腫瘍の病理組織学的検索の意味をなさないことが多い。

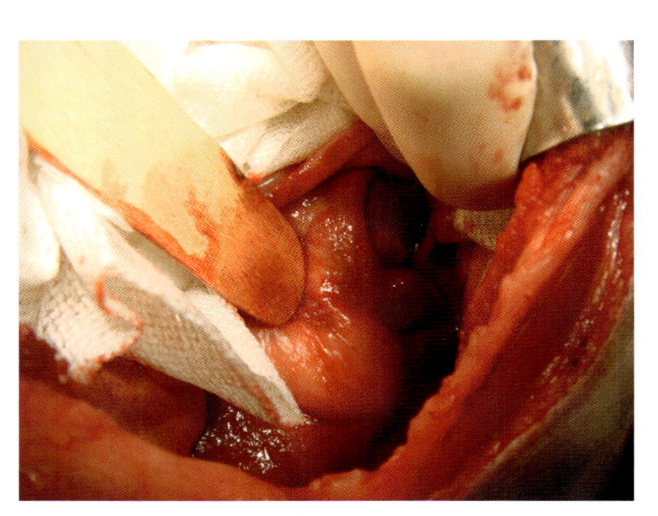

図2-53 心臓血管腫瘍の外科的生検
心臓血管腫瘍の外科的生検は，心膜切開術を行う際に実施できる。

6）心臓カテーテル検査

心エコー図検査の普及に伴って，また本検査の侵襲性

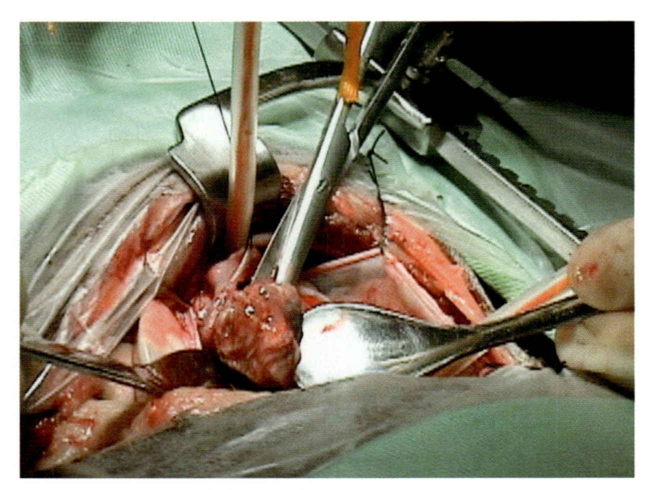

図2-54 心臓血管腫瘍の外科的切除
心臓内腔に浸潤した腫瘍を減容積することで，短期間の症状改善が得られる場合もある。

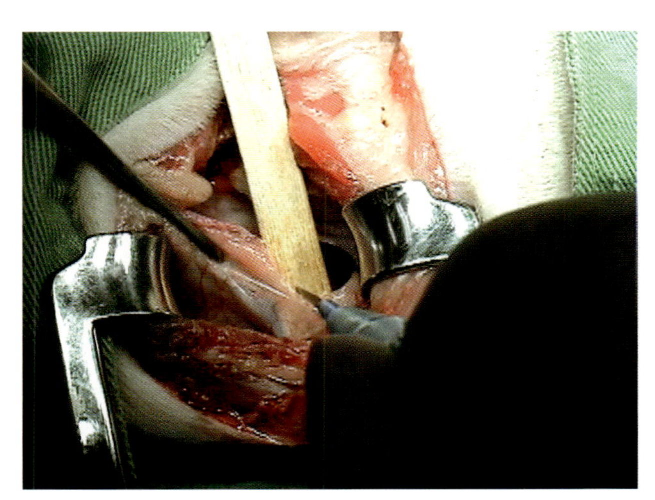

図2-55 心膜切除術
心臓腫瘍により，短期間のうちに心タンポナーデを繰り返す場合には，心膜切除術も検討される。

を敬遠して，心臓血管腫瘍の診断に心臓カテーテル検査を実施することは少ない。腫瘍形態や血流障害を観察する場合においても，非選択的血管造影を行うことで十分であることが多く，心エコー図検査やCT検査との組み合わせで必要な情報を得ることも可能である。

7）CT検査

近年，獣医療に盛んに導入されている多列CT検査による断層像および立体像は，心臓血管腫瘍の診断に非常に有効である[14]。撮影に際しては，全身麻酔，撮影中の呼吸数や心拍数の制御，心電図との同期，造影剤投与など，専門医による特殊な操作を必要とする。解像度の高い画像が得られれば，後述する治療方法の選択にも有用である。

5．治　療
Treatment

心臓血管腫瘍の治療には，稀に外科的切除術（根治的，緩和的）が実施されているが，大出血，心停止，不整脈などのリスクを伴うため，設備の整った施設で実施すべきである[5, 9]。しかし，発生から時間が経過して何らかの臨床徴候を生じた心臓血管腫瘍は，広範に周辺組織へ浸潤し，他臓器へ転移していることが多いため，根治を目的とした外科的切除は困難であることが多い。発育の比較的遅い腫瘍であれば，心臓内腔を占拠した腫瘍を摘出することで，緩和的に臨床症状を短期間改善させることが可能である［図2-54］。また，急性の心タンポナーデを再発する症例に対しては，心膜切除術も検討すべきで［図2-55］，大動脈体腫瘍の症例に対して，その有効性を示唆する報告も認められる[6, 16]。心臓血管腫瘍に対する有効な化学療法の報告はない。

6．予　後
Prognosis

心臓血管腫瘍の多くは悪性で，周辺組織への浸潤，遠隔転移を伴うため，その予後は不良であることが多い。稀に，良性腫瘍の外科的摘出が成功した場合には，良好な予後が得られることもある[9]。著者の経験では，何らかの臨床症状を呈して来院した心臓血管腫瘍症例において，対症療法（心膜切除を含む）を行った症例（犬15頭，猫1頭，中央年齢10.6歳）では，その予後は1カ月未満から2年6カ月生存と様々である。

◆参考文献

1) Akkoc, A., Ozyigit, M. O., Cangul, I. T. (2007) : Valvular cardiac myxoma in a dog. *J. Vet. Med. A. Physiol. Pathol. Clin. Med.*, 54:356-358.
2) Almes, K. M., Heaney, A. M., Andrews, G. A. (2008) : Intracardiac ectopic thyroid carcinosarcoma in a dog. *Vet. Pathol.*, 45:500-504.
3) Aupperle, H., März, I., Ellenberger, C., et al. (2007) : Primary and secondary heart tumours in dogs and cats. *J. Comp. Pathol.*, 136:18-26.
4) Bracha, S., Caron, I., Holmberg, D. L., et al. (2009) : Ectopic thyroid carcinoma causing right ventricular outflow tract obstruction in a dog. *J. Am. Anim. Hosp. Assoc.*, 45:138-141.
5) Brisson, B. A., Holmberg, D. L. (2001) : Use of pericardial patch graft reconstruction of the right atrium for treatment of hemangiosarcoma in a dog. *J. Am. Vet. Med. Assoc.*, 218:723-725.
6) Dunning, D., Monnet, E., Orton, E. C., et al. (1998) : Analysis of prognostic indicators for dogs with pericardial effusion: 46 cases (1985-1996). *J. Am. Vet. Med. Assoc.*, 212:1276-1280.

7) Ehrhart, N., Ehrhart, E. J., Willis, J., et al. (2002) : Analysis of factors affecting survival in dogs with aortic body tumors. *Vet. Surg.*, 31:44-48.
8) Espino, L., Vazquez, S., Faílde, D., et al. (2010) : Localized pleural mesothelioma causing cranial vena cava syndrome in a dog. *J. Vet. Diagn. Invest.*, 22:309-312.
9) Gilson, S. D., Withrow, S. J., Orton, E. C. (1994) : Surgical treatment of pheochromocytoma: technique, complications, and results in six dogs. *Vet. Surg.*, 23:195-200.
10) MacDonald, K. A., Cagney, O., Magne, M. L. (2009) : Echocardiographic and clinicopathologic characterization of pericardial effusion in dogs: 107 cases (1985-2006). *J. Am. Vet. Med. Assoc.*, 235:1456-1461.
11) Machida, N., Hoshi, K., Kobayashi, M., et al. (2003) : Cardiac myxoma of the tricuspid valve in a dog. *J. Comp. Pathol.*, 129:320-324.
12) Madarame, H., Sato, K., Ogihara, K., et al. (2004) : Primary cardiac fibrosarcoma in a dog. *J. Vet. Med. Sci.*, 66:979-982.
13) Mellanby, R. J., Holloway, A., Woodger, N., et al. (2003) : Primary chondrosarcoma in the pulmonary artery of a dog. *Vet. Radiol. Ultrasound.*, 44:315-321.
14) Scollan, K. F., Bottorff, B., Stieger-Vanegas, S., Nemanic, S., Sisson, D. (2015) : Use of multidetector computed tomography in the assessment of dogs with pericardial effusion. *J. Vet. Intern. Med.*, 29:79-87.
15) Speltz, M. C., Manivel, J. C., Tobias, A. H., et al. (2007) : Primary cardiac fibrosarcoma with pulmonary metastasis in a Labrador retriever. *Vet. Pathol.*, 44:403-407.
16) Vicari, E. D., Brown, D. C., Holt, D. E., et al. (2001) : Survival times of and prognostic indicators for dogs with heart base masses: 25 cases (1986-1999). *J. Am. Vet. Med. Assoc.*, 219:485-487.

5. 不整脈
Arrhythmia

福島　隆治
Ryuji FUKUSHIMA

犬の心臓は，1日約17万回の収縮と拡張を繰り返している。猫にいたっては20万回の頻度にも及び，これは心調律と呼ばれる。心調律は，正常洞調律と不整脈とに大別される。すなわち，不整脈とは正常洞調律以外であり，心調律に異常がみられる病態の総称をいう。不整脈は，聴診や大腿動脈の触知からでは認識されなくとも，心電図異常により確認される場合もしばしば存在する。なお，心拍数（心臓の拍動数）には心房拍動数と心室拍動数があり，正常洞調律ではこの両者は完全に一致している。一方，不整脈では両者が一致していないことが多い。

1．正常洞調律
Sinus Rhythm

正常洞調律とは次の三つを満たすものである［表2-5］。

1．洞房結節から興奮が生成される。
2．興奮は，特殊刺激伝導系を順方向かつ正常に伝導する。
3．興奮の頻度が正常範囲である（成犬：70 ～ 160回/分［bpm］，大型犬：60 ～ 140 bpm，トイ犬種：80 ～ 180 bpm，子犬：220 bpmまで，猫：100 ～ 240 bpm）。

正常心臓における刺激生成と興奮伝播は，洞房結節→心房筋→房室結節→ヒス束→脚→プルキンエ線維→心室筋の順路である。これらは，作業心筋と特殊心筋とに区分される。両者は，形態学的にも生理学的にも大きく異なる［図2-56］。

1）作業心筋
作業心筋は心房筋，心室筋からなり，心房と心室を構成する心筋細胞は，ある1個の細胞が興奮するとその刺激が心房または心室全体に伝播して，構成するすべての心筋細胞を興奮させて収縮させる。これは，隣接する心筋細胞同士における境界板の電気抵抗が低いことに起因するものであり，機能的合胞体と呼ばれる理由となっている。一方，心房と心室は結合組織性の構造物である線維輪により電気的に絶縁されており，心房筋細胞の興奮が心室筋細胞へ直接的に伝導されることはない。両者は房室結節とヒス束により連絡されている。

2）特殊心筋（刺激伝導系）
特殊心筋は，洞房結節，房室結節，ヒス束，脚，およびプルキンエ線維からなる。刺激の生成と伝導を司り，それぞれの細胞が自動能を有する。

1．洞房結節
右心房と前大静脈との接合部にあり，ほかの特殊心筋よりも速い放電速度をもっているため，心臓全体の歩調取りとなる。心拍数は，洞房結節における刺激生成頻度に依存している。

2．心房内伝導
洞房結節が右心房に存在するために，左心房よりも右心房の興奮が先行する。犬では，洞房結節と房室結節を結ぶ結節間伝導路の存在が知られている。この結節間伝導路には，前，中および後結節間伝導路の三つの経路があり，洞房結節からの刺激を房室結節へより速く伝導する役割を果たしている。心房内の興奮伝播は主に機能的心房合胞体によるが，前述の結節間伝導路もある。心房における刺激伝導速度は50 ～ 100 cm/secである。

3．房室結節
洞房結節から出た刺激は，三つの結節間伝導路を経て房室結節に進入する。房室結節の刺激伝導速度は，ほかの刺激伝導系の部位と比較して生理的に遅く，20 cm/sec程度である。

4．ヒス束とプルキンエ系
ヒス束は，房室結節を出て心室中隔に入り，ここで左脚と右脚に分かれる。右脚は，心室中隔の右側心内膜直下を走行し，右心室のプルキンエ線維網に連絡している。一方，左脚は心室中隔の左側心内膜直下を走行し，左脚前枝と左脚後枝に分かれ，左心室のプルキンエ線維網に連絡している。プルキンエ線維は，心室壁で左右両脚が心内膜に終着するところにある。プルキンエ線維の刺激

表2-5　犬と猫の正常洞調律

		犬	猫
心拍数		成犬　70～160 bpm 大型犬　60～140 bpm トイ犬種　80～180 bpm 子犬　220 bpm まで	100～240 bpm
心調律		正常洞調律 洞性不整脈 洞房性ワンダーリングペースメーカー	
計測値		（Ⅱ誘導）	（Ⅱ誘導）
P 波	幅	成犬　0.04 sec　上限 大型犬　0.05 sec　上限	0.04 sec　上限
	高さ	0.4 mV 上限	0.2 mV 上限
PR 間隔	幅	0.06～0.13 sec	0.05～0.09 sec
QRS 群	幅	小型犬　0.05 sec　上限 大型犬　0.06 sec　上限 0.07 sec 以上は脚ブロックを疑う	0.04 sec　上限
	R 波の高さ	小型犬　3.0 mV　上限 大型犬　2.5 mV　上限	0.9 mV 上限
	Q 波と S 波の高さ	～0.35 mv　上限	
QT 間隔	幅	0.15～0.25 sec　上限 （心拍数に依存）	0.07～0.20 sec　上限 （心拍数に依存）
ST 分節	高さ	0.20 mV 以下の下降 0.15 mV 以下の増高	下降や増高なし
T 波		陽性，陰性，二相性 R 波の高さの 1/4 を超えない	陽性，陰性，二相性
	高さ	全誘導で　±0.05～1.0 mV	
平均電気軸		＋40°～＋100°	0°～＋160°
（単極胸部誘導）			
$CV_5RL(rV_2)$		T 波陽性，R 波 3.0 mV 以下	
$CV_6LL(V_2)$		S 波 0.8 mV 以下，R 波 3.0 mV 以下*	
$CV_6LU(V_4)$		S 波 0.7 mV 以下，R 波 3.0 mV 以下*	
V_{10}		QRS 群陰性，チワワ以外の犬種で T 波陰性	

*2歳未満の犬で，胸が薄くて深いものはあてはまらない。　（文献1より引用）

伝導速度は速く，2～4 m/secである。プルキンエ線維を伝導した刺激は心室筋へと受け継がれ，心室筋全体が機能的合胞体として同時に収縮して力強い拍動を生み出すことになる。

3）活動電位の発生

心筋が興奮すると活動電位が発現する。この活動電位の波形は心臓の各部位によって異なる。これらは，浅い静止膜電位（－60～－70 mV）から緩徐に立ち上がる緩徐応答（slow response）グループと，深い静止膜電位（－80～－90 mV）から急速に立ち上がる急速応答（fast response）グループとに大別される。緩徐応答グループには洞房結節，房室結節が含まれ，急速応答グループには心房筋，プルキンエ線維，心室筋が含まれる。両者では，活動電位に関与するイオン電流の機構が異なる。したがって，興奮性や伝導性などの生理学的性質が大きく異なっている。

1．緩徐応答グループの活動電位

洞房結節細胞と房室結節細胞の活動電位波形は，再分極が最大に達した後の4相が静止することなく，緩徐に脱分極し続けるという特徴を有している。この4相の緩徐な脱分極は「歩調取り電位」と呼ばれている。この歩調取り電位により膜電位は浅くなり，閾膜電位レベルに達すると自己発生的に活動電位が発現して自ら興奮する。これが歩調取り電位による結節細胞の「自動能」発現の

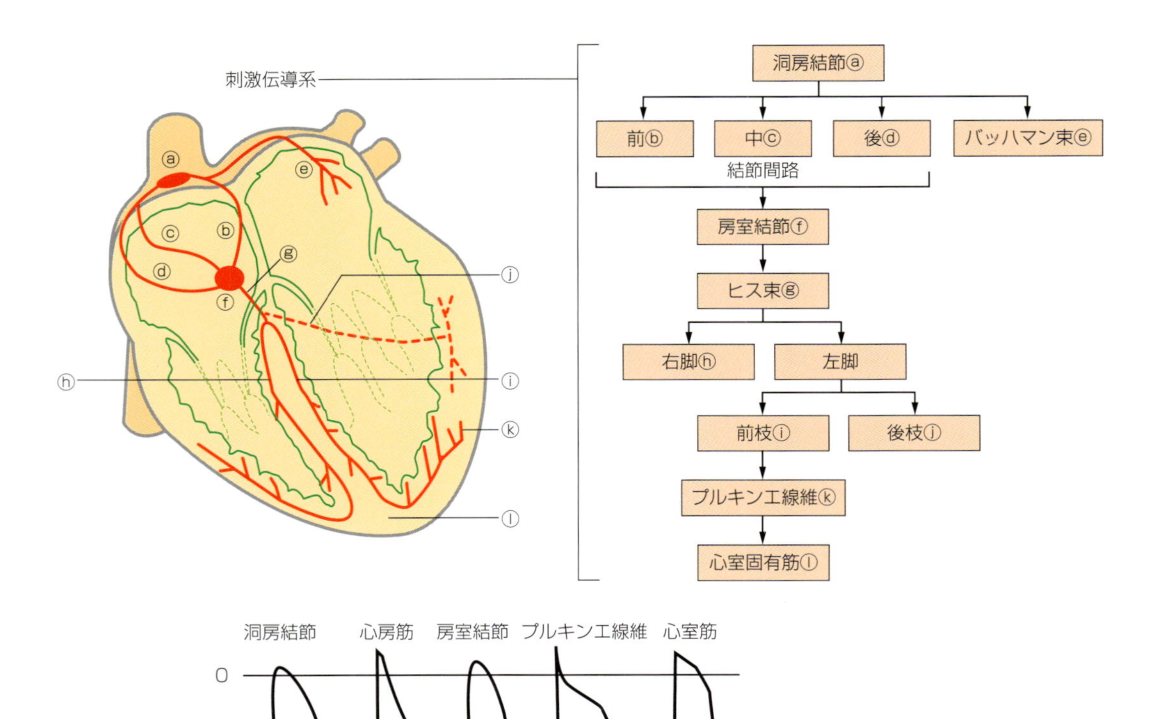

図2-56 心臓の刺激伝導系および心臓各部の心筋の活動電位

機序である。自動能を有する細胞は洞房結節，心房内刺激伝導系，房室結節，ヒス束，脚，プルキンエ線維に存在する。しかし，正常な心臓では洞房結節の自動能が最も高い（刺激頻度が最も多い）ため，第一次ペースメーカーとして心臓全体を支配している。

洞房結節細胞の自動能による興奮頻度（心拍数）は，歩調取り電位の勾配に大きく依存している。すなわち，体温の上昇やカテコールアミンなどによる心拍数の増加は，この勾配を急峻にすることにより興奮頻度を増加させる。逆に，体温の低下やアセチルコリンなどによる心拍数の減少は，この勾配を緩徐にして興奮頻度を減少させる［図2-57］。

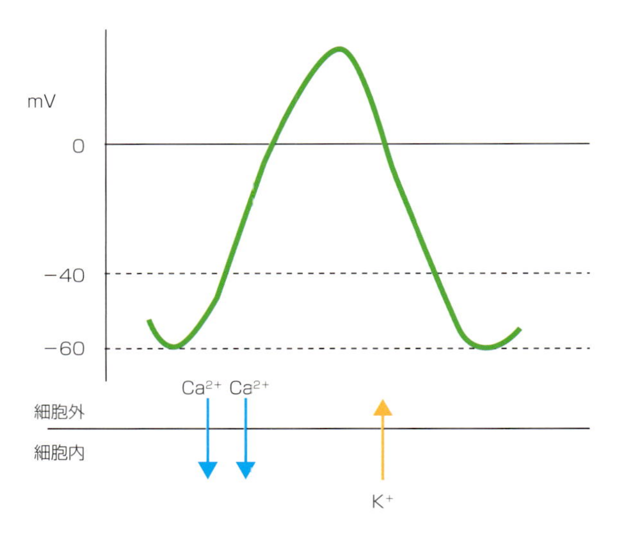

図2-57 簡略化した緩徐応答グループの活動電位とそのイオン電流

2．急速応答グループの活動電位

静止状態にある心房筋や心室筋などの作業心筋に直接電気刺激や隣接細胞からの電気的興奮が伝播した場合，心筋細胞の膜電位が浅くなる。そして，膜電位が閾膜電位までに達すると活動電位が発生する。静止膜電位から負電位が減少（０mV方向へ向かう）する電気的変化を脱分極，逆方向への電気的変化を過分極という。また，脱分極のレベルから静止膜電位レベルに向かう電気的変化を再分極という。活動電位は図2-58で示す五つの相（０～４相）に区分される。まず，急激な脱分極による活動電位スパイク（０相：立ち上がり相）が発現し，細胞内電位は約＋20～＋40 mのオーバーシュート電位を示す。次いで，スパイク頂点から急速に下降すなわち再分極し（１相），膜電位が０mV近くなると緩やかな再分極によるプラトー相（２相）へと移行する。さらに，膜の再分極が比較的速やかに進行するようになり（３相），最後に静止膜電位（４相）に戻る。広義には，１相から３相までを再分極相と呼ぶ。また，０相の最大立ち上がり速度（Vmax）は，心室筋で200 V/secであり，プルキンエ線維で500 V/secに達する。心筋線維の刺激伝導速度は，

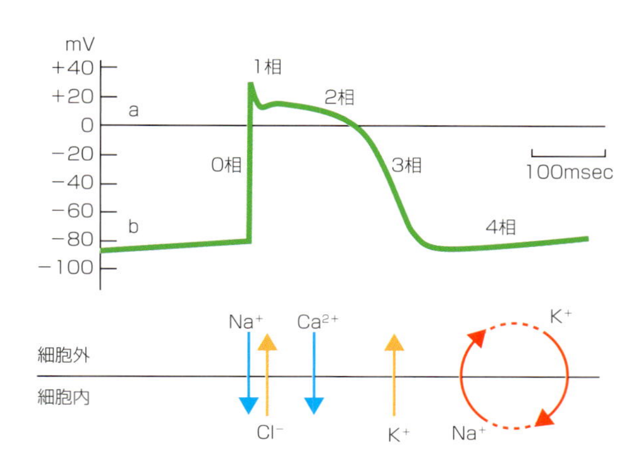

図2-58 簡略化した急速応答グループの活動電位とそのイオン電流

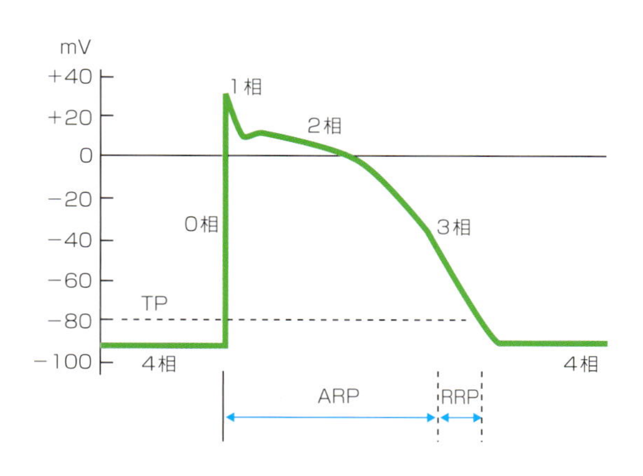

図2-59 心室筋の活動電位と不応期との関係
TP：閾膜電位，ARP：絶対不応期，RRP：相対不応期

活動電位のVmaxと心筋線維の半径に比例する。プルキンエ線維は，半径ならびにVmaxが心筋線維のうちでいずれも最大であるため，その伝導速度も最速である。また，最も注意すべき事項として，プルキンエ線維の活動電位は緩徐応答グループの活動電位パターンに似ているが，歩調取り細胞に似た4相の勾配もまた有することである。そのため，プルキンエ線維は洞房結節よりも刺激生成頻度は低いが，自動能を有している。

刺激に反応して心筋がいったん興奮すると，その後いかなる電気刺激（興奮）に対しても全く反応しない時期が存在する。これが絶対不応期（absolute refractory period：ARP）である。やがて，再分極が進行して膜電位が少なくとも−50 mVまで回復すると，強い刺激には反応して不完全な活動電位が発現するようになる。この時期を相対不応期（relative refractory period：RRP）と呼ぶ［図2-59］。この時期に発生する活動電位は伝導速度が遅く，後述するリエントリーの一因となるものである。この相対不応期は，不整脈を起こしやすい時期に相当しており，受攻期とも呼ばれる。

4）正常洞調律の心電図波形

心電図は通常，以下の三つの波からなる［図2-60］。

P波：心房筋の電気的興奮（脱分極）により生じる。前半部は右心房の脱分極，後半部は左心房の脱分極を示す。

QRS波：急峻な振幅の大きい幅の狭い波形を示し，心室筋の脱分極により生じる。P波に続く第一陽性波を「R波」，P波とR波の間の第一陰性波を「Q波」，R波に続く第一陰性波を「S波」と定義される。一般的にR波が最も振幅が大きいという共通事項はあるものの，QRSの形態は様々である。

T波：QRS波に続く緩やかな幅広い波形を示し，心室筋の興奮回復（再分極）により生じる。

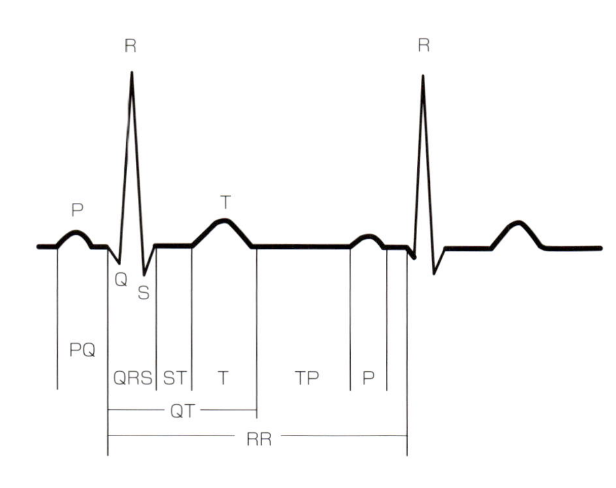

図2-60 心電図における各波の名称

その他に通常は認められることはないが，以下の二つの波の存在も知られている。

Ta波：認められるとしたらP波とQRS波の間に存在する。心房筋の興奮回復（再分極）により生じる。

U波：T波に続く緩やかな幅広い波形で，その成因は明らかでない。心室の乳頭筋の興奮説や心室筋活動電位の後電位説がある。

2. 分　類
Classification

不整脈の主たる所見が脈の遅くなる状態（徐脈）か，あるいは速くなる状態（頻脈）かにより，徐脈性不整脈と頻脈性不整脈に分類できる。なお，脈拍数が正常範囲

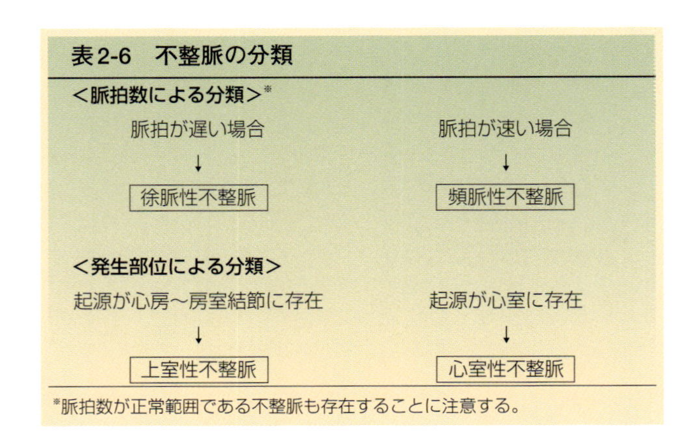

表2-6　不整脈の分類

＜脈拍数による分類＞※

脈拍が遅い場合 → 徐脈性不整脈

脈拍が速い場合 → 頻脈性不整脈

＜発生部位による分類＞

起源が心房～房室結節に存在 → 上室性不整脈

起源が心室に存在 → 心室性不整脈

※脈拍数が正常範囲である不整脈も存在することに注意する。

表2-7　不整脈の種類

頻脈性不整脈	徐脈性不整脈	その他
・洞性頻脈	・房室ブロック	・脚ブロック
〈上室性〉	第１度房室ブロック	・早期興奮症候群
・上室期外収縮（APC）	第２度房室ブロック	・ワンダリングペースメーカー
心房性	Mobitz Ⅰ型（Wenckebach 型）	・洞性不整脈
房室結節性	Mobitz Ⅱ型	
・上室頻拍（PAT）	第３度房室ブロック	
・心房細動（Af）	高度房室ブロック	
・心房粗動（AF）	・洞不全症候群（SSS）	
〈心室性〉	Ⅰ型：洞性徐脈	
・心室期外収縮（VPC）	Ⅱ型：洞房ブロックあるいは洞停止	
・心室頻拍（VT）	Ⅲ型：徐脈頻脈症候群	
・心室細動（Vf）		
・心室粗動（VF）		

であっても正常洞調律ではなく，不整脈の場合があることはいうまでもない。一方，不整脈の発生起源が心室に存在する場合か，あるいは心室より上位に存在する場合（すなわち心房～房室結節）かにより，心室性不整脈と上室性不整脈に分類できる［**表2-6**］。また，不整脈は心源性と心外性に大別することができる。心源性は心不全，心筋症，冠状動脈疾患，犬心臓糸状虫症などで，心外性は心臓以外の疾患，いわゆる胃捻転，子宮蓄膿症，交通事故，各種の手術後，腎不全，各種の腫瘍，中毒，電解質異常などである。

心不全動物では，自律神経機能のバランスが崩れ，高い交感神経活性が認められる。それにより異常な自動能亢進，撃発活動，リエントリーなどの催不整脈メカニズムと相互に影響し合い，不整脈の発生率を上昇させるとされている。また，胃捻転や子宮蓄膿症において，とくに手術後に不整脈が認められることがある。なかには，これら疾患による不整脈に対する治療の必要性は低いと記載されている成書もある。しかし，洞調律に復帰したとたんに臨床症状が改善する症例に多く遭遇する。よって，心電図異常の把握のみならず，循環動態（心拍出量，血圧）の把握が最重要である。循環動態に不利益な病態が形成されていれば，迅速な治療が望まれる。不整脈の種類を**表2-7**に記す。

1）徐脈性不整脈

1．洞性徐脈

洞性徐脈は，犬で70 bpm以下（超大型犬では60 bpm以下），猫で120 bpm以下の洞調律Ｐ波の出現が規則正しく，かつ遅い状態をいう。低体温や内分泌疾患（甲状腺機能低下症，アジソン病など），麻酔・鎮静薬，迷走神経緊張の増大（神経，咽頭，胃腸，呼吸疾患など）などで認められる。通常は治療対象にはならず，基礎疾患の治療を行う。洞性徐脈に起因する臨床症状を示す場合には積極的な治療を施す［**図2-61**］。

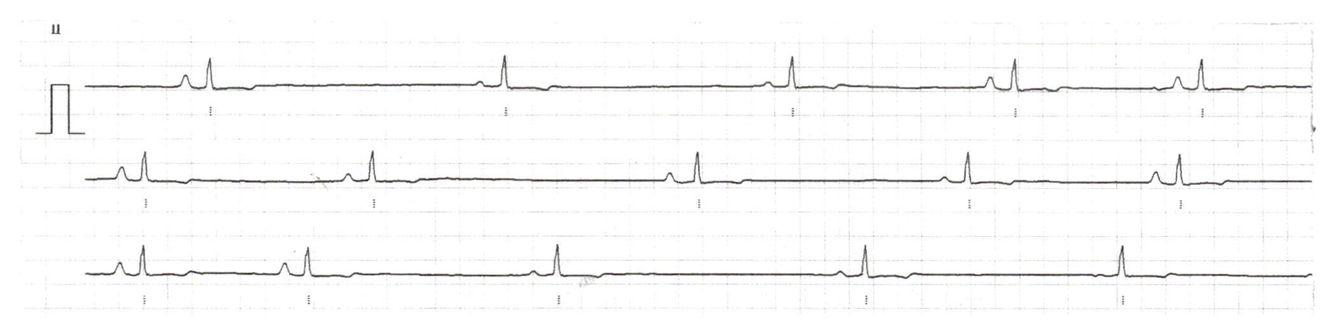

図2-61 洞性徐脈
心拍数はおよそ50回/分。P波とQRS波は同期している。また，ワンダリングペースメーカー（P波の形状は拍数ごとに変化）が認められる。

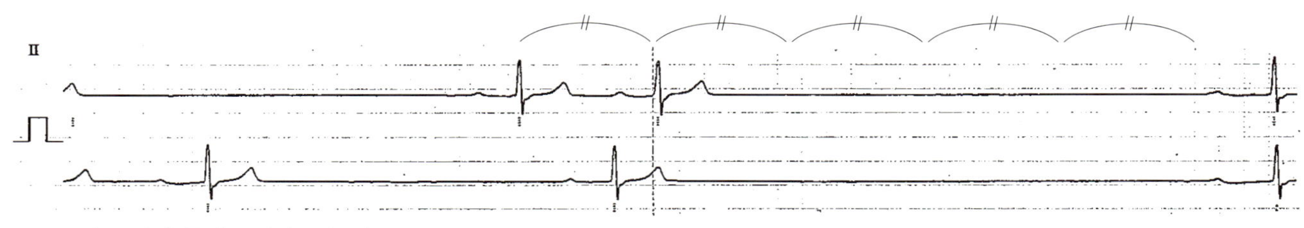

図2-62 洞不全症候群Ⅱ型（洞停止）
上段の3拍目のQRS波の出現タイミングは，1拍目と2拍目のRR間隔の整数倍となっていない。

2．洞房ブロック・洞停止

洞房ブロックは，洞房結節で発生した興奮が心房へ伝導されないか遅延する病態をいう。典型的には，あるPP間隔が先行するPP間隔の突然に整数倍に延長することにより証明される。一方，洞停止は洞房結節由来の興奮が先行する洞房結節の興奮周期から予測されるタイミングに発生しないものいう。心電図上では洞房ブロックで説明できないPP間隔の延長を認めた場合を洞停止と解釈する。犬では洞性不整脈が正常でも認められ，PP間隔が変化するため，洞房ブロックと洞停止の鑑別は極めて困難である。よって，もし厳密に診断するとなれば，洞房結節電位を直接的に記録することになる。

3．洞不全症候群

洞房結節の機能障害により徐脈性不整脈を引き起こし，眩暈，運動不耐性あるいは失神などの臨床症状を示す病態である。原則的には何らかの臨床症状が存在するものを洞不全症候群（sick-sinus syndrome：SSS）とする。しかし，犬猫においては臨床症状の有無が飼い主の稟告に強く依存しているために，心電図上に明らかな異常が認められれば洞房結節機能に障害があるという意味で洞不全症候群と呼ぶことがある。犬ではアトロピン負荷試験に陰性，または陽性であっても，反応が弱く持続時間が短い。徐脈とともに上室頻脈性不整脈（上室頻拍，心房細動，心房粗動）を合併していることも多い。洞不全症候群の臨床分類としてRubenstein分類が使用されることが多い。

<Rubenstein分類>

Ⅰ型：高度の洞性徐脈。すなわち，犬で30 bpm以下の高度の徐脈が持続するもの。猫では不明。

Ⅱ型：洞停止または洞房ブロックにより心房興奮が脱落するもの（補充収縮を伴う）［図2-62］。

Ⅲ型：徐脈頻脈症候群。Ⅰ型またはⅡ型に上室頻脈性不整脈（上室頻拍，心房細動，心房粗動）を合併するもの［図2-63］。

※頻脈性不整脈は上室起源であることに留意する。

4．房室ブロック

心房から心室への興奮伝導が途絶あるいは障害されているものをいう。

第1度房室ブロック：心房興奮は心室へと1：1で伝導するが，PQ間隔が犬で130 ms以上，猫で90 ms以上に延長したもの。PQ間隔の延長がみられるだけで，QRS波の脱落はない。

第2度房室ブロック：心房興奮の一部が心室に伝導しないもので，次の2種類に区分される。

1．Mobitz Ⅰ型（Wenckbach型）：心房は規則的に興奮するが，PQ間隔が徐々に延長していき，ついには心室の興奮（QRS波）が脱落するもの［図2-64］。
2．Mobitz Ⅱ型：PQ間隔が延長することなく心室の興奮（QRS波）が突然脱落するもの。

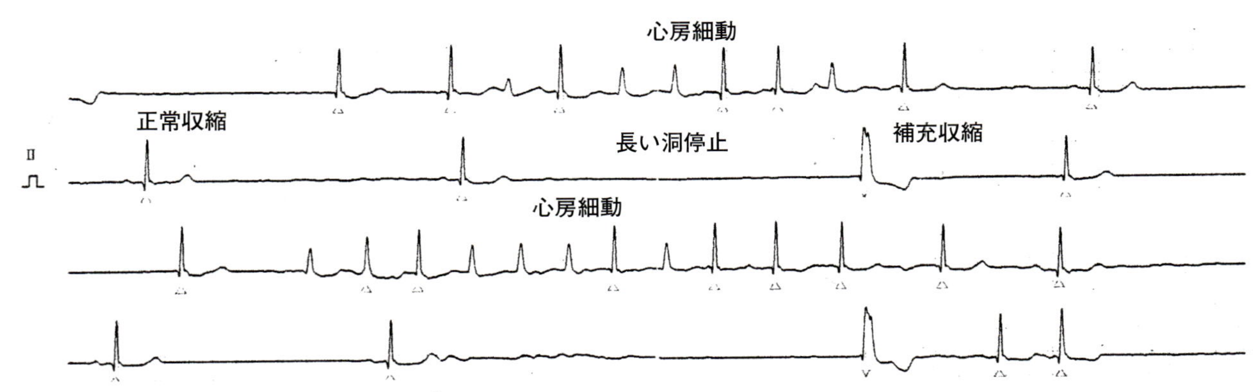

図2-63　洞不全症候群Ⅲ型（徐脈頻脈症候群）
洞停止に上室頻脈性不整脈である心房細動が併発しているため，徐脈頻脈症候群であると判断される。

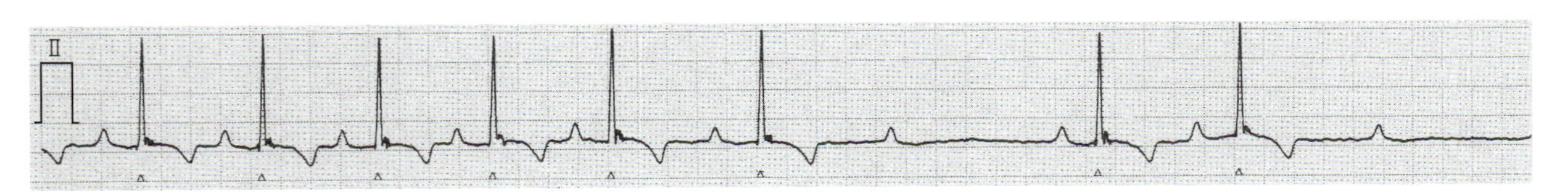

図2-64　第2度Mobitz Ⅰ型房室ブロック
典型的Mobitz Ⅰ型（Wenckbach型）では，徐々にPR間隔の延長からQRS波の脱落が認められる。しかし，それが明瞭でないときは，脱落する二つ前のPQ間隔と一つ前のPQ間隔を比較すると分かりやすい。

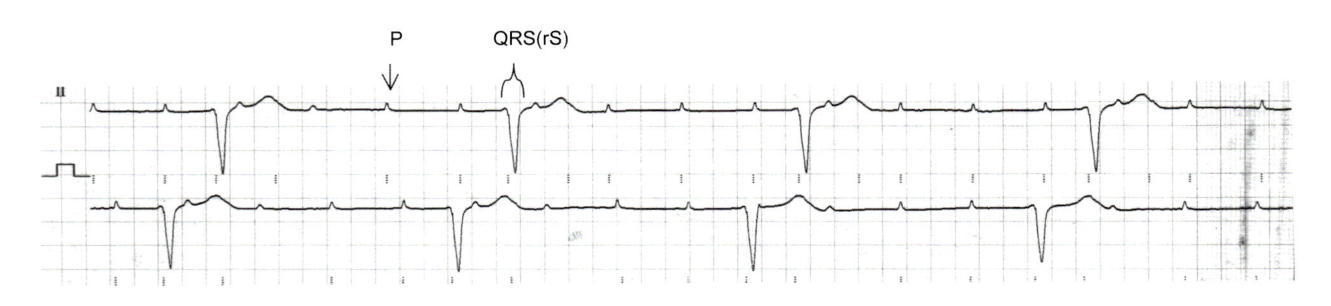

図2-65　第3度房室ブロック
およそ心房拍動数160回/分，心室拍動数は40回/分である。心室拍動数は少ないながら，偶然にも4：1で心房と心室の同期がなされている。

いずれも，QRS波よりもP波の数が多い。

第3度房室ブロック（完全房室ブロック）：心房興奮が心室に伝導せず，心房（P波）と心室（QRS波）が連動せず別々の調律で興奮しているもの。QRS波は下位中枢からの補充収縮であり，下位中枢がヒス束分岐部よりも上部にあればQRSは正常波形である。一方，下部にある場合はQRS波が変形する。一般的な房室結節性の補充調律は犬で40～60 bpm，心室性補充調律は40 bpm以下である［図2-65］。

＊高度房室ブロック：第3度房室ブロックではないが，2個以上の心房興奮が連続して心室に伝導されないもの。

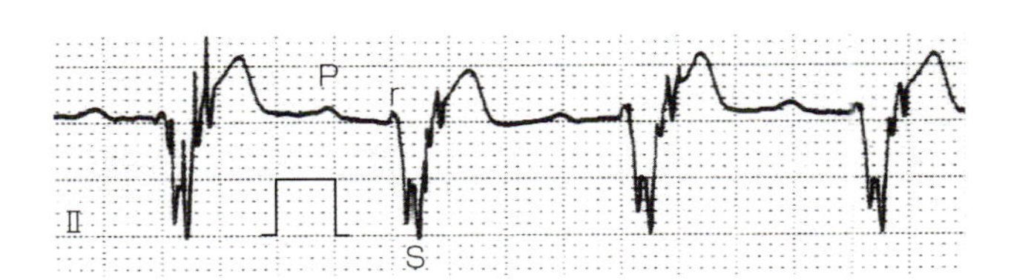

図2-66　右脚ブロック
PQ間隔の延長により第1度房室ブロックも伴った右脚ブロック（rS）と判定される。

5．脚ブロック・心室内伝導障害

刺激伝導系はヒス束から右脚と左脚に，さらに左脚は前枝と後枝に分枝する。脚ブロックとは，右脚または左脚枝内で器質的あるいは機能的に伝導遅延あるいは伝導途絶を生じたものをいう。脚ブロックは組み合わせにより，

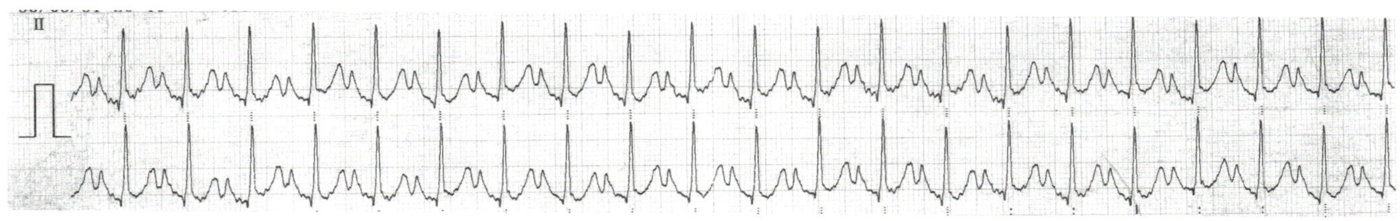

図2-67 洞性頻脈

心拍数はおよそ210回/分。P波とQRS波は同期している。心拍数の増加によりRR間隔の変動はなくなっている。

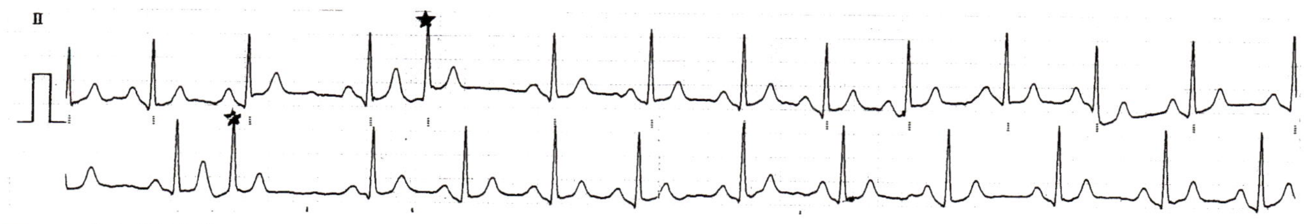

図2-68 上室期外収縮

星印のQRS波の前に明瞭なP波は認められない。星印は上室期外収縮由来のQRS波を示す。洞調律のQRS波と形態が非常に似ている。

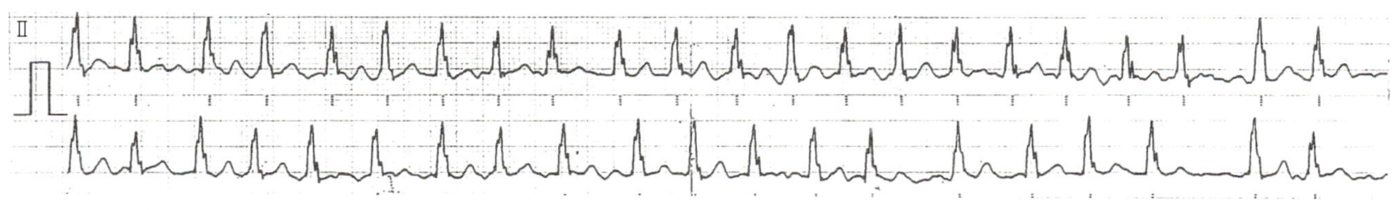

図2-69 心房細動

P波は認められず，RR間隔の絶対不整脈が明らかである。犬猫の心房細動ではｆ波はしばしば不明瞭である。

右脚ブロック，左脚ブロック，左脚前枝ブロック（強い左軸偏位），左脚後枝ブロック（強い右軸偏位），右脚ブロック＋左脚前枝ブロック，および右脚ブロック＋左脚後枝ブロックがある［図2-66］。

脚ブロックは，QRS幅が犬において70 msec以上，猫において50 msecを超える場合に完全脚ブロック，それ未満の場合を不完全脚ブロックと定義する。心電図上においてQRS幅が正常範囲を逸脱するが，特徴的な脚ブロックの所見を有さない場合は，心室内伝導障害と表現することもある。

2）頻脈性不整脈

1．洞性頻脈

安静時において犬で180 bpm以上，猫で240 bpm以上の洞調律P波の出現が規則正しく，かつ速い状態をいう［図2-67］。

2．上室期外収縮

洞房結節由来の洞調律の中にあって，次に予定されたタイミングより早期に出現した異常興奮を期外収縮という。そのうち期外収縮の発生由来が房室結節あるいは房室結節より上位にあるものを上室期外収縮という。由来が心房である場合の心拍数は犬で160～180 bpm以上，猫で240 bpm以上にも及ぶ。一般的な房室結節調律の場合の心拍数は60～100 bpmの範囲である［図2-68］。

典型的な場合，異所性のP波が先行し，基本調律と同型のQRS波（narrow QRS）が出現する。PQ間隔が正常より短いことが多く，房室結節付近に期外収縮起源が存在する場合には，P波がQRSの中あるいは後ろにみられることもある。また，異所性P波にQRS波が続かない非伝導性上室期外収縮（房室結節の不応期に興奮が進入した場合）や，脚ブロックや変更伝導を伴いQRS波が広くなる（wide QRS）場合がある。

3．心房細動

心房の不規則な興奮により心室への興奮伝導が不規則となる不整脈である。心電図上でP波を認めず，基線が細かく揺れる細動波（f波）が認められ，RR間隔に規則性を認めない（絶対不整脈）という点が特徴である。一般的に小～中型犬や猫では心房のサイズが小さいため，f波が観察されにくいことに留意しなければならない。一般的に心室拍動数は犬で180 bpm以上，猫で240 bpm以上に及ぶ［図2-69］。

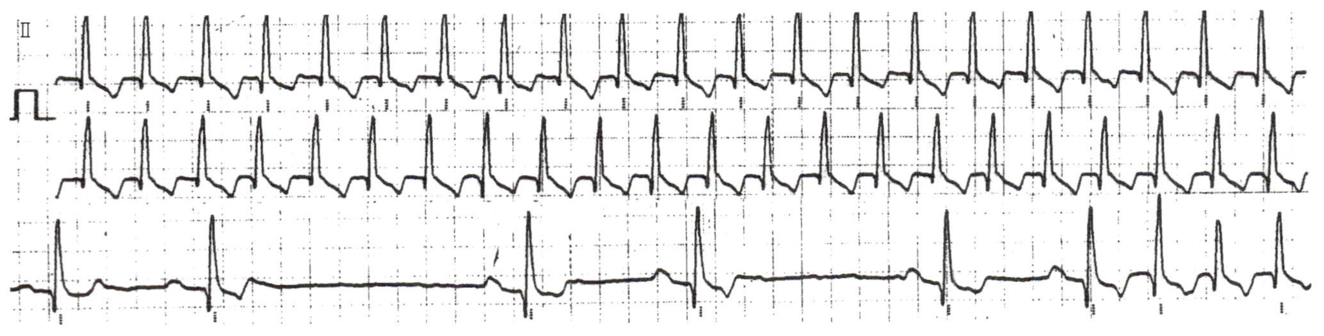

図2-70 上室頻拍
1段目と2段目は上室頻拍であり，3段目で6発の洞調律の後に再び上室頻拍が始まっている。

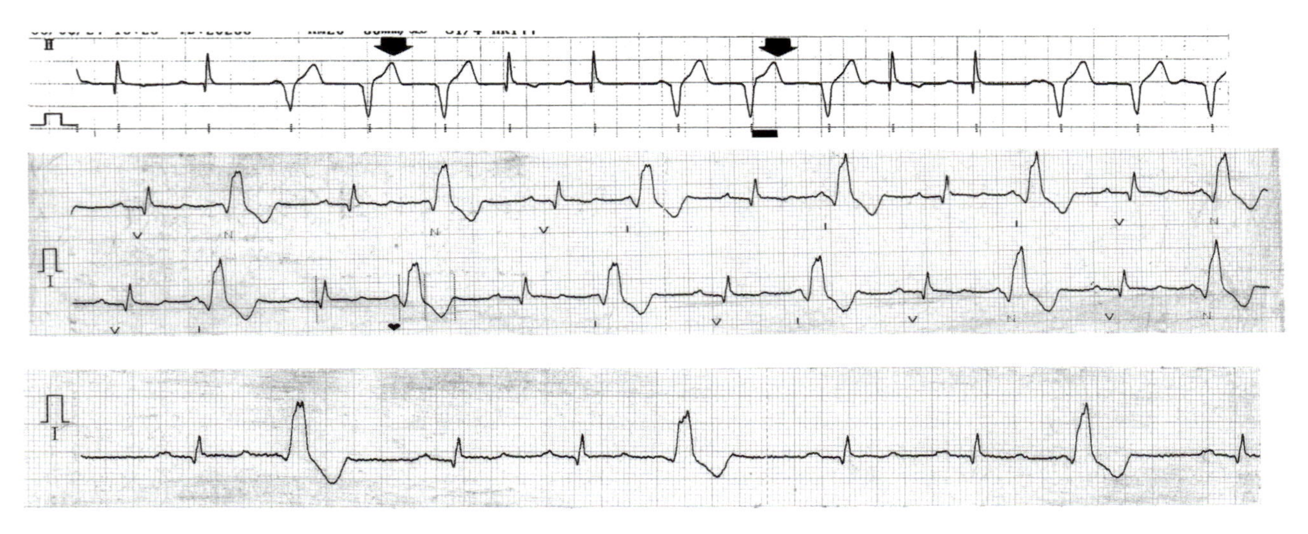

図2-71 心室期外収縮
1段目：ショートラン（3連発以上），2段目：2段脈，3段目：3段脈を示している。一般的に心室期外収縮でのQRS波の変形が強くなるほど房室結節より離れ（刺激伝導系より離れ），拍動数も減少する。

4．心房粗動

心房における規則的な連続的興奮で，心電図上に鋸歯状波（F波）を示すものをいう。房室伝導比は2：1や4：1など偶数比を示すことが多い。

5．上室頻拍

上室期外収縮の3連続以上による頻拍をいう。このうち，発作的に発症するものを発作性上室頻拍という。通常はnarrow QRSを示すが，時にwide QRSとなる。P波は出現することもあるが，出現しないこともある［**図2-70**］。

6．心室期外収縮

心室から期外収縮が発生するものをいう。心電図上は，P波を伴わないwide QRSが特徴的である［**図2-71**］。

7．心室頻拍

心室起源（ヒス束分岐部より遠位部の心室内）の頻脈であり，心室期外収縮が3拍以上連続するものをいう。一般的には拍動数は犬で100 bpm以上，猫で150 bpm以上である。心電図はwide QRSを示すがさらに，(a) P波とQRS波が独立（房室解離）している，(b) 心房から伝導した興奮による心室性補足あるいは融合波が存在する［**図2-72**］。心室期外収縮の重症度判定には，Lown分類が利用される［**表2-8**］。

8．心室細動

不規則かつ急速な基線の揺れが心電図に認められ，QRS波，ST部分，T波の鑑別は不可能である。

9．トルサード・ド・ポアント（torsade de pointes）

心室頻拍のうち，QRS軸が徐々に変化し，ねじれた形態を呈するものをいう。QT延長症候群に合併することが多い［**図2-73**］。

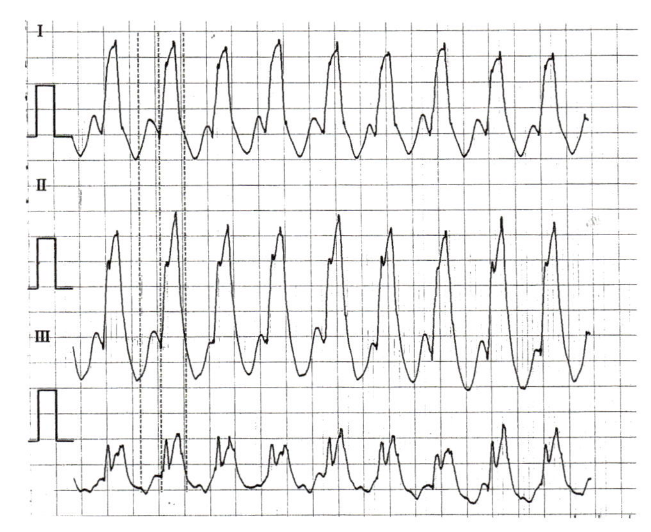

図2-72 心室頻拍

心室期外収縮の３連拍以上は心室頻拍と定義される。

表2-8 心室期外収縮のLown分類

グレード０：心室期外収縮なし
グレードⅠ：散発性（30発／時間未満）
グレードⅡ：多発性（30発／時間以上）
グレードⅢ：多形性
グレードⅣa：２連発
グレードⅣb：３連発以上（ショートランと呼ばれる）
グレードⅤ：R on T

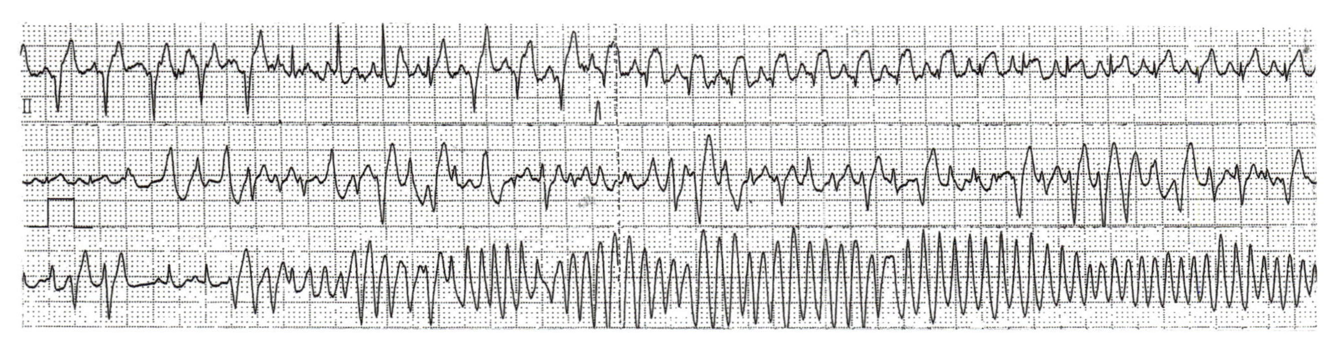

図2-73 トルサード・ド・ポアント（torsade de pointes）

心室頻拍の一種であり，QRS群がねじれながら続いているような心電図波形を示す。

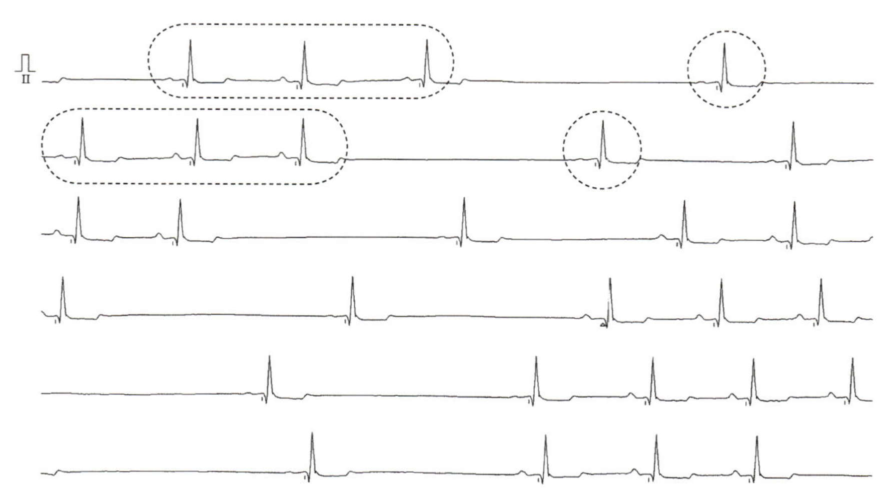

図2-74 洞性不整脈（呼吸性不整脈）

バラツキはあるものの，ある一定の周期（３拍＋１拍），すなわち呼吸と一致して心拍数は変動している。

3）その他の不整脈

1．呼吸性不整脈

呼吸により迷走神経緊張状態が変化して周期的に洞調律が変動するものをいう。吸気で脈が速くなり，呼気で脈が遅くなる［図2-74］。

2．ワンダリングペースメーカー

ペースメーカーとなる細胞が移動し，それに伴いP波の形が変化するものをいう。

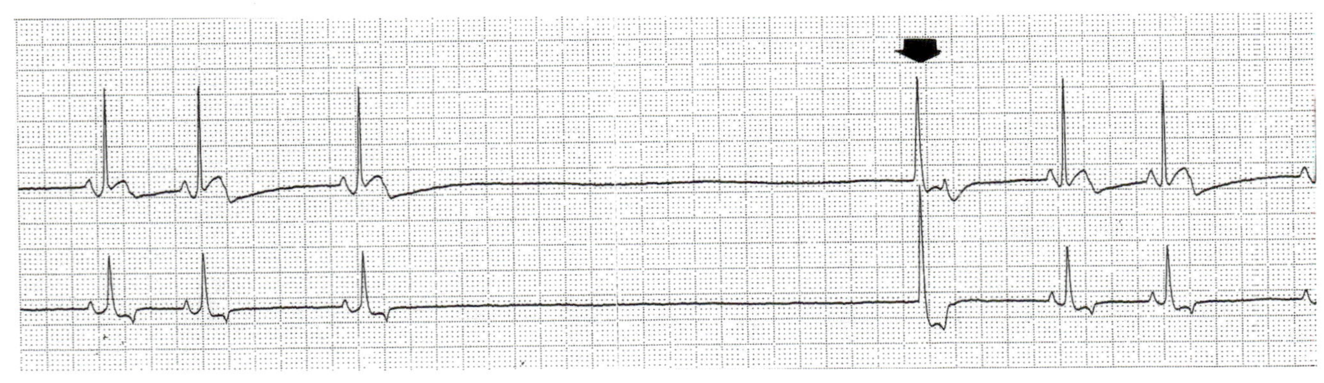

図2-75 上室補充収縮
矢印が補充収縮である。narrow QRSであり，極性も洞調律のQRS波と同じであることから，上室補充収縮と判断した。

3．副収縮

期外収縮の一種であるが，先行興奮との連結期（正常興奮と期外収縮とのRR間隔）は変動し，期外収縮同士の間隔が一定のものをいう。通常は，洞調律より遅い異所性興奮中枢が存在し，かつその中枢に対して洞調律の興奮が入らない状態（進入ブロック）があることにより生じる。

＜備考＞

- 洞性興奮1拍に期外収縮1拍の繰り返しを「2段脈」，洞性興奮2拍に期外収縮1拍の繰り返しを「3段脈」などという。
- 期外収縮の形がいつも同じ場合は刺激発生部位も一つと考えて「単源性」，複数の形がみられる場合は「多源性」と表現する。
- 期外収縮と先行する洞性収縮の間隔（連結期）が一定の場合（固定連結性）と変動する場合（移動連結性）がある。後者は副収縮が疑われる。
- 連結期と期外収縮後の休止期の和が洞性周期の2倍に等しいとき，休止期は「代償性」といい，短い（ただし洞性周期より長い）ときには「非代償性」という。期外収縮を挟む二つの洞性周期の間隔が洞性周期にほぼ等しいとき，この期外収縮は「間入性」という。

4．補充収縮・補充調律

徐脈性不整脈の際に二次的に発生する現象である。補充収縮とは，何らかの原因により上位中枢からの興奮が予定したタイミングで生じなかった場合に，より下位の中枢が遅れて興奮するものをいう。時に連続して上位中枢からの興奮がなかった場合に下位中枢からの補充収縮が3拍以上続くことがあり，これを補充調律という［図2-75］。補充収縮（補充調律）の起源により房室接合部補充収縮（調律）や心室補充収縮（調律）などの表し方をする。

5．房室解離

心房と心室が独自の調律で別々に興奮する状態をいう。広義には第3度房室ブロックも房室解離に含まれる。通常は，心房興奮頻度が低下した場合や，房室接合部あるいは心室の下位中枢調律が亢進した場合にみられる。すなわち，QRS波がP波よりも多い。

3．分析法
Analysis

不整脈の診断には，心電図検査は必要不可欠である。不整脈の解析には，可能な限り長い時間の記録が必要である。そして，心電図の各波の幅，各間隔などの時間因子の測定を行う。これらの正確な測定には，製図用デバイダーの使用が役立つ。

複雑な不整脈は，分析図（ladder diagram）により分析する。これは梯子を横にして上下3段にしたような図である。上から心房興奮（A），房室興奮（AV），心室興奮（V）を示すものである。心房や心室の興奮伝導速度は速いので縦の線で，房室結節の興奮伝導速度は遅いので斜線でその伝導時間を表す［図2-76］。

また，心電図の長時間記録および不整脈と臨床症状との合致の解析には，ホルター心電図検査が最も有効な手段である［図2-77, 図2-78］。

4．発生機序
Development

不整脈の発生機序は，大きく分けて刺激生成異常と刺激伝導異常に区分できる［表2-9］。

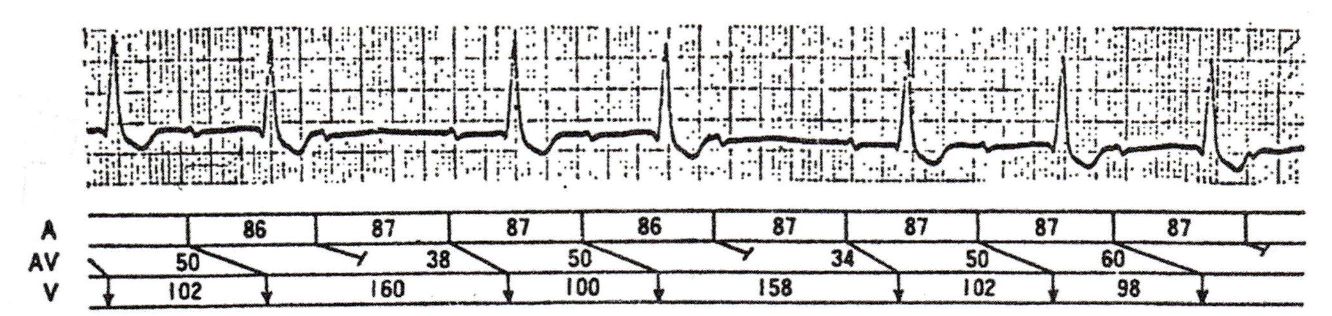

図2-76 分析図を利用した不整脈の分析

心房と心室の伝導時間は早いので縦の線でそれぞれの興奮を表す。房室伝導は遅いので斜線でその伝導時間を表す。不整脈の発生機序を証明するものではないが，正常および異常な刺激の発生と伝導の理解に役立つ。A：心房興奮，AV：房室興奮，V：心室興奮

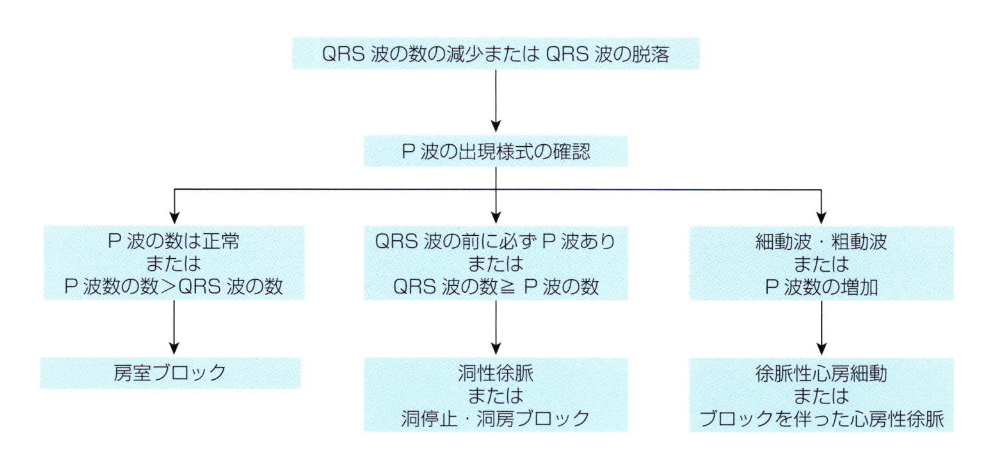

図2-77 徐脈性不整脈の解析法

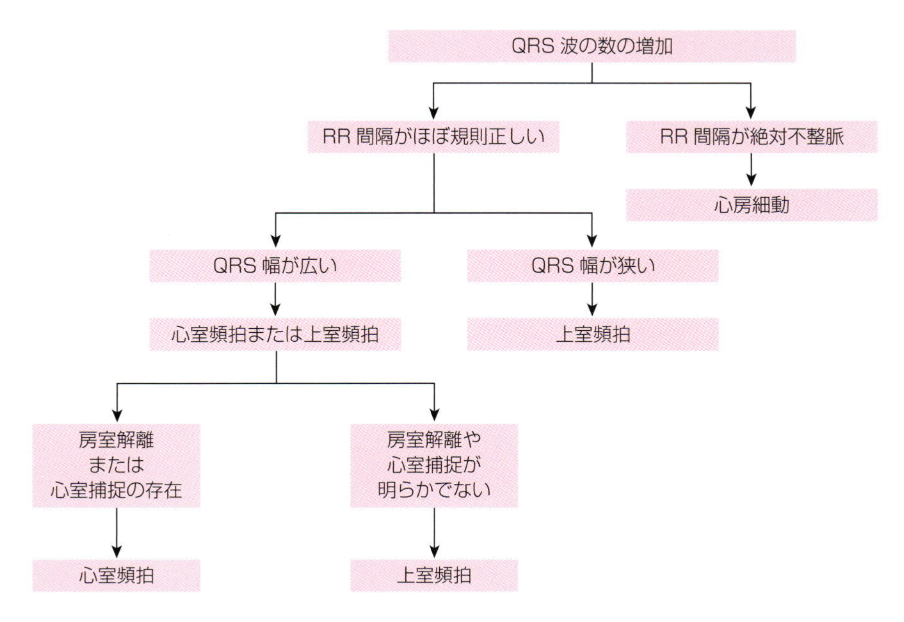

図2-78 頻脈性不整脈の解析法

表2-9　不整脈の発生機序

刺激生成異常	・正常自動能の異常 　洞房結節の自動能亢進 　洞房結節の自動能低下 ・潜在的ペースメーカーの自動能亢進 ・異常自動能の発現 ・撃発活動（triggered activity） 　遅延後脱分極 　早期後脱分極
刺激伝導異常	・伝導ブロック ・リエントリー

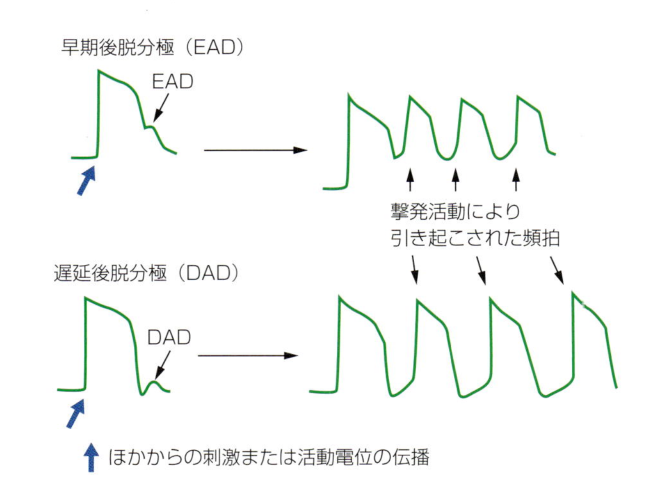

図2-79 撃発活動

1）刺激生成異常

1．正常自動能の異常

洞房結節の自動能亢進と洞房結節の自動能低下が存在する。

2．潜在的ペースメーカーの自動能亢進

刺激伝導系の心筋組織には，洞房結節以外にも房室結節や，ヒス・プルキンエ線維など潜在的に自動能をもった細胞が存在する。通常は洞房結節以外のこれらの細胞は常にオーバードライブ抑制（overdrive suppression）[注1]を受けているので自動能を発現することはない。しかし，洞房結節の自動能に何らかの障害が生じた場合は，洞房結節より下位の自動能をもつ部位がペースメーカーとして機能する。

注1：洞房結節以外の潜在的自動能をもつ心筋細胞をそれら固有の自動能よりも高い頻度で刺激すると，拡張期の膜電位レベルが深くなり（より負方向に偏り），歩調取り勾配も低下する。そして刺激を止めてもその効果が残存するために，ある程度の時間が経過しないと自動能が回復しない。潜在的自動能をもつ心筋細胞に対するこの抑制効果をオーバードライブ抑制と呼ぶ。つまり，自動能を有する心筋細胞あるいは組織（洞房結節など）に対し，その自動能よりも早い刺激でペーシングを行い（overdrive pacing），一定期間にこれを停止すると，その直後に自動能が抑制されてリズムが一過性に遅延する現象をオーバードライブ抑制という。また，この現象を利用し，人工的にオーバードライブ抑制を引き起こして不整脈を停止する試みがなされている。

3．異常（病的）自動能（異所性自動中枢）の発現

通常，洞房結節に障害が生じた場合は，それより下位の潜在的に自動能をもつ部位がペースメーカーとして機能する。すなわち，ペースメーカーとなり得るのは活動電位が緩徐応答グループに属する部位（細胞）である。しかし，何らかの異常で自動能を有さない急速応答グループに属する部位（細胞），すなわち心房筋あるいは心室筋が自動能を獲得することがある。異所性自動中枢が発現すると，洞房結節からのインパルス以外が伝導することになり，期外収縮となる。異所性自動中枢からのインパルスが活動電位を発生させ得るのは，正常の活動電位による不応期から脱した細胞のみである。したがって，細胞の不応期が短縮すれば，異所性自動中枢による不整脈が発生しやすくなる。

4．撃発活動（triggered activity）

撃発活動は，比較的最近に重用視されるようになった不整脈成因の機序である。活動電位の再分極の初期段階，あるいは再分極終了直後に小さな脱分極が起こることがあり，前者を早期後脱分極（early afterdepolarization：EAD），後者を遅延後脱分極（delayed after-depolarization：DAD）と呼ぶ。これらの小さな脱分極が引き金（トリガー）となって活動電位が発生することがあるため，撃発活動と呼んでいる［図2-79］。

①遅延後脱分極

活動電位が十分に再分極した後で，再び振動性に脱分極して興奮を発生する現象である。臨床的にはジキタリス中毒やその他の原因による房室接合部や心室固有調律の亢進の機序とされている。

②早期後脱分極

活動電位の再分極後半の２相あるいは３相から再び振動性に脱分極して興奮を発生する現象である。臨床的には，薬物によるＱＴ延長症候群やⅠ群抗不整脈薬（Naチャネル遮断薬）投与によるトルサード・ド・ポアントなどの原因とされている。

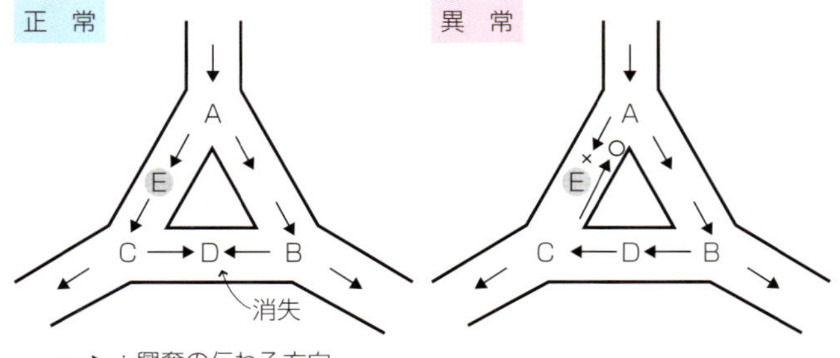

図2-80 リエントリー回路を示す模式図

2）刺激伝導異常

1．伝導速度の低下と伝導ブロック

洞房結節や房室結節は，緩徐応答により興奮が伝導するので，生理的条件下（たとえば迷走神経刺激）でも容易にその伝導が障害される。したがって，それらの組織内で次第に興奮伝導速度が低下して，ついには興奮伝導がブロックすることがある。これを減衰伝導という。この減衰伝導は，洞房結節と心房筋の移行部，あるいは房室結節とヒス束線維の移行部で最も起こりやすい。当然のことながら，刺激伝導系を構成する細胞の線維化，脂肪変性，腫瘍化，炎症および細胞脱落などにより，興奮の途中断絶が引き起こされることになる。

2．リエントリー

心臓内を興奮が旋回して再び最初に興奮した部位に戻る現象をリエントリーという。通常の心臓内興奮伝播は心臓全体に素早く広がり，それに続く長い不応期が存在するためにリエントリーは起こりにくい。一般的に，リエントリーは一方向性ブロックという仮説により説明されている。図2-80のような経路が存在すると仮定する。

＜正常な場合＞

図2-80において，矢印で示すように興奮が伝導する。B部位とC部位において興奮は2方向に分かれ，D部位で両方向から進んできた興奮は相互の不応期にかかるため，ここで消失することになる。すなわち，A部位から経由した1回の興奮命令は各部位を1回のみ興奮させることになる。

＜異常な場合＞

図2-80において，E部位に何らかの病変が存在し，A部位→C部位方向には興奮が伝導せず，C部位→A部位方向には興奮が伝導可能という状況が成立したと仮定する。興奮はA部位→B部位→C部位と伝導し，E部位を通過して再びA部位に到達する。すなわち，A部位は1回の興奮命令により2回以上興奮することになる。

上記の説が成り立つ条件として，以下の4点が必須である。

- 一方向性ブロックが生じること。
- 興奮が旋回してきた時点でA部位は不応期を脱していること（不応期の短縮）。
- 遅い伝導が生じていること。
- リエントリー回路が存在すること。

このような一方向性ブロックと伝導の遅延による興奮のリエントリーは，伝導性を異にした心筋組織の接合部の周辺で発生しやすい。また，正常の房室伝導系と同時に房室間を連絡する筋束（Kent束，James束）が先天的に存在することがある。これを副伝導路という。多くの症例において，この副伝導路が一方向性ブロックを示し，正常な房室伝導を介して下行した興奮が副伝導路を上行し，再び心房へ進入することによりリエントリーを生じる。

5．病態生理と臨床所見
Pathophysiology and Clinical Signs

不整脈が出現して血行動態が破綻すると，脳血流の低下から眩暈や失神が引き起こされる。また，腎臓への血流が不足してしまうと，腎前性腎不全が引き起こされてしまう。血行動態に直接影響を及ぼす因子は心拍出量（CO）の低下である。COは，1回拍出量（SV）×心拍数（HR）により表される。

徐脈（HRが少ない）の場合は，SVの増加によりCOは代償される。しかし，代償が及ばないほどにHRが減少すると，血行動態は破綻してしまう。

頻脈（HRが多い）の場合は，COは増加する。しかし，HRがさらに増加して心室拡張期が著しく短縮すると，SVは高度に減少する。SVの重度な減少は，いわゆる“空打ち”状態となって，血行動態が破綻してしまう。心室頻脈性不整脈は，心室の収縮様式が変化して非協調的な収縮になってしまう。そのため同程度のHRであっても，心室頻脈性不整脈は，上室頻脈性不整脈と比較して血行動態の破綻がより顕著である。また，拡張型心筋症や進行した僧帽弁閉鎖不全症などの基礎疾患を有し，SVが低下している症例において頻脈性不整脈が生じた場合には代償機構に限界があり，血行動態の破綻が容易に引き起こされる。そして，不整脈の持続時間も重要であり，血行動態的には比較的安定した不整脈であっても，長時間不整脈が持続すると，心不全が徐々に引き起こされることもある。

1）徐脈性不整脈の血行動態

1．洞不全症候群

Rubenstein Ⅰ型（洞性徐脈）であれば，血行動態が破綻して臨床症状を示すことは比較的少ない。しかし，徐脈に伴うCO低下の状態が長時間持続すると，徐々に心拡大が出現する。心拡大による弁輪部拡大やテザーリングなどが，僧帽弁閉鎖不全や三尖弁閉鎖不全を引き起こし，これにより心不全はさらに進行することになる。また，Rubenstein Ⅱ型およびⅢ型では，脳血流の低下から失神発作が顕著に認められることになる。

2．房室ブロック

第１度房室ブロックやMobitz Ⅰ型第２度房室ブロックの場合には，血行動態的に問題となることはほとんどない。一方，Mobitz Ⅱ型第２度房室ブロック，第３度房室ブロックおよび高度房室ブロックにおいて，心室停止時間が長くなると，脳血流の低下から失神発作が顕著に認められることになる。

2）頻脈性不整脈の血行動態

1．洞性頻脈

正常動物の心拍数変動の範囲は広く，血行動態が悪化することは少ない。しかし，犬において180～200 bpm以上のHRが長時間持続すると，心不全に陥る可能性がある。

2．心房細動

心房は，血液のリザーブ(貯留)，ブースターポンプ(拍出)，およびコンディエット（導管）機能を有しているが，心房が細動状態になると，これらの機能は消失する。その結果，COは洞調律と比較して約20～30%も減少する。心房細動が心室拡張能の低下した動物で発生した場合には，COはさらに低下する（また，心室拡張能の低下した動物では心房細動を合併しやすい）。また，心房心室収縮期の同期性が消失して，僧帽弁閉鎖不全や三尖弁閉鎖不全が加わると，血行動態はさらに悪化する。また，心室拍動数の増加が長期間持続すると，頻脈誘発性心筋症と呼ばれる拡張型心筋症に類似した状態が引き起こされる。さらに絶対不整脈（RR間隔が不整）であるために，CO低下，両心房圧の上昇など血行動態に悪影響を及ぼす。

3．心房粗動

房室伝導比が血行動態に大きく影響する。１：１で心房興奮が心室へ伝導する場合には高度の頻脈状態になるため，急激に血圧が低下して血行動態の破綻を招く。2：１の伝導比では，心室拍動数は多くないため，血行動態が破綻することは少ないが，長期間持続すると頻脈誘発性心筋症に陥りやすくなる。一方，４：１であれば無症状のことが多い。房室伝導比がさらに減少して，心室拍動数が極端に低下すると，血行動態が破綻する。

4．発作性上室頻拍

心拍数が急激に増加するために，その発現直後には血圧低下が引き起こされる。また，長期間持続すると頻脈誘発性心筋症が誘発される。

5．心室頻拍

心室の収縮様式が正常洞調律と大きく異なるため，非協調的収縮となる。これにより血行動態に悪影響が認められる。とくに基礎心疾患を有する動物で心室頻拍が発現した場合には，はじめから代償機能が低下しているため，血行動態が破綻しやすい。心室頻拍による心室拍動数と心室のどこの部位から不整脈が生じたかにより，血行動態の悪影響に差異が生じる。

6．治　療
Treatment

不整脈治療の原則として重要な５項目を以下に挙げる。また，緊急度の高い不整脈を**表2-10**に記す。

- 不整脈の正しい診断
- 病因・誘因への対応
- 治療適応の判断
- 治療目標の設定
- 治療に対する副作用の配慮

不整脈に対する治療は，内科的治療法と外科的治療法に大別される。

内科的治療法として，抗不整脈薬の使用方法を**表2-11**

表2-10　不整脈治療の緊急度

緊急度1（緊急を要する不整脈）	緊急度2（緊急度の高い不整脈）
・心室細動	・R on T 性心室期外収縮
・心室頻拍	・多源性心室期外収縮
・トルサード・ド・ポアント（torsade de pointes）	・発作性上室頻拍
・心拍停止を伴う第3度房室ブロック	・房室ブロック＋上室頻脈性不整脈[b]
・心停止時間が長い洞停止	・頻脈性心房細動
・洞不全症候群Ⅲ型（徐脈頻脈症候群）	・頻脈性心房粗動
・アダムス・ストーク症候群[a]を呈する不整脈全般	・第3度房室ブロック
	・高度房室ブロック
	・Mobitz Ⅱ型第2度房室ブロック

[a]不整脈が原因で起こる失神・眩暈などの脳虚血症状を指す。
[b]上室（心房および房室結節）頻拍，心房細動および心房粗動を上室頻脈性不整脈と呼ぶ。

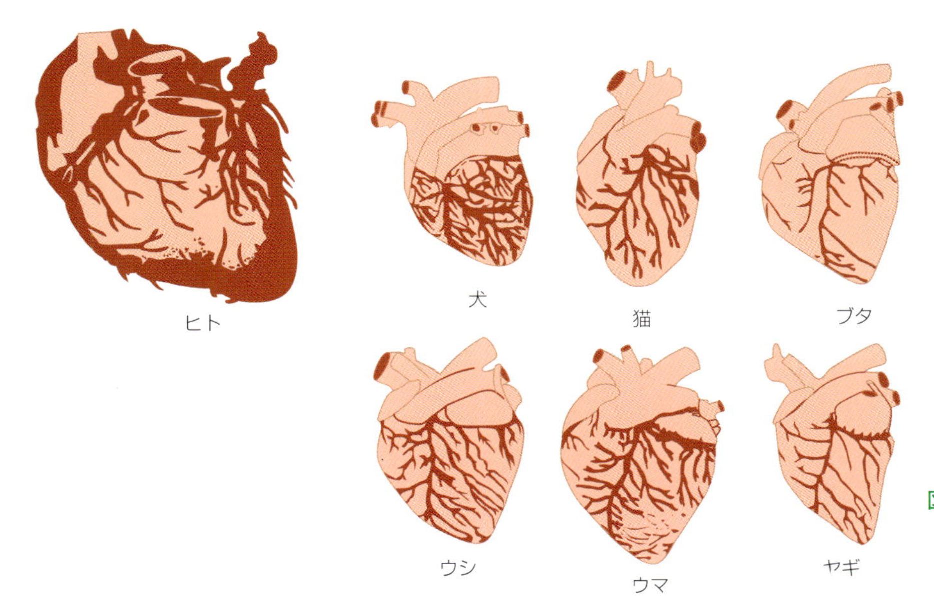

図2-81　各動物における冠状動脈の走行の差異
（東京農工大学名誉教授・故桐生啓治氏の厚意による）

に記す。また，表2-12には，イオンチャネルや電気活動をもとに新たに分類されたものを記す。これは一見複雑であるが，薬理学的観念からみると，非常に重要かつ有用である。

一般的に，犬猫に対する抗不整脈薬療法はヒトとほとんど同一である。しかし，ある部分において犬猫に特有な薬物の選択とその使用法が存在する。犬における冠状動脈の分布はヒトと比較して非常に密である［図2-81］。冠状動脈は心臓の栄養血管であり，心筋細胞に栄養と酸素を供給している。そのため，犬における多くの不整脈発現の際の冠状動脈拡張薬である硝酸薬の使用は，極めて合理的であると考えられる。また，房室ブロックや期外収縮の発現原因として自己免疫（リンパ球性）関連や炎症が比較的多く影響している。よって，免疫抑制量あるいは抗炎症量の糖質コルチコイドの使用は，抗不整脈薬としてしばしば有益である。

一方，不整脈の外科的治療法は，以下の四つに大別される。

- ペースメーカー治療
- 植え込み型除細動治療
- カテーテルアブレーション治療
- その他

今日の獣医療において，不整脈に対する外科的治療はあまり実施されていないのが現実である。しかも，基礎疾患に重大な心疾患や内分泌疾患を抱えていたり，発見が遅く全身状態がすでに悪いなど悪条件下にあることが多い。しかし，このうちのペースメーカー治療のみが，比較的確立され，普及しているといえる。よって，ここではペースメーカー治療に言及して記載する。

表2-11　抗不整脈薬の使用方法（Vaughman Williamsによる分類）

クラス			薬物	使用量と使用方法			
I	a	Na$^+$チャネル抑制	キニジン	犬	5～15 mg/kg	PO	tid
				猫			
			プロカインアミド	犬	5～20 mg/kg	PO	tid
					5～15 mg/kg	IV　5分以上かけて	
					10～50μg/kg/分	持続点滴	
				猫	投与しない		
			ジソピラミド	犬	2～3 mg/kg	PO	tid
				猫			
	b		リドカイン	犬	1～2 mg/kg　（計8 mg/kgまで）	IV　30秒かけて	
					25～80μg/kg/分	持続点滴	
				猫	0.25～0.5 mg/kg	IV　30秒かけて	効果があるまで5～20分ごと
					10～20μg/kg/分	持続点滴	
					→猫には投与しない方がよい		
			メキシレチン	犬	4～8 mg/kg	PO	bid～tid
				猫			
	c		フレカイニド	犬	1～5 mg/kg	PO	bid
				猫			
			ピルジカイニド	犬	1.0～0.5 mg/kg	PO	tid
				猫			
			プロパフェノン	犬	2～4 mg/kg	PO	tid
				猫			
II		β受容体遮断	プロプラノロール	犬	0.1～1.0 mg/kg	PO	tid
					0.02～0.06 mg/kg	IV　5～10分かけて	
				猫	2～10 mg/cat	PO	tid
					0.02 mg/kg	IV　5～10分かけて	
			メトプロロール	犬猫	0.5～1 mg/kg	PO	tid
			カルベジロール	犬猫	0.05～0.20 mg/kg	PO	sid～bid
			アテノロール	犬	0.2～1 mg/kg	PO	bid
				猫	5～10 mg/cat	PO	bid
III		K$^+$チャネル遮断	アミオダロン	犬	導入2～3 mg/kg	PO	bid
					→維持1～2 mg/kg	PO	bid
					導入8 mg/kg	PO	bid
					→維持2～8 mg/kg	PO	bid
				猫			
			ソタロール	犬	0.5～1.5 mg/kg	PO	tid
				猫			
IV		Ca^{2+}チャネル遮断	ジルチアゼム	犬	0.5～1.5 mg/kg	PO	tid
					0.1 mg/kg	IV　1～2分かけて	
					2～5μg/kg/分	持続点滴	
				猫	0.5～2.0 mg/kg	PO	tid
					0.2 mg/kg	IV　1～2分かけて	
			ベラパミル	犬	0.5～2.0 mg/kg	PO	tid
					0.05 mg/kg　（計0.15 mg/kgまで）	IV　1～2分かけて	10～30分間間隔
				猫	0.5～1.0 mg/kg	PO	tid
					0.025 mg/kg　（計0.15 mg/kgまで）	IV　1～2分かけて	10～30分間間隔
その他		強心配糖体	ジゴキシン	犬	0.005～0.02 mg/kg	PO	bid
				猫	→猫には投与しない方がよい		
		アデノシン	ATP	犬猫	1～10 mg/kg	IV	bid～tid
		迷走神経遮断	アトロピン	犬猫	0.05 mg/kg	IV	bid～qid
			グリコピロレート	犬猫	0.005～0.01 mg/kg	IV	
		硝酸薬	硝酸イソソルビド	犬猫	0.5～2 mg/kg	PO	bid～tid
					スプレー1～2回	口腔内	
		β受容体作動	イソプロテレノール	犬猫	0.5～1.0 mg/kg	PO	bid～tid
					0.1～0.2 mgを100～200 mL生理食塩水に溶解	モニター下持続点滴	
		糖質コルチコイド	デキサメサゾン	犬猫	0.125～1 mg/kg	IV	sid
			プレドニゾロン	犬猫	1～2 mg/kg	IVあるいはSC	bid

適応	一般的な副作用	備考
上室性 心室性	心収縮力抑制，高度な刺激伝導障害，催致死的不整脈，血圧低下，白血球減少，再生不良性貧血，神経症状，消化器症状，発熱，発疹	高い有効率 正常心拍にも影響
	心収縮力抑制，高度な刺激伝導障害，催致死的不整脈，血圧低下，白血球減少，再生不良性貧血，神経症状，消化器症状，発熱，発疹	
	心収縮力抑制，高度な刺激伝導障害，催致死的不整脈，血圧低下，白血球減少，再生不良性貧血，神経症状，消化器症状，発熱，発疹，排尿障害，低血糖	
心室性	刺激伝導障害，痙攣，血圧低下，徐脈	副作用が少ない 正常心拍にはほとんど影響しない
	刺激伝導障害，中毒性表皮壊死，皮膚粘膜眼症候群，痙攣，血圧低下，徐脈，消化器症状，肝機能障害，腎機能障害，白血球減少症，血小板減少症	
上室性 心室性	刺激伝導障害，催心室性頻脈，心不全の悪化，刺激伝導障害，中枢神経症状，消化器症状，肝機能障害，腎機能障害	ほかのⅠ群の効果が乏しい場合に選択する 心房内伝導・ヒスプルキンエ伝導・心室内伝導抑制
	刺激伝導障害，催心室性頻脈，心不全の悪化，刺激伝導障害，中枢神経症状，消化器症状，肝機能障害，腎機能障害，好酸球増加	
	刺激伝導障害，催心室性頻脈，心不全の悪化，刺激伝導障害，中枢神経症状，消化器症状，肝機能障害，腎機能障害，好酸球増加	
上室性 心室性	心収縮力低下，刺激伝導抑制，気管支喘息の悪化，嘔吐，食欲不振，浮腫，徐脈，糖尿病ケトアシドーシス，代謝性アシドーシス	β_1遮断・β_2遮断，ISA（−），MSA（＋）
	心収縮力低下，刺激伝導抑制，嘔吐，食欲不振，浮腫，徐脈，糖尿病ケトアシドーシス，代謝性アシドーシス	β_1遮断，ISA（−），MSA（±）
	心収縮力低下，刺激伝導抑制，気管支喘息の悪化，糖尿病ケトアシドーシス，代謝性アシドーシス	β_1遮断＞β_2遮断＞α_1遮断，ISA（−），MSA（−）
	心収縮力低下，刺激伝導抑制，嘔吐，食欲不振，浮腫，徐脈，糖尿病ケトアシドーシス，代謝性アシドーシス	β_1遮断，ISA（−），MSA（±）
他剤無効な重症不整脈	トルサード・ド・ポアントなど重篤な催不整脈作用，刺激伝導系の抑制，肺線維症，角膜色素沈着，甲状腺機能障害，QT 間隔延長	ほかの抗不整脈薬が無効な場合に選択する 投薬時のモニター必須
	トルサード・ド・ポアントなど重篤な催不整脈作用，徐脈，嘔吐	
上室性 心室性	徐脈，低血圧，刺激伝導障害，嘔吐，心収縮力低下	猫へはⅠ群の代替として使用 血管拡張作用に注意 Ⅱ群との併用で作用および副作用ともに相乗効果あり
上室性	徐脈あるいは頻脈などあらゆるタイプの催不整脈，消化器症状，神経症状，視力障害，痙攣	比較的に副作用が多い
上室性	血圧低下，食欲不振，一過性の心悸亢進	比較的に安全
徐脈	嚥下困難，発熱，興奮，散瞳，血圧上昇，排尿障害，便秘，心悸亢進，口渇	グリコピロレートはアトロピンより副作用が少ない
上室性	血圧低下，緑内障の悪化，嘔吐	
徐脈	血圧上昇，頻脈，催頻脈性不整脈，便秘，低カリウム血症，食欲不振，嘔吐	
上室性 心室性	易感染性の上昇，糖尿病患者への投与禁忌	

表2-12　Sicilian Gambitの提唱する抗不整脈薬の分類枠組み　（文献4より引用）

薬物	イオンチャネル						受容体				ポンプ	臨床効果			心電図所見		
	Na^+			Ca^{2+}	K^+	I_f	α	β	M_2	A_1	Na^+-K^+ ATPase	左心室機能	洞調律	心外性	PR	QRS	JT
	fast	med	slow														
リドカイン	○											→	→	◎			↓
メキシレチン	○											→	→	◎			↓
プロカインアミド		🅐			◎							↓	→	●	↑	↑	↑
ジソピラミド			🅐		◎				○			↓	→	◎	↑↓	↑	↑
キニジン		🅐			◎		○		○			→	↑	◎	↑↓	↑	↑
プロパフェノン		🅐						◎				↓	↓	○	↑	↑	
アプリンジン		🅘		○	○	○						→	→	◎	↑	↑	→
シベンゾリン			🅐	○	◎				○			↓	→	○	↑	↑	→
ピルメノール			🅐		◎				○			↓	↑	○	↑	↑	↑↓
フレカイニド			🅐		○							↓	→	○	↑	↑	
ピルジカイニド			🅐									↓→	→	○	↑	↑	
ベプリジル	○			●	◎							?	↓	○			↑
ベラパミル	○			●			◎					↓	↓	○	↑		
ジルチアゼム				◎								↓	↓	○	↑		
ソタロール					●			●				↓	↓	○	↑		↑
アミオダロン	○			○	●		◎	◎				→	↓	●	↑		↑
ニフェカラント					●							→	→	○			↑
ナドロール								●				↓	↓	○	↑		
プロプラノロール	○							●				↓	↓	○	↑		
アトロピン									●			→	↑	◎	↓		
ATP										■		?	↓	○	↑		
ジゴキシン									■		●	↑	↓	●	↑		↓

遮断作用の相対的強さ：○低度，◎中程度，●高度，A：活性化チャネル遮断薬，I：不活性化チャネル遮断薬，■：作動薬，
I_f：過分極活性化内向き電流，M_2：ムスカリン受容体，A_1：アデノシン受容体，JT：Q間隔に相当

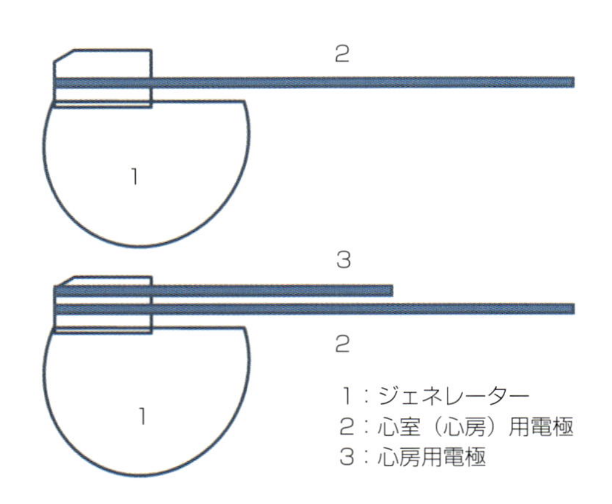

図2-82 ペースメーカーの種類
上段がシングルチャンバータイプ，下段がデュアルチャンバータイプのペースメーカー。

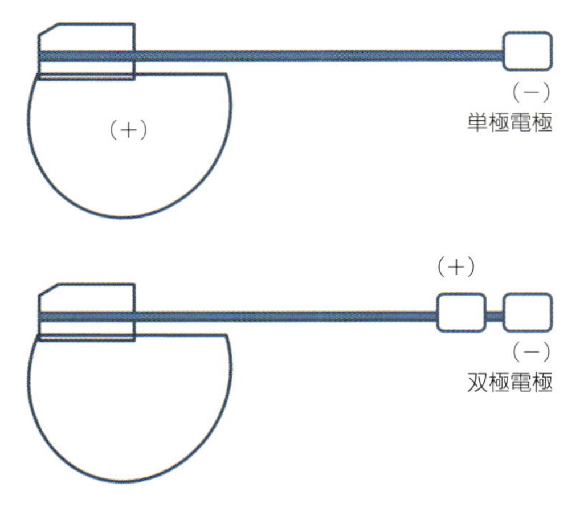

図2-83 単極電極と双極電極の模式図

1）ペースメーカー植え込み術の疾患別適応

獣医療における明確な植え込み術実施の基準は存在しない。しかし，ヒト医療ではAHA（American Heart Association）とACC（American College of Cardiology）によりガイドラインが作成されている[2]。一般的に獣医療においても，この指針が利用可能と思われる［表2-13］。

2）心臓の電気刺激

前述のとおり，正常な動物では洞房結節から生み出された興奮は刺激伝導系を伝導する。一方，心房あるいは心室の心筋に電極を接触させ通電させる人為的興奮もまた刺激伝導系を伝導し，心臓全体を収縮させる。心臓の各部は自動性リズム（一般的には洞房結節由来の洞リズム）より速い刺激が加えられると，それに歩調を合わせて興奮する性質がある。これが，徐脈症例に正常な心拍

表2-13　ペースメーカー植え込みに関するAHA/ACCのガイドライン（ヒトの場合）　（文献2より引用）

房室ブロックにおける永久的ペースメーカーの適応

クラスⅠ
1. 以下のいずれかの状態を伴う第3度房室ブロック a. 症状を伴う徐脈 b. 必要な薬物投与による症状のある徐脈 c. 無症状な症例の覚醒時における3秒以上の心停止，または心拍数40 bpm以下 d. 房室接合部アブレーション後 e. 改善しない術後房室ブロック f. 緊張性筋ジストロフィーなどの房室ブロックを伴う神経筋疾患
2. 症候性徐脈を伴う第2度房室ブロック
クラスⅡa
1. 覚醒時における心拍数40 bpm以上の無症候性の第3度房室ブロック
2. 無症候性のMobitz Ⅱ型第2度房室ブロック
3. ブロック部位がヒス束内またはヒス束下の無症候性Mobitz Ⅰ型第2度房室ブロック
4. ペースメーカー症候群が疑われ，一時的房室ペーシングで症状の改善を認めた第1度房室ブロック
クラスⅡb
1. 心不全のある左心室機能不全における第1度房室ブロック（0.3秒以上）で，房室間隔の短縮が血行動態の改善をもたらす場合
クラスⅢ
1. 無症候性の第1度房室ブロック
2. 無症候性のMobitz Ⅰ型第2度房室ブロックでヒス束上の場合
3. 消失が予想され，再発しないと思われる房室ブロック

洞不全症候群における永久的ペースメーカーの適応

クラスⅠ
1. 症候性の徐脈が証明された洞機能不全（代替のない薬物療法による徐脈も含む）
クラスⅡa
1. 薬物療法による徐脈で心拍数が40 bpm未満であり，徐脈による症状との明確な関連が証明されていない場合
クラスⅡb
1. ほとんど症状がない覚醒時の心拍数が30 bpm未満
クラスⅢ
1. 無症候性の洞機能不全で，徐脈の原因が長期薬物療法による場合を含む
2. 徐脈による症状を疑わせるが，心拍数との関連が明らかでないもの
3. 必要ではない薬物投与による症候性徐脈

慢性2枝および3枝ブロックにおける永久的ペースメーカーの適応

クラスⅠ
1. 間欠性第3度房室ブロック
2. Mobitz Ⅱ型第2度房室ブロック
クラスⅡa
1. ブロックが原因とは証明されないが，ほかに考えられる原因（とくに心室頻拍）が除外される失神
2. 無症候性の著明なHV間隔延長（100msec以上）
3. ペーシング中のヒス束下ブロック
クラスⅡb
（なし）
クラスⅢ
1. 房室ブロックまたは症状のない束枝ブロック
2. 症状のない第1度房室ブロックに伴う束枝ブロック

過敏性頸動脈洞症候群および神経調節性失神における永久的ペースメーカーの適応

クラスⅠ
1. 頸動脈洞刺激により生じる再発性失神，薬物の影響なしで頸動脈洞の圧迫により3秒以上の心停止を認める
クラスⅡa
クラスⅡb
1. イソプロテレノール負荷に関わらず，Head-up Tiltテストにより有意な徐脈が再現される神経調節性失神
クラスⅢ
1. 頸動脈刺激により症状はないが，心抑制反応亢進を認める
2. めまい，ふらつきなどの漠然とした症状があり，頸動脈洞刺激に対して心抑制反応亢進を認める
3. 心抑制反応亢進のない再発性失神，ふらつき，めまい

クラスⅠ：植え込みに対して一般的に合意が得られている。
クラスⅡ：植え込みがしばしば行われる。
　　a：データから有用である可能性が高い。
　　b：データから有用性がそれほど確立されていない。
クラスⅢ：植え込みに対して一般的に合意が得られていない。

表2-14　単極電極と双極電極の特徴

	利点	欠点
単極電極	・ジェネレーターが不関電極を兼ねるため，リード全体を細くできる ・ジェネレーターが不関電極を兼ねるため，リードが1本でよい ・関電極と不関電極との距離が離れているため，刺激パルスが心電図で明瞭に記録される	・不関電極周辺の骨格筋が刺激され，筋痙縮が起きることがある ・筋電や外部からの電気的雑音の影響を受けやすい
双極電極	・単極電極の欠点が双極電極の利点となる	・単極電極の利点が双極電極の欠点となる

数に相当する頻度で電気刺激を加えて心拍数を維持するペーシング治療の基本原理である。心房または心室のいずれかを監視し，電気刺激を与えるペースメーカーをシングルチャンバータイプと呼び，心房および心室の両方を監視し，電気刺激を与えるペースメーカーをデュアルチャンバータイプと呼んでいる［図2-82］。また，ペースメーカー治療の際に，心筋に対して電気刺激を加える刺激法として，次の2通りがある［**図2-83，表2-14**］。

表2-15　一時的ペーシングと永久的ペーシングの比較

ペースメーカー	体外に設置（一時的）	体内（頸部皮下あるいは腹腔内）に設置（永久的）
本体	・約 100 ～ 300 g	・約 20 ～ 50 g
使用電池	・市販の電池	・内蔵の電池
ペーシングモード・機能	・一般に VVI（AAI と DDD も可能）	・様々なモードに対応（メーカーや型による）
操作性	・モード，出力，感度を体外において手動で設定可能	・体外から専用プログラマーで変更可能
適応の要件	・適応が一過性と考えられるとき ・永久的ペーシング植え込みに先行して*	・必要性が恒久的と考えられるとき

*：1．高度徐脈，あるいは高度徐脈が出現する可能性が高いもの
　2．頻脈の治療（オーバードライブ抑制を目的に）

表2-16　一時的ペーシングの適応

- 洞不全症候群
  - Ⅰ型
  - Ⅱ型
  - Ⅲ型
- 各種のブロック
  - 高度房室ブロック
  - 第３度房室ブロック
  - 第２度 Mobits Ⅱ型房室ブロック
  - ２枝ブロック
- 徐脈性心房細動（心房静止）
- 薬物に反応しない徐脈
- 頻脈の治療（オーバードライブ抑制）
  - 発作性上室頻拍
  - 心房粗動
  - 持続性心室頻拍の停止
  - トルサード・ド・ポアント（torsade de pointes）の予防
- その他
  - 外科手術時における血行動態の安定化
  - 永久的ペースメーカー植え込みに先行して
  - 永久的ペースメーカー交換時の安全対策として

単極刺激法：一対の電極のうち，一方の電極を心筋に接触（関電極），他方を心筋以外に接触（不関電極）させて刺激する方法。
双極刺激法：二つの電極ともに心筋に接触させて刺激する方法。

3）一時的ペーシングと永久的ペーシング

ペースメーカーを使用する際には，大きく分けて，一時的なものと永久的なものに分類できる。それぞれの特徴を**表2-15**に記す。また，一時的ペーシングの適応を**表2-16**に記す。一時的ペーシングには経静脈心内膜ペーシング，心外膜ペーシング，非観血的体表ペーシング，経食道ペーシング，機械的ペーシング（胸部叩打）などがある。

経静脈心内膜ペーシングおよび心外膜ペーシングは，使用する電極リードの差異はあるものの，根本的に永久的ペースメーカー植え込み術と同一手技である。

4）非観血的体表（経皮）ペーシング

非侵襲的に安全かつ迅速にペーシングを開始できることから，緊急時や予防的なペーシング法として有用である。とくに心疾患や抗血液凝固薬の投与により血液凝固時間が延長または出血傾向にある動物には，この方法を選択すべきである。

円形もしくは長方形のパッチ電極を心尖拍動部（陰極）と椎骨部（陽極）（あるいは心尖部と右腋窩部）に装着する。刺激幅20 ～ 40 msecに設定し，出力を漸増し閾値を測定する。心拍数とペーシングモードを設定し，ペーシング出力は閾値＋5 ～ 10 mAとする。除細動機能にこの機能を付加した除細動器が利用されている。

5）経食道ペーシング

このペーシングは，上室頻脈性不整脈の停止を目的としている。ヒトでは鼻粘膜の局所麻酔を実施した後に，鼻孔から食道へ２～６極の刺激電極を挿入している。犬猫では鼻孔が小さいことや抵抗を示すため，選択することが少ない。また，ほとんどは全身麻酔下で実施しなければならないため，残念ながらそのメリットが小さくなってしまう。刺激幅は15 ～ 20 mseとする。刺激頻度は5 mAで，頻脈周期（ms）の80 ～ 90％で刺激する。

6）電極の種類

電極には単極および双極刺激専用の電極がそれぞれに用意されている。どちらも心臓刺激の性能の点からは，ほとんど遜色はない。ペーシングリードを心筋への電極装着後に，心筋の炎症反応のため閾値が上昇し，その後やや低下して安定する。一方，ペーシング電極先端からステロイドが溶出するタイプの電極では，心筋の炎症反応が抑制される［図2-84］。

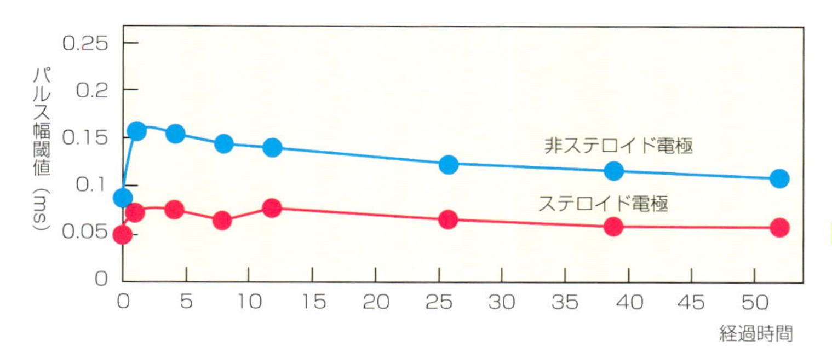

図2-84 電極リード設置後の心筋の刺激閾値の変化
ステロイド溶出型の電極では，心筋の炎症が抑制されるため，わずかな閾値の上昇のみが認められる。（文献3より引用，改変）

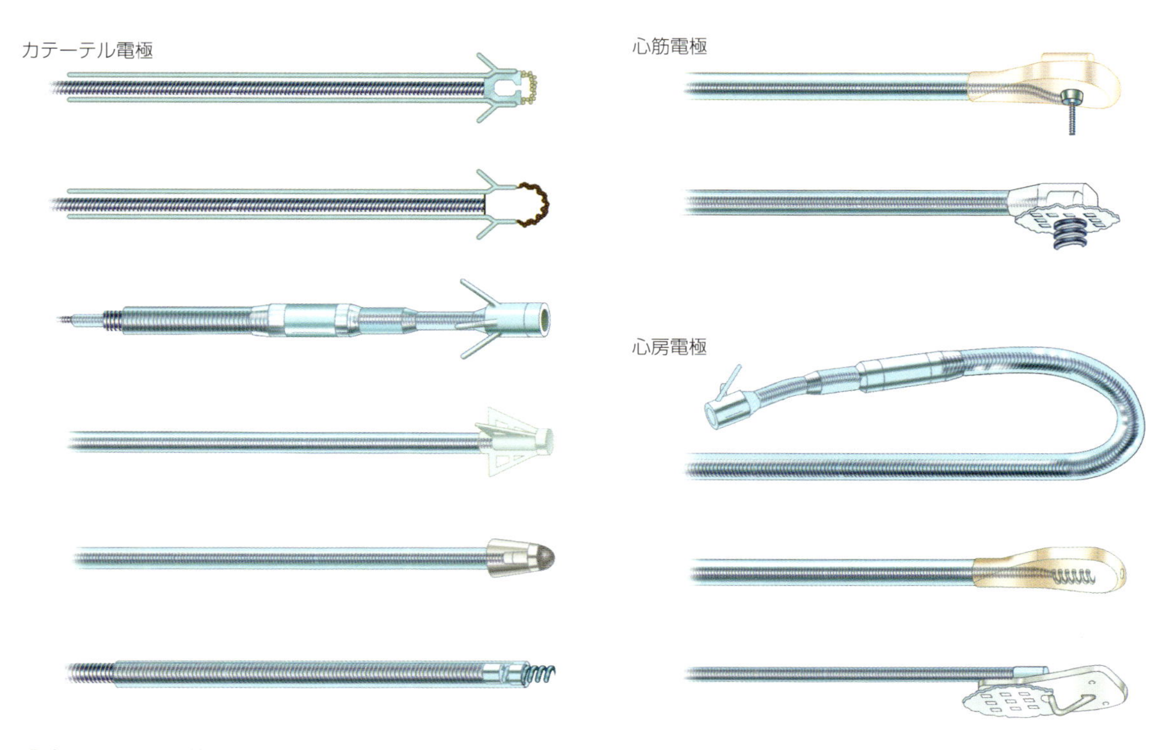

図2-85 電極リードの形状

このほか電極には，心臓の外表面すなわち心外膜に電極を縫着する心筋電極（心外膜電極リード）と，主に頸静脈から電極を挿入し，右心室内膜へ設置するカテーテル電極（心内膜電極リード）がある。また，電極は装着する部位が心室か心房かにより，心室電極，心房電極に分類される［図2-85］。

7）ペースメーカー機能

ペースメーカーの機能は，刺激（ペーシング）部位，心電位検出（センシング）部位，センシングによる刺激の制御方法などで，3～5桁のアルファベットで表されている。とくにはじめの3桁の理解が重要である［**表2-17**］。また，今日のペースメーカー機能の進歩は著しく，実用性の有無に関わらず，およそ考えられるすべての組み合わせによる実施が可能である。

1．AOO/VOO

刺激発生を制御することなく，無条件かつ一定周期でペーシングする機能であり，レート固定型とも呼ばれる。非常にシンプルであり，原始的なペースメーカーの名残といえる。この方式では，自己収縮（自己脈）や期外収縮が生じてもペースメーカーは絶えず刺激を加えるため，これらがすべて混在する（競合調律）ことになる。そして，心室の相対不応期にペースメーカー刺激が加わると心室細動を誘発する恐れがあるため，徐脈治療に用いられることは少ない。ペースメーカーがこの機能で主に動作するのは，電磁障害（EMI）を受けた際のEMI防御モードや，内蔵電池が残りわずかなときの電池節約モードである。また，この機能が積極的に利用されるのは，頻脈停止のために心臓をアンダーあるいはオーバードライブ[注2]する場合などである。

表2-17　ペーシングモードにおけるコード分類

Ⅰ ペーシング部位	Ⅱ センシング部位	Ⅲ 応答形式	Ⅳ レート応答機能	Ⅴ 抗頻脈機能
O（none：なし）	O（none：なし）	O（none：なし）	O（none：なし）	O（none：なし）
A（atrium：心房）	A（atrium：心房）	T（triggered：同期型a）	R（rate modulation：あり）	P（pacing：抗頻脈ペーシング）
V（ventricle：心室）	V（ventricle：心室）	I（inhibited：抑制型b）		S（shock：除細動）
D（dual：両方＝心房＋心室）	D（dual：両方＝心房＋心室）	D（dual：両方＝同期型＋抑制型）		D（dual：両方＝抗頻脈ペーシング＋除細動）

[a]センシング部位で感知した場合にペーシングを加える。
[b]センシング部位で感知した場合にペーシングを加えない。

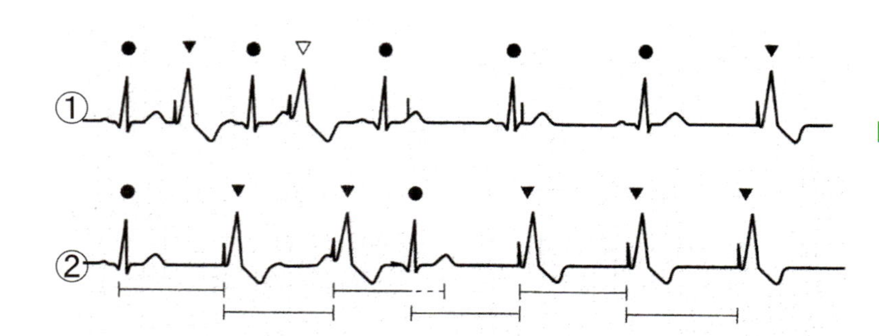

図2-86　レート固定型ペーシングによる競合調律とディマンド型ペーシング
①ではレート固定型ペーシングのため自己調律と競合している。４発目のペーシング（▽印）は危険なタイミングで（R on T）行われている。②ではディマンド型ペーシングのため自己調律と競合していない。●印：自己調律，▼印：ペーシング

注2：オーバードライブペーシングとは，上室頻拍あるいは心室頻拍などの異所性不整脈で，より危険な不整脈に移行しやすいものや，循環動態を不良にするものを安定化することを目的にしたペーシング方法である。異所性中枢を抑制するために，自発調律のレートより少なくとも15～20回/分ほど高いレートでペーシングを行う。一方，アンダードライブペーシングとは，オーバードライブとは反対に，自発調律のレートと同等以下にペーシングする方法である。ただし，頻脈の停止を偶然の要素に頼るため，確実性に乏しい。

２．AAI/VVI

競合調律を避けるため，刺激電極で心電位を監視し，心電位検出から一定周期内に心電位が検出されなかった場合にペーシングを行う。途中で心電位が検出されたら次のペーシングを取り消すペーシング形式である。レート固定型に対してディマンド型と呼ばれる。とくに自己収縮発生で刺激を取り消す点から，抑制方式ディマンド型と呼ばれる［図2-86］。

３．AAT/VVT

心電位を検出すると，ペーシングを取り消す代わりにその時点でペーシングを加え，絶対不応期にある心筋を刺激して刺激の無効化をはかる。これもディマンド型であり，同期方式ディマンド型と呼ばれる。

４．VAT/VDT

房室ブロックでは，房室間の刺激伝導は途絶していても，洞房結節や心房は機能的に働いていることが多い。そこで，心房に電極を置き，心房の心電位を検出した場合には房室伝導時間に相当する時間後に心室を刺激して，房室間の収縮タイミング，心拍数を生理的に保とうとするペーシング方式がある。これを心房同期型と呼ぶ。VATは心房の心電位が検出できなくなると，心室を一定の周期にペーシングするVOO機能ももっている。すなわち，VAT＝VAT＋VOOである。しかし，心室の心電位を検出する機能をもっていないため，心室で競合調律を生じる可能性がある。そこで，VATにVVI機能を付加したVDDというペーシング方式が考えられている。すなわち，VDD＝VAT＋VVIである。また，VVI機能に代えてVVT機能を付加したVDTというペーシング方式もある。すなわち，VDT＝VAT＋VVTである。

５．DOO/DVI/DDI/DVT/DDT

洞房ブロック，洞停止，洞不全症候群などは心房機能が正常ではないことが多く，心房同期機能は意味をなさない。そこで，心室刺激より房室伝導時間分だけ先行して，心房を刺激する機能を付加すれば，房室間の収縮タイミングは生理的に保つことができる。心電位を検出することなく一方的に心房と心室をペーシングする方式がDOO

表2-18　レート応答ペーシング

	長所	短所
①加速度感知型・体動感知型	・構造が単純 ・調節が容易 ・臨床実績が豊富	・発熱・精神的ストレスには反応しない ・身体活動以外の振動にも反応
②分時換気量感知型	・発熱・精神的ストレスにも反応	・過換気症候群・人工呼吸器装着時には不適当 ・心拍数変動が遅い
③ QT 間隔感知型	・発熱・精神的ストレスにも反応	・T 波の感知が必ずしも正確でない ・運動開始と QT 時間の短縮にギャップがある ・QT 間隔に変化をきたす薬物投与・心筋虚血により影響を受ける
④右心室インピーダンス感知型・心筋収縮加速度感知型	・身体の恒常性により近い	・センサーの耐久性が不明
⑤中心静脈温度感知型	・理論的には優れる	・運動開始時に認められる血液温度の低下により影響 ・精神的ストレスに反応しない ・外界の温度に影響される

表2-19　ペーシングモードと適応例

モード		適応	問題点
AAI	心房抑制ディマンド型ペーシング	・房室伝導障害を伴わない洞不全症候群	・心房粗動・細動時には無効
VVI	心室抑制ディマンド型ペーシング	・徐脈性心房粗動・細動，心房粗動・細動を伴う房室ブロック	
AAIR	心房抑制ディマンド型・レート応答ペーシング	・自己調律の増加を伴わない洞不全症候群	・ペーシングレートの増加が頻脈を引き起こす可能性がある
VVIR	心室抑制ディマンド型・レート応答ペーシング	・徐脈性心房細動，房室ブロック，洞不全症候群	・心房心室同期は保たれない，ペーシングレートの増加が頻脈を引き起こす可能性がある
DVI	心房心室順次心室抑制ディマンド型ペーシング	・房室伝導障害を伴う洞不全症候群，洞房不全を伴う房室ブロック，心機能上，心房心室同期を必要とする房室ブロック	
VDD	心房同期心室抑制ディマンド型ペーシング	・P 波の正常な房室ブロック	
DDI	心房心室順次心房心室抑制ディマンド型ペーシング	・房室伝導障害を伴う洞不全症候群，洞房不全を伴う房室ブロック，心機能上，心房心室同期を必要とする房室ブロック	
DDIR	心房心室順次心房心室抑制ディマンド型・レート応答ペーシング	・DDI と同様でレート増加が必要な症例	
DDDR		・心房粗動・細動を除く，すべての徐脈性不整脈	・dual lead system は犬猫にとって不向き

である。また，VVIにAOOを付加したものがDVIである。DVIでは心房の心電位を検出することができないため，1回の心室拍動に複数回の心房拍動が生じる可能性がある。そこで，心房電位をも検出して，このような場合に心房ペーシングを取り消す機能を付加させたものがDDIである（DDI＝VVI＋AAI)。これらのVVIないしAAIを同期型のVVT，AATに置き換えると，DVT（VVT＋AOO)，DDT（VVT＋AAT）となる。

6．DAT/DAD

心房同期機能VATに，心房の心電位が検出できなかった場合に，心房を刺激する機能AAIを付加しても房室収縮のタイミングを生理的に保つことができる。こちらは心房が正常に機能している限り，心拍数の生理的な変動も期待できる。これはDAD（VAT＋AAI）あるいはDAT（VAT＋AAT）というペーシング方式となる。

7．DDD

心房が活動している場合はVDDとしてペーシングして，心房が徐脈に陥るとDDIとして，考えられるすべてのモードで心臓を刺激する自動変化機能をもったペーシング様式である。ただし，心房が粗動や細動に陥った場合には，心室の拍動数が異常に増加してしまうことになりかねない。この対策として，①心房の拍動数の上限をプログラミングし，これを超えた場合は，心房の活動を無視して心房拍動数の上限の頻度で心室刺激を発生する，あるいは，②心房細動や心房粗動を検出した場合にはDDIとして動作するようにペースメーカー本体にプログラミングを施す，などが考えられる。

8）レート応答機能

生体は，運動時に全身の酸素供給量を満たすため，心拍数を増加させている。ヒトにおいては運動時には心拍出量が4～5倍に増加するが，そのうちの300%は心拍数の増加に，そして150%が1回拍出量の増加に依存している。

洞不全症候群や房室ブロックなどでは，徐脈であることに加えて心拍数調節機能が障害されている。そのため，ペースメーカーの各種のセンサーを組み入れて心拍数を変化させるペーシング様式があり，これはレート応答ペーシングと呼ばれている。ジェネレーターによって，センサーは一つのみ（single sensor），二つを併用（dual sensor），あるいは三つ以上を併用（multi sensor）など様々なタイプがある。実際のセンサーには，①加速度感知型・体動感知型，②分時換気量感知型，③QT間隔感知型，④右心室インピーダンス感知型・心筋収縮加速度感知型，⑤中心静脈温度感知型などがある［**表2-18，表2-19**］。

9）生理的ペーシング

生理的ペーシングの定義は必ずしも明確ではないが，おそらく正常の心臓に限りなく近い心拍動が得られるペーシングとなり，①心房と心室の収縮の同期性が保たれている，②運動，代謝の程度に応じた心拍数が得られる，③正常の房室伝導路を介する興奮伝播により協調的な心室収縮が得られることであり，これら①～③を満たすものとなる。

犬猫ではペースメーカー植え込み手技はすでに確立された感はあるものの，ペーシングプログラムの研究は十分ではない。おそらく犬猫に植え込まれているペースメーカーのペーシング方式の大多数は，VVIあるいはVVIRであろう。ヒトにおいて，より生理的ペーシングである方が他者と比較して有意に予後が良いことが報告されている。当然のことながら，犬猫においても外挿可能であると思われる。しかし，とくに犬では犬種や体格差により心拍数の差異が大きいことに加え，呼吸性不整脈の存在が無視できないと考えられる。また，猫では興奮や運動により心拍数の増加度が著しい。よって，犬猫における最適なペーシング方式に対する詳細な研究が強く望まれる。

10）ペースメーカー植え込み手術の実際

＜手術手技の選択＞

ここでは，①心内膜電極リードの設置，②心外膜電極リードの設置の二つに分けて説明する。どちらの方法を選択するかは，動物の体格，性格，基礎疾患の有無によって総合的に判断する［**表2-20**］。

＜共通の準備および備品＞

- X線透視装置
- 麻酔器（イソフルランの吸入麻酔）
- 心電図モニター
- 外科手術器具一式
- 消毒液（ヨード液あるいはクロルヘキシジン液）
- バイポーラー式の電気メス
- 点滴ライン（留置針，点滴剤，三方活栓）
- 点滴溶液（通常の晶質液のほかに，塩酸ドパミン，塩酸ドブタミン，ジブチルサイクリックAMP製剤などの微量点滴液）
- 前投与薬・麻酔薬（静脈内投与可能な殺菌性抗生物質，水性コルチコステロイド剤，ヘパリン，硫酸アトロピン，ミダゾラム，酒石酸ブトルファノール，プロポフォール）
- 緊急治療薬（塩酸リドカイン，エピネフリン，重炭酸ナトリウム液，ほか）
- ヘパリン加生理食塩水のボトル
- 気管内挿管セット（気管チューブ，バイトブロック，喉頭鏡）
- 体外式ペースメーカー，一時的ペーシングリード
- ペースメーカープログラマー

＜共通の術式＞

①静脈ラインを確保する。この際，術中の緊急薬投与と点滴溶液投与を考慮に入れて，2カ所の静脈確保が望ましい。

②腹側は，両側頸部を中心に胸郭入り口から下顎まで，背側は肩甲骨前縁から後頭部まで広範囲に被毛を除去する。この際，術後の皮膚壊死や感染リスクを回避す

表2-20　心内膜電極リードおよび心外膜電極リード設置の選択基準

	心内膜電極リード	心外膜電極リード
対象	中型犬（体重 15 kg 以上）～大型犬.	小型犬，猫
電極の位置	右心室心尖部	心尖部やや左心室側
ジェネレーターの位置	頸部の皮下～筋間	腹腔
手術の体位	右下横臥位	右下横臥位（一時的ペーシング） その後，仰臥位
手術時間	短い	やや長い
手術手技の難易度	低い	高い
コスト	低い（頸部皮膚切開）	高い（開胸，開腹手術）
再手術 （ジェネレーター交換を含む）	頸部皮下の切開	開腹
管理上の問題	首輪が使用できない 動物が気にする	とくになし
選択を外す考慮すべき病態	頸部に及ぶ皮膚疾患 三尖弁閉鎖不全症 血栓のできやすい病態（甲状腺機能低下症，副腎皮質機能亢進症，高脂血症，低タンパク血症など）	胸水貯留 腹水貯留 肺実質疾患

るため，皮膚に傷をつけないようにする（剃刀よりもバリカンによる被毛の除去が好ましい）。術者と助手は，十分に切開部位のオリエンテーションを行う。また，永久的ペーシングに心外膜ペーシングを選択する場合には，胸部と腹部を広範囲に被毛の除去を行う［図2-87］。

③心電図モニターを開始する。

④カテーテルを血管内に挿入するため，血栓防止を目的としてヘパリン100 U/kgを静脈内投与する。また，規定量の抗生物質を静脈内投与する。そして，抗ショックを目的に規定量のコルチコステロイドを静脈内投与する。そして，硫酸アトロピン0.05 mg/kgを皮下投与する。洞停止，洞房ブロック，あるいは洞性徐脈の場合は静脈内投与も可能である。しかし，第3度房室ブロックの場合は，心房拍動数のみが増加し，心室拍動数は増加しないことが多いため，血行動態を悪化させる可能性が強く，静脈内投与は避けるべきである。

⑤皮膚消毒濃度に調整したクロルヘキシジン液，アルコール液，あるいはヨード液などを用いて常法通りに消毒を行う。消毒は計3回繰り返すが，この時点で2回の消毒を終了しておくことを推奨する。そして，術者，助手ならびに器械係は手洗いを行い，ガウンおよびグローブを装着し，迅速に手術可能な状態として待機する。

⑥酸素吸入を行いつつ，硫酸アトロピン投与から5分以上経過したことを確認した後，酒石酸ブトルファノール0.2 mg/kgとミダゾラム0.2 mg/kgを心電図モニターを注視しながら静脈内投与を行う。

⑦この時点で気管チューブが挿管可能であれば挿管を行う。無理であればイソフルランのマスク吸入あるいはプロポフォール6 mg/kgの静脈内投与により麻酔導入を行う。プロポフォールはゆっくり投与を行うが，おそらく1/3量（2 mg/kg）の投与量で十分に気管チューブの挿管が可能となる。

⑧直ちに純酸素によるアシスト呼吸を開始し，迅速に動物を右下横臥位に保定する。そして，残り1回の消毒を行う。頸静脈が露出するようにドレープをかける。その際，ジェネレーター植え込み部（頸静脈より背側）も露出するように調節を行う。

⑨圧迫により頸静脈を再度確認した後に，頸静脈と平行に3～5 cmの皮膚切開を加える。皮下脂肪を鈍性剥離し，小血管からの出血はバイポーラー式電気メスにより止血を行う。

⑩頸静脈が露呈されたら，周囲の結合組織や脂肪組織を除去する。静脈の切開予定部位を挟んで上方と下方に1-0～3-0の絹糸を1本ずつ回しておく。

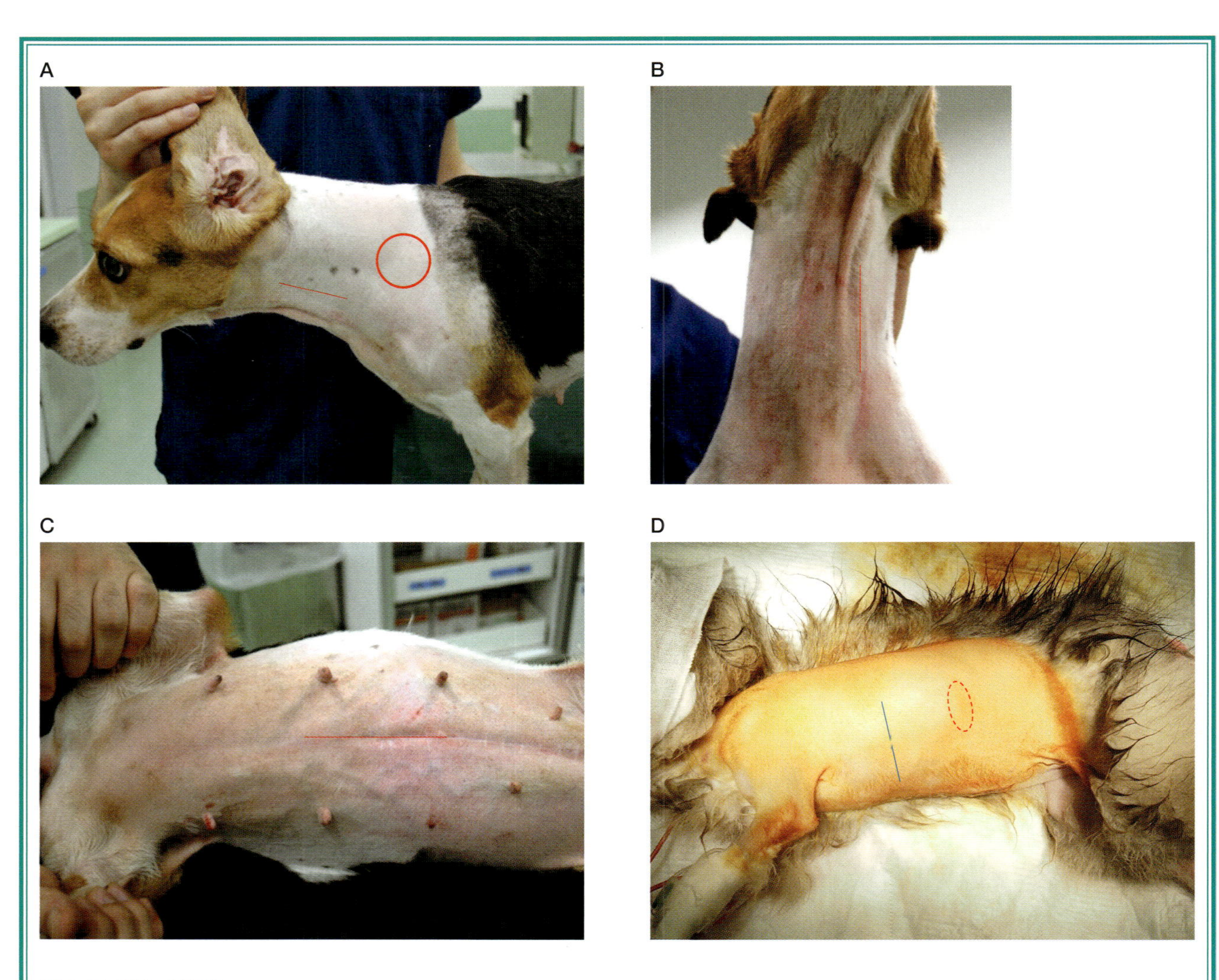

図2-87 動物の準備

被毛の除去は丁寧に広範囲に行う。写真Ａと写真Ｂの赤い直線が頸静脈アプローチ部位であり，赤丸部がジェネレーター植え込み予定部となる。写真Ｃの赤い直線が心外膜リードを装着する際の術創となる。写真Ｄの青い直線は心臓へのアプローチ部位であり，赤丸部はジェネレーター植え込み予定部を示す。

⑪２本の絹糸を利用し頸静脈を怒張させた後に，2-0眼科用角膜剪刀や刃先が細く鋭い剪刀で，頸静脈の1/3周ほどcut downする［図2-88］。

⑫切開部位の上端にイントロデューサー（vein lifter）をかけて一時ペーシング用の電極リードを挿入する［図2-89］。リードが先に進まないときは，無理な操作は絶対に行わず，中枢側まで静脈を剥離したり，動物の頸部を伸ばすなどを試してみる。また，Ｘ線透視装置を利用して速やかに原因の確定を行う。

⑬Ｘ線透視装置を利用して右心室心尖部までリード先端を進める。電極リードにわずかにカーブをつけることで，右心房から右心室へのスムーズな挿入が可能となる。その後，体外式ペースメーカー装置に接続し，刺激出力５Ｖ，レート80 bpm程度からペーシングを試みる［図2-90］。単極電極リードの場合，体外式ペースメーカー装置からの２本の接続コードのうち１本をリード尾端（ペーシング電極が－極の刺激となるように），残りの１本を皮膚切開部の筋肉に接続する。

⑭SPO_2，血圧，不整脈の状態を確認する。ペーシングレートは小型犬100 bpm，中～大型犬80 bpm，猫100 bpmぐらいを設定している。事前にホルター心電図検査を行うことが可能であり，正常調律の時期が記録されれば，その動物の至適レートが推測可能である。そのため著者らは，できる限りホルター心電図検査を行うようにしている。

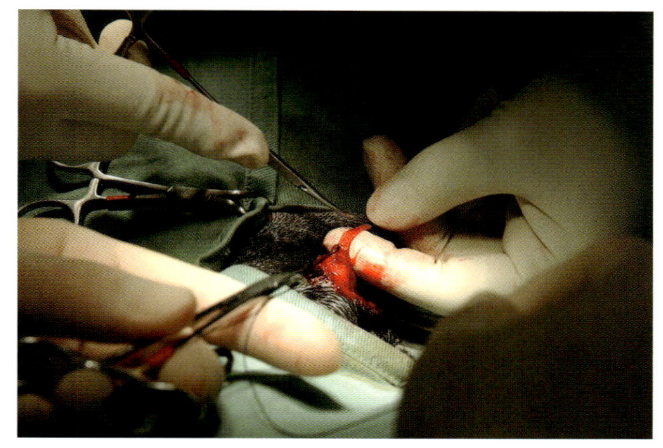

図2-88 **頸静脈のcut downを行っているところ**
人指し指を下に通し血管を保持することで，作業がスムーズになる。

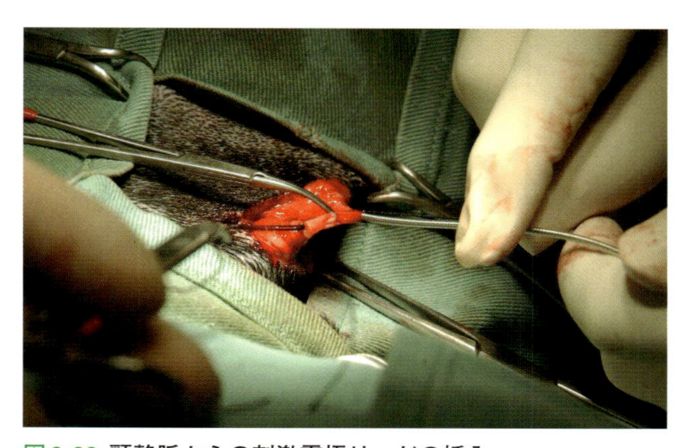

図2-89 **頸静脈からの刺激電極リードの挿入**
頸静脈を吊した2本の糸を操作することで，止血とリード挿入をコントロールする。

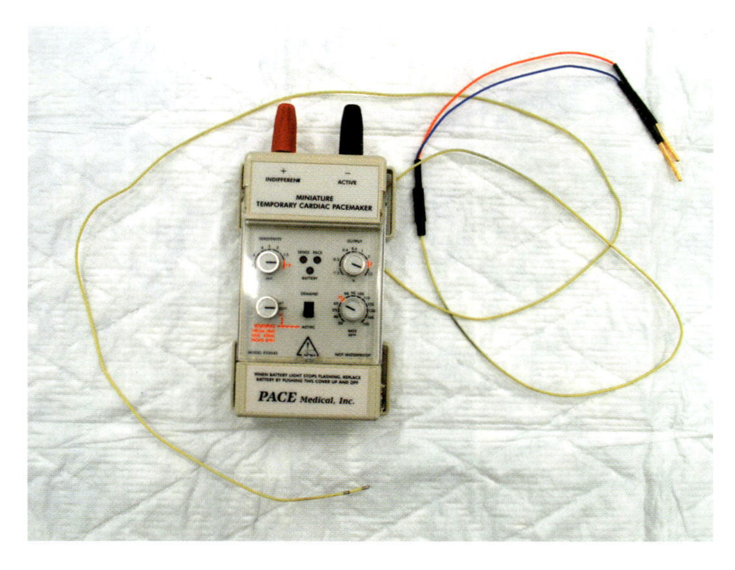

図2-90 **体外式ペースメーカー装置と一時的ペーシングリード**
手動で刺激電圧，ディマンド機能の切入，刺激レートの操作が可能である。

<心内膜電極リードの設置（単極電極リードの場合）>

①一時的ペーシング用電極リードの代わりに直ちに心内膜電極リードを挿入してもよい。しかし，ジェネレーターの準備もあるので，まずは体外ペーシング装置に接続し（接続リードを利用して），前述の設定で一時的ペーシングを行う。

②この時点で測定器あるいはプログラマーにより，ペーシング閾値，センシング閾値，リードインピーダンスを測定し，ペーシングが良好であることを確認する［図2-91］。そして，一時的ペーシングを再開する。

③ペーシングリードを挿入するための皮膚切開創とは別部位（背側部）に，ジェネレーター植え込み用の皮膚切開を加える。その際，術後の皮膚壊死を避けるために，ジェネレーターがスムーズに入る程度の大きさが必要である。

④皮下の結合組織，脂肪および血管を十分に残した状態で皮下にジェネレーター植え込み用のポケットを作製する。また，皮下が薄い場合や何かしら不安材料がある場合は，筋間にポケットを作製する。

⑤この時点で永久的ペーシングリードと一時的ペーシングリードとを交換する［図2-92］

⑥再度，ペーシング閾値，センシング閾値，リードインピーダンスを測定した後に，頸静脈の絹糸を可能であればナイロン糸へと変更する（万が一の縫合糸反応性肉芽腫形成に対する予防として）。そして，糸を用いて頸静脈とペーシングリードを一緒に結紮する。リード挿入側にさらに1本の糸を加え結紮することにより，結紮は心臓に近位である挿入側2本と遠位側1本（止血用）となる。

A

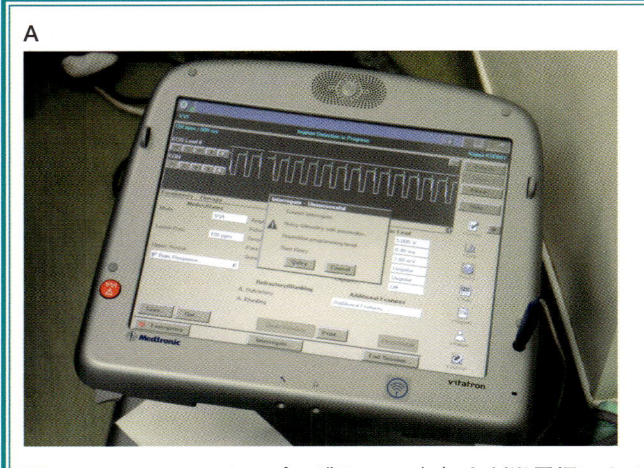

B

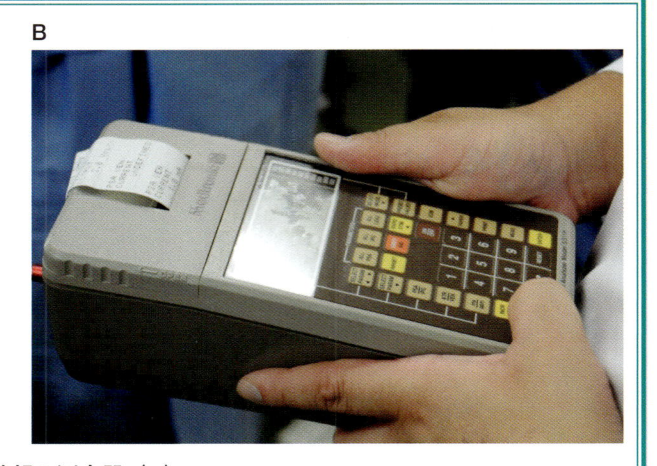

図2-91 ペースメーカープログラマー（A）と刺激電極による情報の測定器（B）
ペースメーカーの核といっても過言ではない装置である。当然ながら一時的ペーシング機能も搭載している。

A

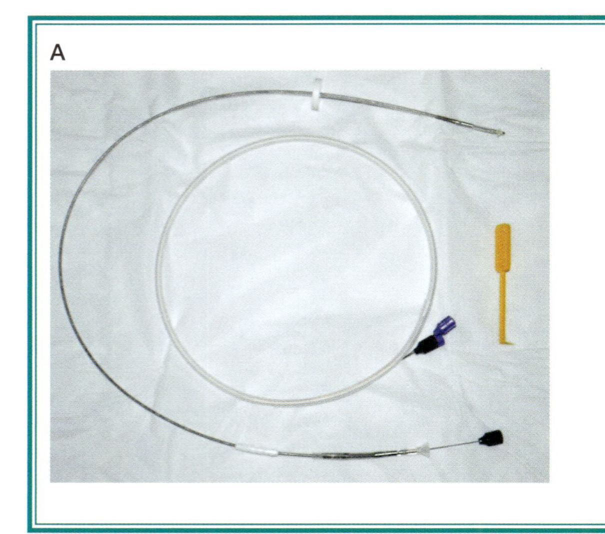

B

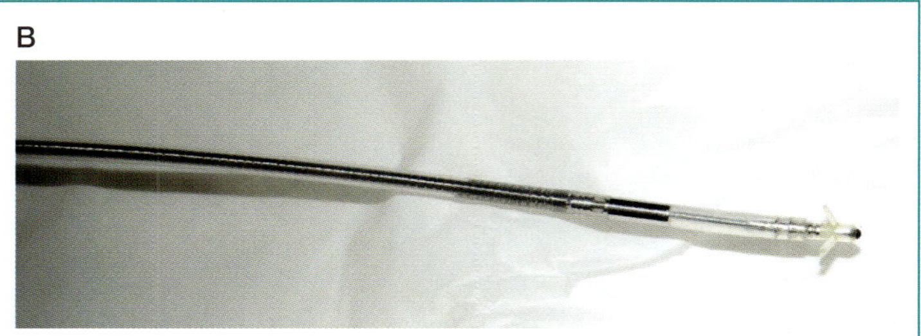

図2-92 心内膜電極リードセットと電極先端の拡大図

⑦リードをあらかじめプログラミングされたジェネレーターのリードコネクター部に挿入し，接続固定する［図2-93］。

⑧単極電極リードであれば，皮膚切開部の筋肉にジェネレーターを接触させるとペーシングが開始される。

⑨はじめにリードの余りの部分を巻いてポケット部に入れ，次にジェネレーターをこの上に乗せるようにポケットに挿入する［図2-94］。

⑩術後の血腫を避けるために止血を十分に確認した後，死腔が形成されないようにペーシングリード挿入部とジェネレーター埋没部の皮下組織と皮膚をそれぞれナイロン糸により結紮縫合する［図2-95］。

＜心外膜電極リードの設置＞

［手技1］

①一時的ペーシングリードを仮固定した後，汚染しないように皮膚の仮縫合を行う。

②動物を仰臥位に保定し直す。この際，やや頭を上にした体勢にしておくと，心尖部が尾側に移動するために後の手術操作が容易になる。また，体位変換により一時的ペーシングが不良になることもあるので，正常動作の確認を怠ってはならない。

③ペーシングが良好に行われているのを確認した後，腹部と胸部を前述と同様に常法通りの消毒を3回繰り返す。

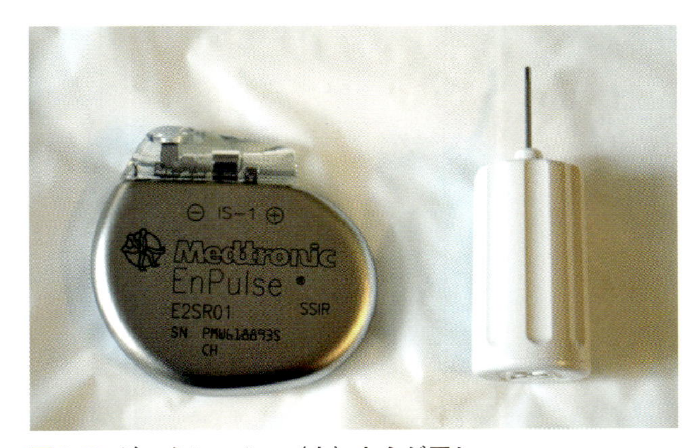

図2-93 ジェネレーター（左）とネジ回し
刺激電極リードをジェネレーターの奥まで挿入し，微小なネジにより固定する。

○
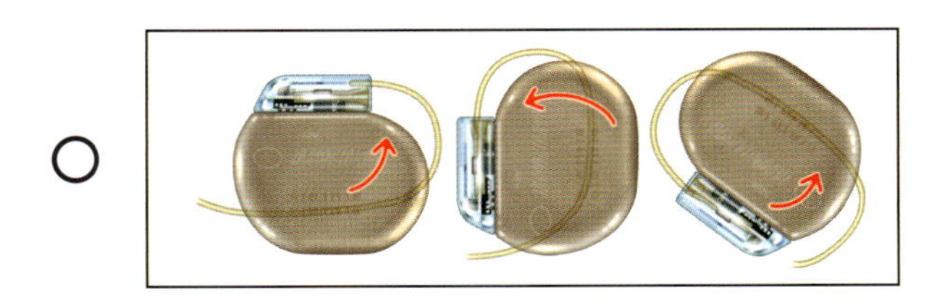
×
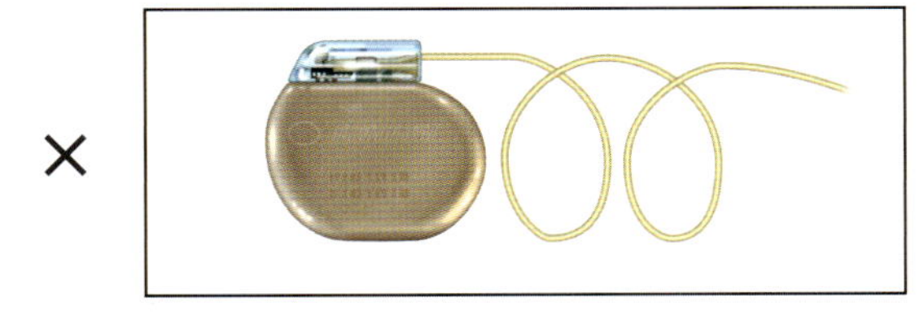

図2-94 ジェネレーターと余分な刺激電極リードの位置関係
上図は正しい巻き取り方。下図は不適切な巻き取り方。

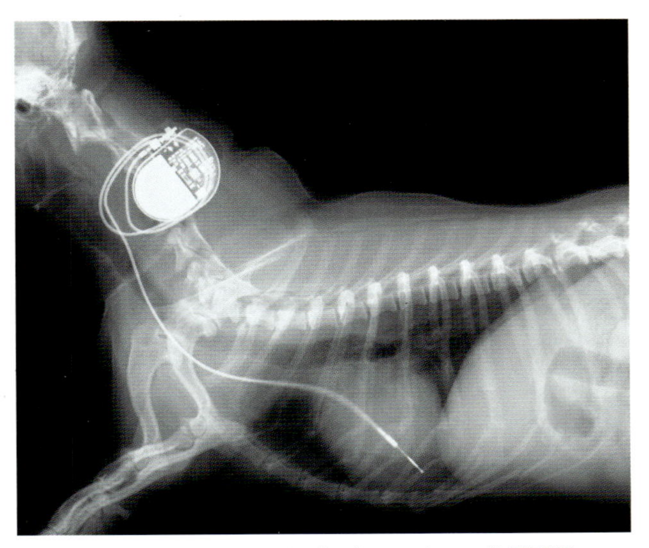

図2-95 心内膜電極リードとジェネレーターの位置関係
手術直後にX線検査により記録することが重要である。これがその後の検査の基準データとなる。

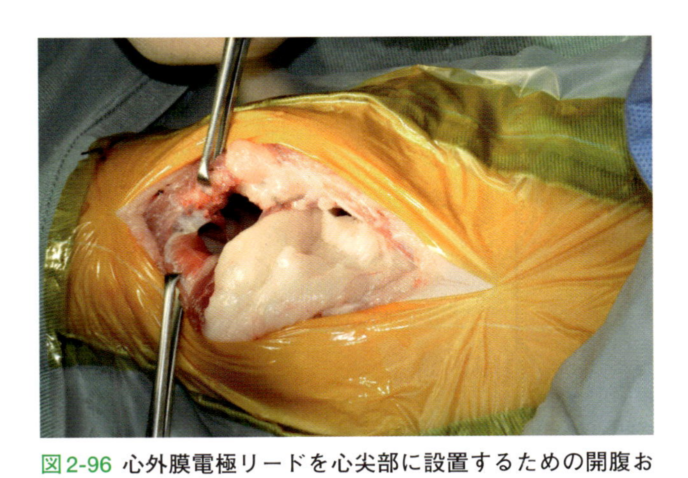

図2-96 心外膜電極リードを心尖部に設置するための開腹および開胸術（腹部および胸部正中切開）
一時的ペーシングがすでに行われているため，比較的安心して手術が行える。心臓を大きく確実に目視できることが，成功の可否を握る。

④剣状突起から臍下部まで，皮膚～腹筋の正中切開を行う。この際，開胸となってしまっても後に修正可能である。開創器をかけて横隔膜を十分に目視でき，結紮や切断などの手技が滞りなく実施できるように開腹創を調節する。

⑤横隔膜に支持縫合を行った後に切開を加え，胸腔にアプローチを行う［図2-96］。胸腔が深い動物では，胸骨正中縦切開による胸腔アプローチが必要な場合がある。胸骨切開の有無により，術後の疼痛管理などに差異が生じる可能性がある。しかし，一時的ペーシングにより，動物の血行動態は安定しているはずであるので，長期的管理そして確実な手技遂行のため，手術創の大きさにこだわる必要はない。また，著者らは心臓表面からの持続的出血も経験している。よって，心臓が十分に目視により確認できる術創が最も良いものと考えている。

⑥心膜を横隔神経や血管を避けて切開する。ここでも止血は，バイポーラー式電気メスにより確実に行う。

⑦左心室心尖部に永久的ペーシングを目的とした心外膜リードを縫着する［図2-97～図2-99］。そして，ペーシング閾値，センシング閾値，リードインピーダンスを測定する。

⑧胸腔内から心外膜リードと胸腔内空気を抜去するためのドレーンを腹腔内へと誘導し，問題のないことを確

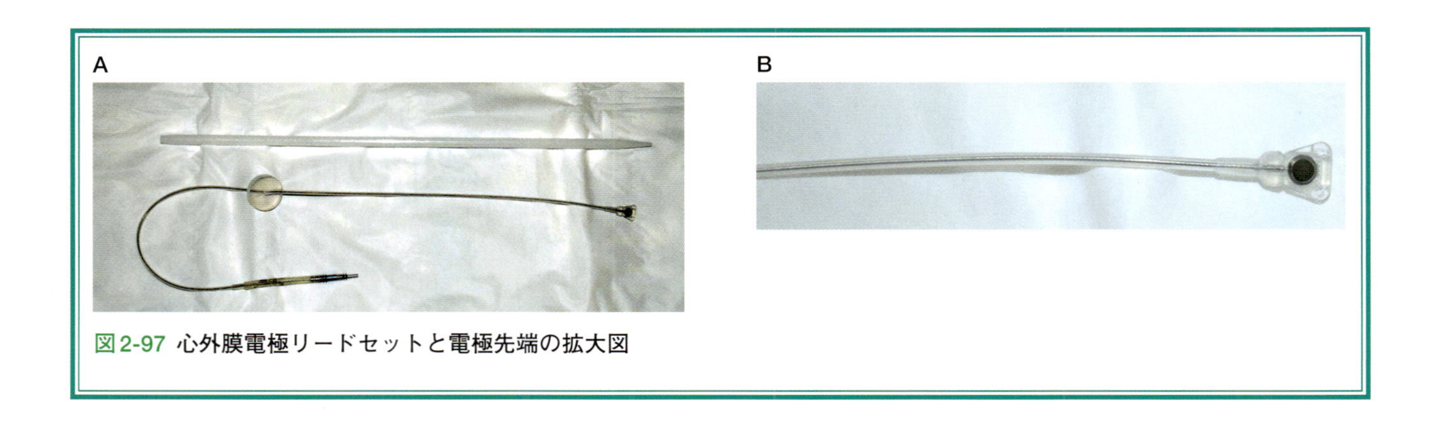

図2-97 心外膜電極リードセットと電極先端の拡大図

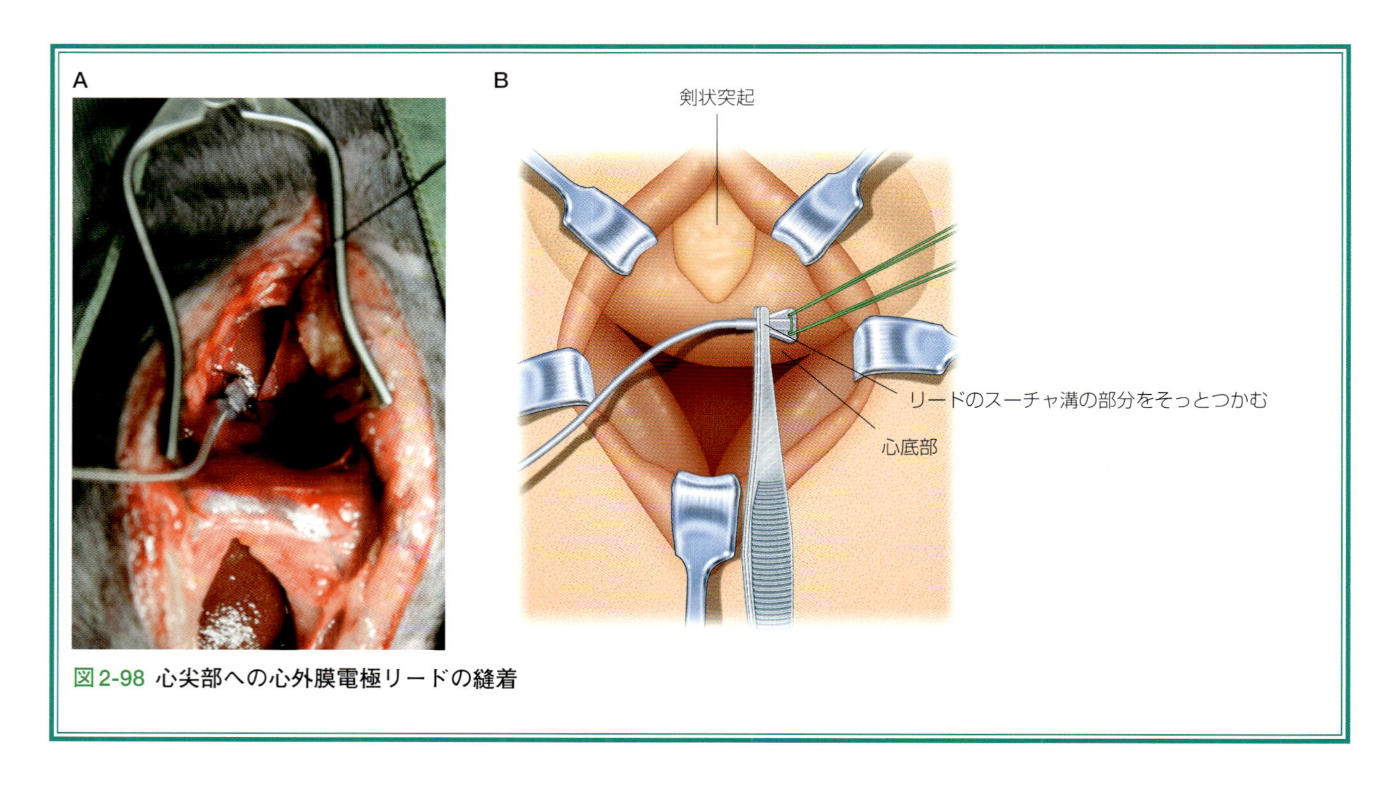

図2-98 心尖部への心外膜電極リードの縫着

認した後に，横隔膜を閉鎖する（開胸していれば閉胸）。

⑨ドレーンから胸腔内空気を抜去して胸腔内を陰圧にする。ジェネレーターの植え込み部を確保する。著者らは，腸管をはじめとする臓器ができるだけ触れない，かつ腹筋に接する部位を目視で選択している。また，腹腔外の腹部皮下でもよいが，動物が違和感により自傷する可能性がある。

⑩リードをあらかじめプログラミングされたジェネレーターのリードコネクター部に挿入し，接続固定する。

⑪単極電極リードであれば，皮膚切開部の筋肉にジェネレーターを接触させるとペーシングが開始される。

⑫はじめにリードの余りの部分を巻いてポケット部に入れ，次にジェネレーターをこの上に乗せるようにポケットに挿入する。

⑬術後の血腫を避けるために止血を十分に確認した後，死腔が形成されないようにペーシングリード挿入部とジェネレーター埋没部の皮下組織と皮膚を，それぞれナイロン糸により結紮縫合する［図2-100］。

［手技2］

①一時的ペーシングリードを仮固定した後，汚染しないように皮膚の仮縫合を行う。

②右下横臥位のままペーシングが良好に行われているのを確認した後，腹部と胸部を前述と同様に常法通りの

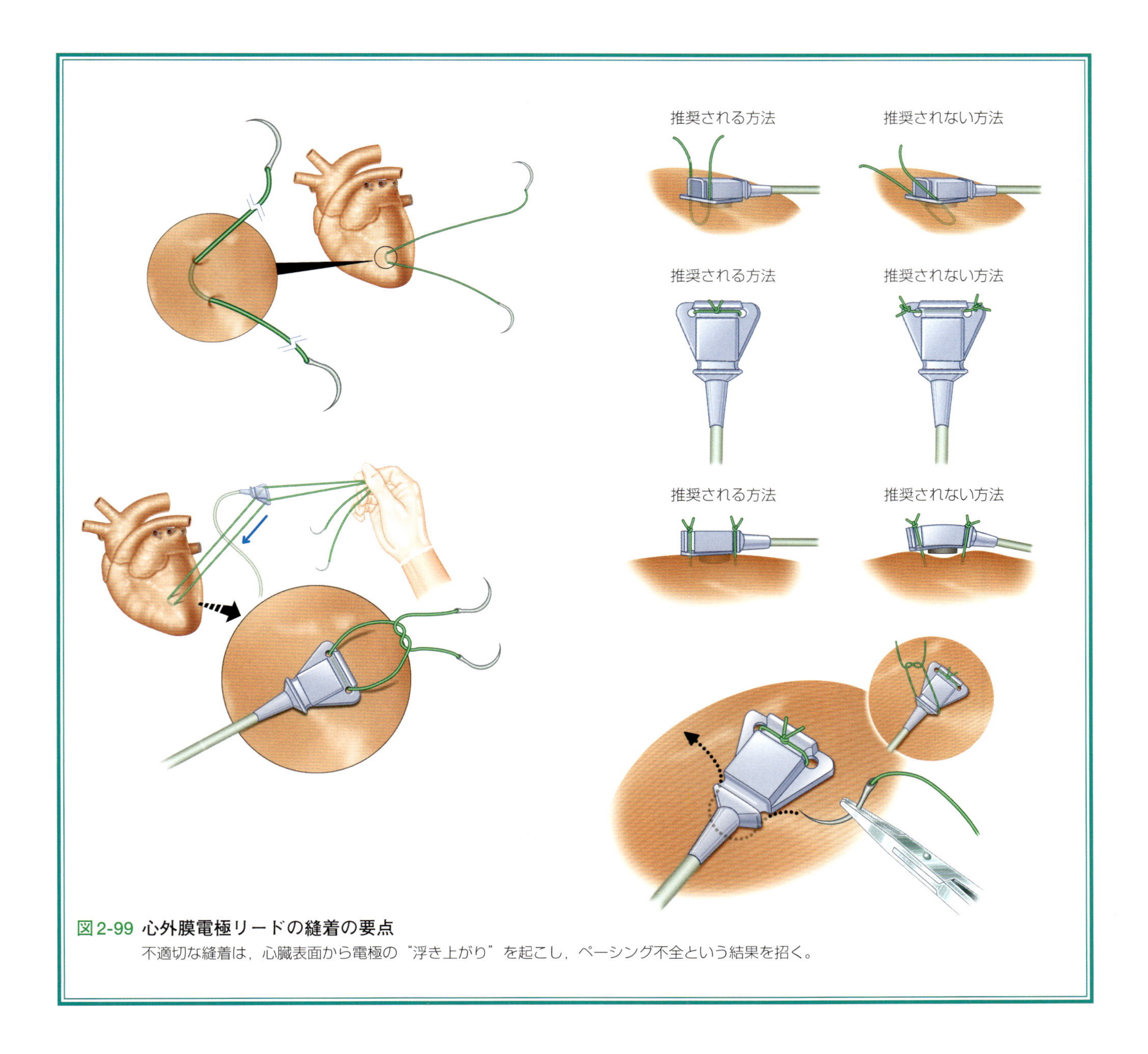

図 2-99 心外膜電極リードの縫着の要点
不適切な縫着は，心臓表面から電極の“浮き上がり”を起こし，ペーシング不全という結果を招く。

消毒を 3 回繰り返す。

③術前に X 線画像で確認した心尖部により近い左側肋間（おそらく左側第 5 あるいは第 6 肋間）から胸腔へとアプローチする［**図 2-101A**］。胸腔アプローチに際して，術後の血腫形成や感染を防止するために，止血処置は確実かつ丁寧に行う。ここでも止血はバイポーラー式電気メスを使用する。

④胸腔に到達したら，心膜を横隔神経や血管を避けて切開する。

⑤心膜テントを張り，左心室心尖部に永久的ペーシングを目的とした心外膜リードを縫着する［**図 2-101B**］。そして，ペーシング閾値，センシング閾値，リードインピーダンスを測定する。

⑥胸腔内から心外膜リードは，横隔膜を介して腹腔内に一度誘導する。

⑦最後肋骨から余裕をもたせた位置（およそ 1 cm 尾側）で左側腹壁に切開を加え，腹腔にアプローチする［**図 2-101C**］。腹腔アプローチにおいても，バイポーラー式電気メスを使用し，止血は確実に行う。

⑧また，外腹斜筋と内腹斜筋あるいは腹直筋との間を丁寧に剥離し，ジェネレーターが収まるポケットを作製する。著者らは，ジェネレーターを腹腔内に設置する

A

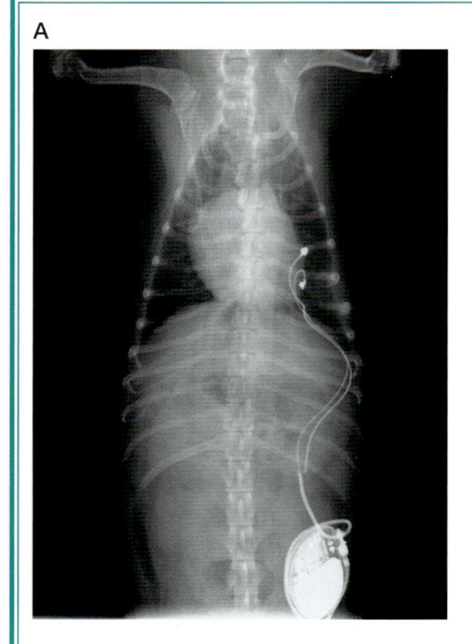

B

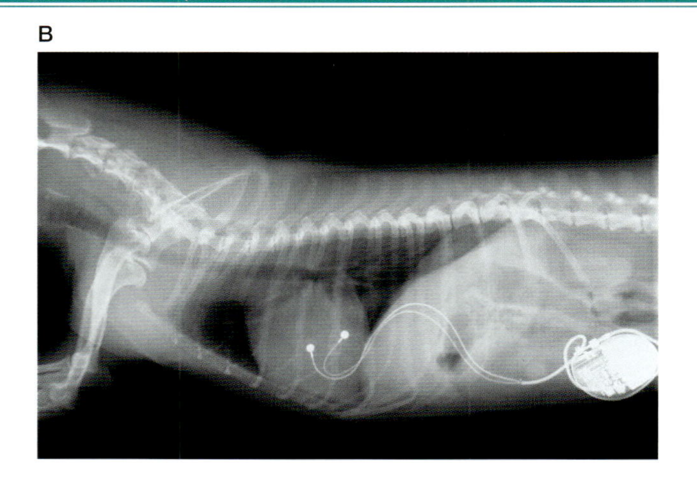

図2-100 心外膜電極リードとジェネレーターの位置関係
手術直後にX線検査により記録することが重要である。これがその後の検査の基準データとなる。

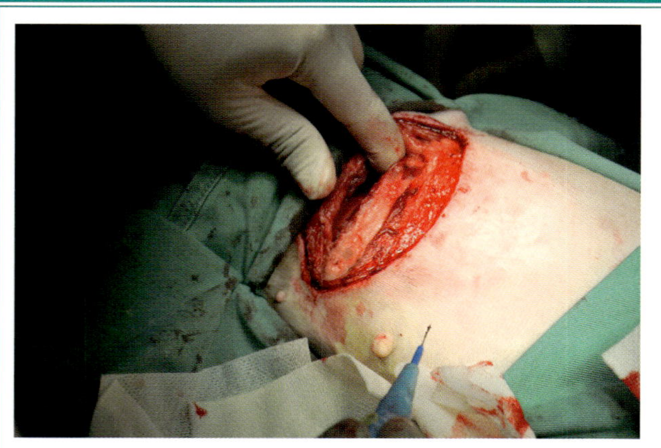

A 胸腔へのアプローチ
心尖部に最も近い肋間から胸腔へアプローチする。術前にX線撮影を行い，位置を決定しておく。

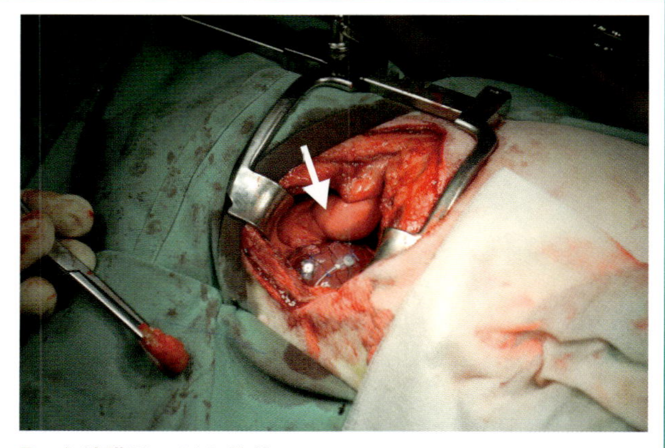

B 心外膜リードの縫着
リードを冠状血管を避けて心尖部に縫着する。

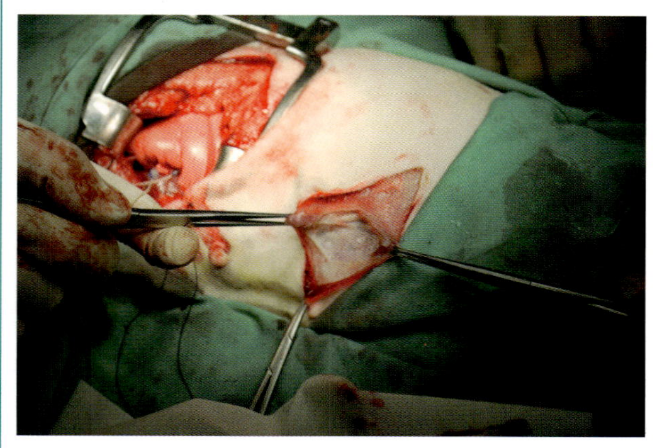

C ジェネレーター設置のための腹腔アプローチ
胸腔，横隔膜，腹腔，腹筋の順に刺激電極のコネクター部を誘導し，腹筋間に設置したジェネレーターと結合させる。

図2-101 心外膜電極リードを心尖部に設置するための開腹および開胸術（肋間切開）

場合は，腸管をはじめとする臓器ができるだけ触れない，かつ腹筋に接する部位を目視で選択している。

⑨腹腔内のリードをあらかじめプログラミングされたジェネレーターのリードコネクター部に挿入し，接続固定する。

⑩単極電極リードであれば，皮膚切開部の筋肉にジェネレーターを接触させるとペーシングが開始される。

⑪はじめにリードの余りの部分を巻いてポケット部に入れ，次にジェネレーターをこの上に乗せるようにポケットに挿入する。

⑫術後の血腫を避けるために止血を十分に確認した後，死腔が形成されないようジェネレーター埋没部の筋肉，皮下組織さらに皮膚を，それぞれナイロン糸により結紮縫合する。

⑬ペースメーカーが正常に作動していることを確認し，胸腔内空気を抜去するためのドレーンを体外へと誘導する。そして，問題のないことを確認した後に，常法に従って閉胸する。

⑭胸腔ドレーンから胸腔内空気を抜去して胸腔内を陰圧にする。

＜術中管理＞

①刺激閾値測定（pacing threshold測定）：電極が心房または心室に設置されたら，刺激閾値（ペーシング閾値）の測定を行う。刺激位置の測定は，心臓収縮が発生する最小の電気量を決定することである。パルス幅によって刺激閾値は変化してしまうので，ペースメーカー装置の製造会社により決められたパルス幅において測定を実施する。閾値より大きな電力でペーシングをしつつ，出力を低下させることにより刺激閾値を測定する。また，逆に閾値より小さな電力でペーシングをしつつ，徐々に出力を増加させる方法もある。これらを組み合わせることにより，正確な刺激閾値を測定するように心がける。一般的に刺激閾値は心房＞心室，心外膜＞心内膜である。刺激閾値を測定したら，植え込み後の閾値上昇に備えてsafety marginを規定する。safety marginは，およそ「電圧×1.75」により決定する。

②電極間抵抗測定（インピーダンス測定）：インピーダンスはペーシング時の電圧と電流を測定することで算出できる。すなわち，インピーダンス＝電圧/電流の数式である。出力が小さいと値に誤差が生じることがあるので，通常は5 Vの電圧時の電流量を測定して算出する。通常，インピーダンスは従来型の電極を使用した場合に300～800Ω（標準で500Ω）の範囲にある。もし，200Ω以下あるいは3,000Ω以上の値なら，異常値と考えられる。インピーダンスの低値は，ジェネレーターのどこかのリーク，異常短絡が存在すると考えられる。一方，インピーダンスの高値は，断線の存在が考えられる。

③高出力時の心外刺激の有無：出力を5 V以上にして，横隔膜刺激や横隔神経刺激がないことを確認する。また，ジェネレーターの埋没部（頸部筋や腹筋）の筋痙縮がないことも確認する。

④心内電位の測定（sensing threshold測定）：心房電位は心室電位よりも低い。また，心房電位は房室ブロックより洞不全症候群において低いという特徴が認められる。双極電極使用時には比較的少ないが，単極電極使用時に心房感度を上げすぎると，心房電極によって心室電位を感知する（far field sensing）こともある。far field sensingの場合は，心房電位感知型のペーシングモードが正常に作動しなくなることが容易に想定される。期外収縮ではないときの心房電位が1.5 mV以上，心室電位が10 mV以上の値が得られることが望ましい。電極の設置部位は，心臓内電位が最も高く記録される部位を目標とする。

⑤ジェネレーターチェック：現在のジェネレーターの信頼性は非常に高く，不良品の混入は非常に稀である。しかし，念のためにチェックを行うことは重要である。

⑥ジェネレーターの接続：ジェネレーター接続時の注意点は，電極尾端の固定部先までの十分な挿入，固定するためのネジの確実な締め具合を確認することである。固定後，電極を軽く牽引して電極が抜けないことを確認する。

＜術後管理＞

①心電図モニター：術後3日間は心電図モニターによる監視を行う。可能であれば，ホルター心電図やメモリー機能を有する心電図装置による長時間記録を行う。これにより，ペースメーカー装置の動作確認，不整脈の有無の確認を行う。通常は徐脈性不整脈に対してペースメーカー植え込みを実施する。それにより，徐

脈性不整脈に対する治療効果は得られる。しかし，同じ症例で頻脈性不整脈を併発している場合には，これに対する対応は行われていない。また，心臓に対する手術操作であるために，術後に期外収縮や頻脈が発現する可能性もある。これに対しては，一時的にペースメーカーモードを変更したり，抗不整脈薬による内科療法を行うなどの考慮が必要となる可能性がある。

②胸部Ｘ線検査：植え込み術の終了直後に胸部２方向からのＸ線撮影を実施する。腹腔内にジェネレーターを設置した場合には上腹部，頸部にジェネレーターを設置した場合には頭頸部のＸ線撮影も同時に実施する。これにより，植え込んだペースメーカーの位置や電極の異常，心臓穿孔などの有無の確認を行う。

③創部の観察：感染の有無，血腫形成などの診断のために重要である。血腫形成のため皮膚壊死や創傷の離開の恐れがある場合は，手術室で完全な消毒のもとで，血腫の除去，止血，再縫合を行う。一度，感染が成立した場合には，電極，ジェネレーターをすべて除去しないと治癒しないものと考えるべきである。

④術後の安静：ペースメーカー電極の移動を防止する目的で，術後２～３日はケージレストにする。

⑤ペースメーカーの作動確認：センシング不全とペーシング不全に注意を要する。これらの多くは，電極の移動（dislodgement）が原因であるので，手術直後の胸部X線写真と比較して判断する。そのほかの原因として，電極挿入部における固定糸の締めすぎによる電極の損傷，ジェネレーターとの接続不良などが挙げられる。術後早期である場合は，今後長期に使用することになるため，再手術を行って確実に不安要素を除去すべきである。注意すべきは，ペースメーカーにも不応期が設定されていることである。不応期内に心内電位が発生しても感知することはない。よって，ペースメーカーの設定不応期時間と心電図波形を見比べて，これに対応する必要がある。また，crosstalkという心房への電気刺激を心室で感知したり，心室への電気刺激を心房で感知してしまう現象がある。一方，心房電極が心室を刺激したり，心室電極が心房を刺激してしまうcross stimulationという現象も知られている。これは，心房心室間の電流漏れ（interchamber current leakage）が原因であると考えられている。

11）ペースメーカー植え込み手術の合併症とその対策

ペースメーカー植え込み術の合併症は，植え込み時，またはその後に大きく区分される。さらに原因別として，

- 手術手技によるもの
- リードに起因するもの
- パルスジェネレーターに起因するもの
- 生体側に起因するもの

に分けられるが，ここでは予防と対策という面から術中，術後早期，術後遠隔期の合併症に分けて記述する。

<術中の合併症>

１．気胸／皮下気腫

犬猫において，頸静脈アプローチによる心内膜リードの挿入では気胸の心配はないであろう。しかし，心外膜リードを使用する動物では，開胸処置が行われるため，肺の損傷など十分に注意する必要がある。

予防・対処法：電極リード挿入後に透視下に気胸の有無を確認する。そして，術後においても胸部X線検査によって気胸の有無を確認する。気胸が認められた場合は，胸腔ドレーンが設置されていれば，そのドレーンにより抜気を行う。

２．リードによる穿孔

これは，術中の合併症の中で最も重要である［図2-102］。リードによる穿孔は，前大静脈と右心房の接合部，右心房，右心室のいずれの部位でも発生する可能性がある。リードの穿孔を疑う所見として，以下が認められる。

- 刺激閾値の上昇
- 右心室ペーシング時の心電図が右脚ブロックパターンを示す（通常は左脚ブロックパターン）
- 通常の出力での横隔膜刺激
- 心膜摩擦音の聴取
- 心膜水貯留／心タンポナーデ
- 心尖部周辺でのリードの自由な動き

予防・対処法：挿入するリードあるいはガイドワイヤーにあらかじめ軽度な湾曲をもたせることが重要である。また，挿入操作を透視下で行い，無理な操作を避けることも重要である。一時的ペーシングリードは，永久的ペーシングリードと比較して硬い。そのため，リードが心室内に到達したら，慎重に頸部の屈曲と伸展を行い，リード先端の移動による心室穿孔が起こらない位置に設置する。心室穿孔をきたしたら，リードはそのままにしておき，慌てて抜去してはならない。一時的ペーシングリードの挿入を別に行い，心室ペーシングを確保した後，開胸下で心尖部縫合と穿孔したリードの抜去を行う。穿孔部か

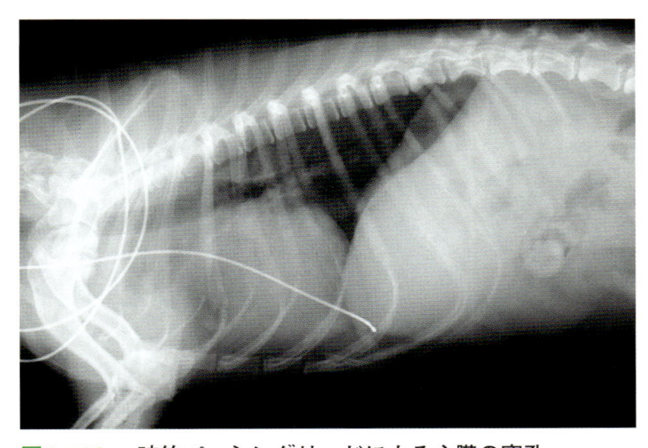

図2-102 一時的ペーシングリードによる心臓の穿孔
リードにより心臓を穿孔した場合は，リードは入れたままで開胸し，心尖部を縫合した後にリードを除去する。本症例は心筋の収縮により穿孔はあるものの出血は極軽度であった。急なペーシング不全によりX線検査を行ったところ発見した。

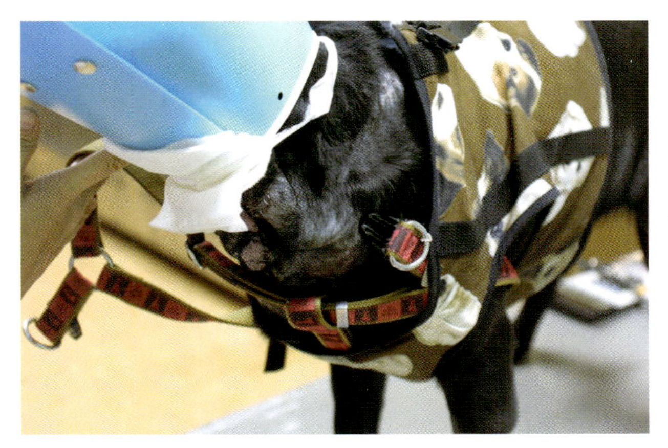

図2-103 ジェネレーター植え込み部の血腫
このような場合には治癒は望めないため，ジェネレーターおよび刺激電極リードの除去と植え込み場所の変更が必要となる。

らの血腫形成による不整脈や刺激閾値上昇が予想される。

3．リードの損傷

通常は術後の遠隔期に発生するが，術中の粗暴な操作により発生することもある。

予防・対処法：無理な操作は避ける。

4．心停止

術前にアダムス・ストークス発作を起こしている動物は，麻酔後に心停止が起こることを考えた方がよい。また，一時的ペーシングから永久的ペーシングへ切り替える際にも同様である。

予防・対処法：麻酔導入から電極リードの挿入までの時間の短縮に努める。また，一時的ペーシングリードは，永久的ペーシングリードの設置後に抜去するように心がける。

＜術後早期の合併症＞

1．リードの位置移動

術後早期の合併症のなかでは頻度が高い。ペーシング不全が起きた場合，まず電極リードの位置移動を考える。心室リードと比較して心房リードでの発生率が高い。

予防・対処法：術中の不確実な操作やポケットのサイズが不適切である場合に起こるため，それらを十分に考慮した手術手技を実行する。また，体位により電極リードの位置が移動することが多いので，電極リードは若干心臓内での長さに余裕をもたせる。また，リードが心臓内の目標位置に到達したら，慎重に頸部の屈曲と伸展を行い，リード先端の移動が起こらないことを確認する。どの動物でも術後2～3日はケージレストを行う。また，手術直後のX線写真と比較して判断を行う。リードの位置移動の診断が確定したら，再手術で位置を修正する。また，より離脱が起こらないような，先端の形状をもつ電極リードに変更することも有効である。

2．植え込み部の血腫［図2-103］

少量の血腫は問題にならないが，中程度以上のものは炎症や感染の原因となる。また，ジェネレーターと皮膚との癒着を生じ，その後に皮膚壊死を引き起こす可能性がある。血腫は手術直後から発生するので，手術当日から退院までの毎日は創部を観察し，その有無を必ず確認する。

予防・対処法：皮膚切開の時点から手術終了まで電気メス（モノポーラーがよい）を使用して丁寧に止血を行う。多量に貯留している場合は，完全な消毒を行い，滅菌下での手術により血腫を除去する。

3．植え込み部の感染

植え込み部で感染が生じると，ジェネレーターや電極リードが異物であるために難治性である。電極リード感染による敗血症の可能性も考慮しなければならない。

予防・対処法：手術中の清潔環境の維持が最も重要である。予防的抗生物質の投与が感染防止に有効であるとの根拠はないが，術後数日間の抗生物質投与は行う。また，手術中のポケット閉鎖時には術野を抗生物質入りの生理食塩水で洗浄するのもよいかもしれない。保存療法での治癒は望めないため，再手術により反対側への植え込みや，心内膜リードであれば心外膜リードへの変更を行う。

４．横隔膜刺激

手術中に認められなくても手術後に認められることがある。また，心臓穿孔も考慮に入れる。

予防・対処法：植え込み時に刺激閾値測定と同時に横隔膜刺激がないことを確認する。また，術後に認められる場合には，電極リードの位置移動や心臓穿孔の有無を胸部X線検査により確認する。また，それらが否定されたら，刺激閾値マージンを考慮に入れつつ，ペースメーカーの刺激出力を落とす。体位により起こる場合は経過観察中に軽快，消失することがある。日常生活に支障をきたす場合には，再手術によって電極リードの位置を調節する。

５．閾値上昇

ペーシング閾値は植え込み後１～２週間上昇し，以後ある程度低下して安定する。通常の閾値上昇は許容範囲内であるが（刺激閾値マージン以内），それを超える場合は対策を講じなければならない。過剰な術後早期の閾値上昇は一般に電極リード位置移動によるものが最も多い。

予防・対処法：術中の電極リード先端位置固定に細心の注意を払い，刺激閾値の良好な部位を選択し固定することが重要である。胸部X線検査で電極リードの位置異常の有無を確認する。もし，電極リードの位置異常が存在すれば，再手術により改めて適切な位置に固定する。電極リードの位置異常が存在しない場合は，ペースメーカーの刺激出力を上げ，しばらく様子をみる。また，閾値上昇の原因が炎症反応であることから，ステロイド薬が奏功する可能性もある。また，ステロイド薬の投与を行う場合には，二次感染の防止を必ず行う。

６．筋肉痙縮

単極電極の場合に生じることが多く，双極電極での発生は稀である。

予防・対処法：単極電極を使用する場合には，ジェネレーターの陽極面が筋群に接触しないようにする。さらに刺激閾値マージンを考慮に入れつつ，ペースメーカーの刺激出力を落とす。それでも筋肉痙縮が起こる場合は，ジェネレーターの一部を絶縁体で覆う。双極電極で筋肉痙縮が起こる場合は，電極リードあるいは接続部からの電流リークを疑う。

＜術後遠隔期の合併症＞

１．リード断線

ペーシング不全により，その存在が明らかとなる。X線検査により，電極リードの位置とともに断線の有無を確認する。

予防・対処法：植え込み時に以下のことに注意する。

- 電極リードを固定する糸は直に電極リードに接触しないように，電極リードから離れた位置で周囲組織に深くかける（電極リードを直接しばらない）。
- ポケット内で電極リードが屈曲しないように収める。
- 心外膜リードの場合，心臓固定位置での屈曲がないように設置する。

もし断線が認められたら，電極リードの再植え込みが必要となる。

２．皮膚壊死

心内膜リードの使用症例において，頸部の皮膚壊死をきたし，ジェネレーターや電極リードが露出したものは，すでに感染が成立しているものと理解しなければならない。皮膚の変色，薄弱化などがみられたときは，皮膚壊死をきたす可能性が高い。

予防・対処法：皮下ポケットを形成する際には，皮下組織が十分に存在するように心がける。また，過小なポケットの形成は，ジェネレーターや電極リードによる周囲組織の圧迫により皮膚緊張が高まり，皮膚壊死を招きやすくなる。よって，創部を縫合する前にジェネレーターや電極リードの皮膚への接触の程度，皮膚の緊張を十分に確認する必要がある。皮下組織が十分に存在しない場合は，筋間にポケットを形成する。しかし，単極刺激の場合には，ジェネレーターが不関電極となるので筋肉痙縮に気を配る。皮膚壊死がみられ感染が明らかとなった場合には，保存的治療を続けても成功しないため，反対側からの再植え込み，心外膜リードへの変更を考慮すべきである。皮膚変色や薄弱化がみられた場合は，皮膚壊死に陥り穿孔する前に皮膚をデブリードしつつ，ポケットを前回より深部につくり直す方が安全である。

３．静脈閉塞／血栓形成／塞栓症

ヒトでは左心系では脳梗塞，右心系では肺梗塞が問題となる。おそらく犬猫においても同じことがあてはまるであろう。また，腹部大動脈が左右の外腸骨動脈（両後肢方向）と正中仙骨動脈（尾方向）に分岐する部位，および腎動脈での塞栓も十分に予想できる。VVIペースメーカーにその発生率が高いとされ，基礎疾患に心不全が存在すると危険性が高まる。また，著者らは，右心房に血栓が形成され，胸水貯留が認められた症例を経験している。

予防・対処法：可能な限り，生理的ペーシングが理想である。基礎疾患に心不全がある場合，甲状腺機能低下症，副腎皮質機能亢進症など血栓塞栓症の潜在的リスクが高い症例には，何らかの抗凝固療法をはじめから併用しておくべきである。また，塞栓症が認められたら速やかに

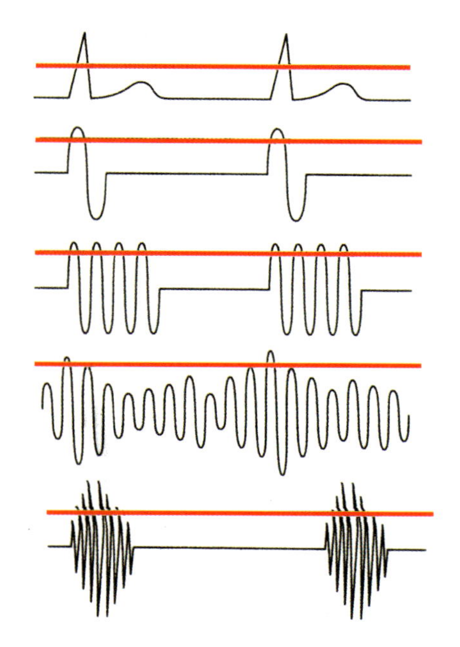

図2-104 電磁障害（EMI）を生じやすい雑音波
最上段の心電位に類似した波形とタイミング，かつ検出感度（赤線）を超える信号は電磁障害の原因となる。

表2-21 身近にある電磁障害

障害源	危険度
・心電計 ・洗濯機 ・冷蔵庫	正しい使用法が要求される
・高出力トランシーバー ・低周波治療器 ・電気毛布／電気カーペット ・電子レンジ ・電動マッサージ器	避けた方が無難
・アマチュア無線局アンテナ ・大型モーター ・リニアモーターカー車内	危険
・MRI ・除細動器 ・通電鍼灸治療器 ・電気メス ・電磁調理器	禁忌

治療を行う。また，再手術時に新たに頸静脈に心内膜リードを挿入する必要がある場合には，末梢静脈から造影剤を注入し，閉塞の有無を事前に確認しておく。閉塞があれば，心外膜リードの使用への計画変更も考慮に入れる。

4．ペースメーカー症候群

心房収縮が正常であるものにVVIペースメーカーを植え込んだ場合（第3度房室ブロック，第2度房室ブロックなど）に，動悸，冷感，運動不耐性，胸部圧迫感などを訴えることがある。これは，心房心室同期性が失われることによる心拍出量の減少が原因と考えられ，とくに心臓予備能力の少ない症例に多く認められる。

予防・対処法：心房収縮が正常な場合は，心房心室同期性を保つような生理的ペーシングを行う。VVIであったならば，心房リードを追加してDDDにしてみる。

5．Pacemaker twiddler’s syndrome

意図的もしくは無意識にジェネレーターを皮膚の上からいじり回す（twiddle）ことで，本体が皮下ポケット内で回転したり，電極リードの断線や電極移動が引き起こされる。大きなポケットの中で，ジェネレーターが自由に動くと起こりやすい。犬猫では頸部皮下にジェネレーターが設置され場合に違和感として，壁や床に同部位を擦りつける，後肢で引っ掻くなど，行動として認められることがある。

予防・対処法：植え込み時にポケットを過大にしないようにする。また，電極リードの断線や電極移動する前にポケットの再形成を行う。頸部皮下から腹腔内へのジェネレーター移動を考慮に入れる。ただし，その場合は心内膜リードから心外膜リードへの電極交換処置もまた必要となる。

6．ペースメーカーによる心室頻拍（pacemaker mediated tachycardia：PMT）

DDDペーシング中に心室期外収縮やcross stimulationが生じ，これが心室から心房に逆伝導することがある。この逆伝導の心房電位を心房電極が感知し，設定された房室伝導時間で心室ペーシングが行われる。この心室ペーシングが再度逆伝導し，心房電極に感知され，心室ペーシングが繰り返される。これをPMTという。

予防・対処法：心房の不応期を延長するとPMTは消失する。

12）ペースメーカー植え込み症例への電磁障害

適切な心臓ペースメーカーによる心臓刺激において，原則的には副作用は認められない。しかし，少ない頻度ではあるものの，何らかの原因でペースメーカーが規定外の動作を行うことがある。これらはすべて外部の電磁的要因がペースメーカーの動作に干渉して生じる現象である。これをペースメーカーの電磁干渉（electro magnetic interference：EMI）という。

自己脈を感知しペースメーカーによる電気刺激を調節する型，すなわちディマンド型ペースメーカーは，感知部位が心室であればQRS波を信号として識別する。いっ

表2-22　植え込み後の定期検診の一例

ペースメーカー植え込み術	1カ月後	3カ月後	6カ月後	12カ月後	24カ月後
	↓	↓	↓	↓	↓

臨床症状の稟告聴取，心電図検査，胸部X線検査（2方向），X線を利用したジェネレーターやリードの不具合の目視，プログラマーを用いたテレメトリーによる確認（刺激閾値，センシング感度，抵抗値，電池寿命などを測定）

たん識別された後は，引き続き信号が検知されても，これには反応しないようにペースメーカーの不応期が設けられ，T波を感知しないようになっている。これは，自己脈ならびにペースメーカー刺激による脈どちらにもあてはまる。体内に信号源がある場合は，その性質は概ね一定であるため，ペースメーカー機能は正常に作動する。しかし，想定外である体外から混入する雑音すなわち電磁的要因は，ペースメーカー機能の動作に異常をきたす[図2-104]。たとえば，センシング感度を上回る信号が心拍としては不自然な頻度で混入した場合には，これを雑音と見なし，ジェネレーターは心電図の検出（心房ならP波，心室ならQRS波）を放棄する。これにより，ジェネレーターの安全装置が作動し，不用意な刺激抑制を避けるためにディマンド型からレート固定へとモードが変化してしまう。さらに，ジェネレーター内のペースメーカープログラムを記録している半導体メモリに影響が与えられた場合には，想定外のペースメーカーモードへの変更，バックアップモードへの変更，あるいは機能停止などが引き起こされる可能性がある。ペースメーカーに電磁障害が生じた場合の影響の持続時間は様々である。瞬間的にしか影響が現れないもの，原因が取り除かれるまで持続するもの，原因が取り除かれてもしばらく影響が残るもの，再プログラムされるまで影響が残るもの，機器の交換が必要となるものがある。

表2-21に電磁障害源になり得る装置類を挙げた。伝導電流は40μAという生体に知覚されない微小な電流でペースメーカーに干渉する。これは，規格上合格しているメディカルエレクトロ機器（心電計，超音波診断装置など）が故障を起こした場合の，患者漏れ電流の許容範囲内にある。

たとえば，家庭電化製品を使用する場合には，正しい使用法を遵守する必要がある。とくに冷蔵庫，洗濯機，電子レンジなどでアースをとるように指示されているものは，アースを設置する必要がある。犬猫に対して利用する機会は少ないが，生体に直接通電する低周波治療器，通電鍼灸治療器などは，とくにその通電周期が心拍数に近いため，その使用は禁忌である。家電製品の中で火を使わないで調理できる電磁調理器は，強力な高周波磁界を放射するため，近寄らせない方が無難である。一方，電子レンジにおける電磁漏洩の心配はほとんどないが，これも近寄らせない方が無難である。リニアモーターカー，MRI，アマチュア無線局のアンテナ周囲，高出力のトランシーバーの近辺は危険である。

また，手術においては電気メスや除細動器を使用すると，ペースメーカーの動作条件が変化することはよく知られている。

携帯電話に関して，干渉を起こす原因は電波ではなく，アンテナ周辺で発生されている磁力線によるものであることが判明している。これを受けて，日本不整脈デバイス工業会（JADIA）では「ペースメーカー植え込み部から15 cm以上は離して使用する」というガイドラインを公表している[5)]。よって，飼い主は携帯電話を使用する際は，犬猫におるペースメーカー植え込み部から15 cm以上の距離を設ける努力を怠ってはいけない。

13）ペースメーカー植え込み後の検査

植え込み後の定期検査時期として，植え込み直後は1カ月，慢性期は3～6カ月間隔で検査を行う［**表2-22**］。電池寿命が近づいたら1～3カ月間隔でチェックする必要がある。当然のことながら，臨床症状に異変が認められたら，直ちに来院させるべきである。また，受診間隔が長いため，動物の調子が良いと飼い主は油断しがちであるため，注意を促すことも重要である。

来院時には臨床症状の稟告聴取，心電図検査，胸部X線検査（2方向）およびX線を利用したジェネレーターやリードの不具合の目視，プログラマーを用いたテレメトリーによる確認（ペーシング閾値，センシング感度，抵抗値，電池寿命などを測定）を行う。1年に1回はホルター心電図検査を行った方がよい。

電池寿命が近づいた場合にテレメーターによる確認を行うと，選択的交換指標（elective replacement indicator：ERI）という交換時期を知らせる表示が出る。表示後も実際の電池寿命（end of life：EOL）までには3～6カ月間の猶予はある。しかし，ジェネレーターや電池の準備などもあるため，ERIが表示されたら直ちに交換を考慮すべきである。

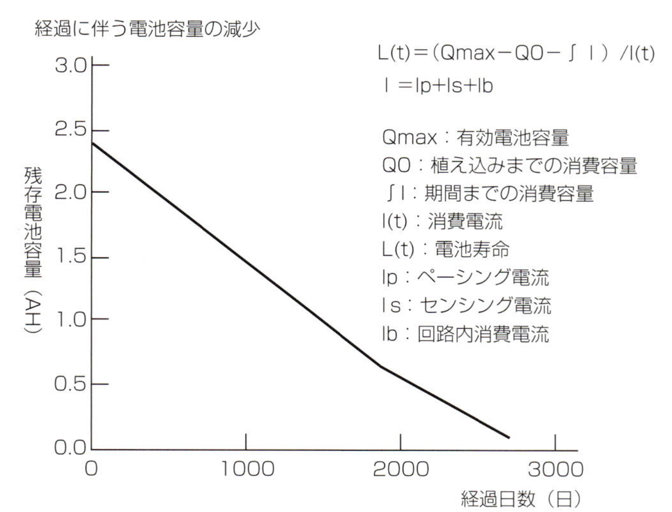

図2-105 消費電流の積算から求めた電池の予測寿命
（文献3より引用，改変）

出力調整：ペーシング閾値が安定している場合は，それをエネルギー換算して，その3～4倍（安全係数）を出力とする。ペーシング閾値が不安定な場合は，安全係数を多めにとるが，来院間隔を短くする（たとえば1カ月後の受診を促す）。

感度調整：心房に関しては感度が1.5 mV以上，心室に関しては3 mV以上であれば，その1/3程度に設定する。これ以上の高感度に設定する場合は，ホルター心電図を利用してオーバーセンシングのないことを確認する。

電池寿命予測：あくまでも予測であるため，その期間の電池動作が保証されているわけではない。電池寿命予測機能（Longivity表示）がついているジェネレーターもあるが，ない場合は電池内部抵抗から推定するしかない。電池内部抵抗に関しては4 KΩで電池容量の1/2を消費したとして，6 KΩを超えた場合は3～4カ月ごとの確認を目安とする。10 KΩが選択的交換指標と考えられている［図2-105］。

7. 予　後
Prognosis

犬猫の不整脈の予後は様々であるが，不良であることも多い。その理由として，発見された時点ですでに全身状態が悪い，基礎疾患が別に存在する二次性の結果である，治療に対する飼い主のコンプライアンスが低い，などが挙げられる。しかし，動物の寿命が長くなりつつある今日において，不整脈とその治療に関する問題は避けては通れない。

◆参考文献

1) Fox, P. R., Sisson, D., Moise, S. (1999) : Textbook of Canine and Feline Cardiology: Principles and Vlinical Practice, 2nd ed., W.B. Saunders, Philadelphia.
2) Gregoratos, G., et al. (1998) : ACC/AHA guidelines for implantation of cardiac pacemakers and antiarrhythmia devices: Executive Summary; A Report of the American College of Cardiology/American Heart Association Task Force on Practice Guideline (Committee on Pacemaker Implantation). *Circulation* 97: 1325-1335.
3) 田中茂夫 (2003) : 心臓ペースメーカー・植込み型除細動器, 改訂第2版, メジカルビュー社, 東京.
4) Task Force of the Working Group on Arrhythmias of the European Society of Cardiology (1991) : *Circulation* 84: 1831-1851.
5) 日本不整脈デバイス工業会 : http://www.jadia.or.jp/caution/caution-09.html

索　引

あ

か

さ

た

な

は

ま

ら

わ

小動物 最新 外科学大系 4
循環器系 2

2015年 8月12日　第1版第1刷発行

総　監　修　山根義久
編 集 委 員　高瀬勝晤，中間實徳，武藤　眞，山村穂積
本巻編集担当　山根義久

執筆者　秋山　緑（東京農工大学動物医療センター）
小林正行（東京農工大学大学院農学研究院動物生命科学部門 講師）
才田祐人（矢田獣医科病院）
柴﨑　哲（関西動物ハートセンター 院長）
島村俊介（大阪府立大学生命環境科学域附属獣医臨床センター 准教授）
清水美希（東京農工大学大学院農学研究院動物生命科学部門 准教授）
髙島一昭（公益財団法人 動物臨床医学研究所 所長）
田中　綾（東京農工大学大学院農学研究院動物生命科学部門 准教授）
福島隆治（東京農工大学大学院農学研究院動物生命科学部門 准教授）
星　克一郎（見附動物病院 院長）
松本英樹（まつもと動物病院 院長）
山根　剛（公益財団法人 動物臨床医学研究所，米子動物医療センター 院長）
山根義久（公益財団法人 動物臨床医学研究所 理事長，東京農工大学名誉教授）

メディカル・イラストレーション　河島正進

発行人　西澤行人
発行所　株式会社インターズー
〒150-0002 東京都渋谷区渋谷 1-3-9　東海堂渋谷ビル 7 階
電話 03-6427-4571（代表）／ Fax. 03-6427-4577
業務部（受注専用）電話 0120-80-1906 ／ Fax. 0120-80-1872
振替口座　00140-2-721535
E-mail：info@interzoo.co.jp
Web Site：http://www.interzoo.co.jp/

編集協力　青山エディックススタジオ
印刷・製本所　瞬報社写真印刷株式会社

ISBN978-4-89995-899-4 C3047